高等职业教育
药学类专业系列教材

天然药物化学

新形态教材·微课版

主　编　王云云　李　磊

副主编　高冬梅　张冰玉　张武雄

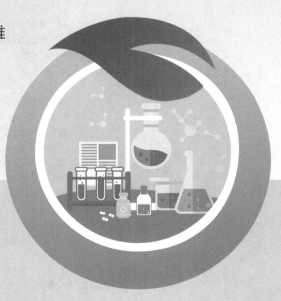

重庆大学出版社
国家一级出版社
全国百佳图书出版单位

内容提要

本书为理实一体化新形态教材,全书设有绪论和10个项目,项目1着重介绍天然药物化学成分的提取分离与鉴定技术总论,以及天然药物化学在新药开发中的应用;项目2主要介绍天然药物化学成分的色谱分离技术;项目3至项目9为天然药物化学成分的提取分离技术各论;项目10为天然药物化学相关实践操作。

本书内容力求契合高职高专技能应用型人才培养的目标和定位,做到深入浅出、循序渐进、条理明晰,章节编排和资源库相匹配,同时还融入课程思政元素,以"案例描述""案例分析""案例讨论"进行思政浸润,便于教学中翻转课堂的应用。在实训方面,本书打造了梯式递进体系,包含单项技能实训和生产实践操作技能实训,教学中可根据需求选用。

本书可供高等职业教育药品生产技术、中药制药技术、药学、药品质量安全等专业师生使用,也可供药学类相关从业者参考。

图书在版编目(CIP)数据

天然药物化学／王云云,李磊主编. -- 重庆:重庆大学出版社,2024.7
高等职业教育药学类专业系列教材
ISBN 978-7-5689-4342-0

Ⅰ.①天… Ⅱ.①王… ②李… Ⅲ.①生物药—药物化学—高等职业教育—教材 Ⅳ.①R284

中国国家版本馆 CIP 数据核字(2024)第 017602 号

天然药物化学
TIANRAN YAOWU HUAXUE

主 编 王云云 李 磊
副主编 高冬梅 张冰玉 张武雄
策划编辑:袁文华

责任编辑:张红梅 版式设计:袁文华
责任校对:刘志刚 责任印制:赵 晟

*

重庆大学出版社出版发行
出版人:陈晓阳
社址:重庆市沙坪坝区大学城西路 21 号
邮编:401331
电话:(023)88617190 88617185(中小学)
传真:(023)88617186 88617166
网址:http://www.cqup.com.cn
邮箱:fxk@cqup.com.cn(营销中心)
全国新华书店经销
重庆正光印务股份有限公司印刷

*

开本:787mm×1092mm 1/16 印张:14.5 字数:354 千
2024 年 7 月第 1 版 2024 年 7 月第 1 次印刷
印数:1—3 000
ISBN 978-7-5689-4342-0 定价:42.00 元

前　言

　　天然药物化学技术在先导化合物的发现、中药及民族药物现代化、有效成分应用等方面发挥着极大的作用。随着科学技术的飞速发展，天然药物化学已成为一门跨学科、跨研究领域、可解决中药现代化瓶颈问题的重要学科。"天然药物化学"课程是药品生产技术、中药制药技术、药学、药品质量安全等专业的必修课，其涵盖的专业知识包括天然药物中各类化学成分的结构特征、理化性质、提取、分离与鉴定的方法及操作技术、实际应用、结构测定以及天然活性成分研究途径和方法等。同时，其具有丰富的创新创业教育元素，能较好地将专业教育与创新创业教育有机结合。

　　本书是国家职业教育"药品生产技术"教学资源库"天然药物化学"子库的配套教材，由教学资源库建设项目组组织编写。本书设有绪论和10个项目，项目1着重介绍天然药物化学成分的提取分离与鉴定技术总论，以及天然药物化学在新药开发中的应用；项目2主要介绍天然药物化学成分的色谱分离技术；项目3至项目9为天然药物化学成分的提取分离技术各论；项目10为天然药物化学相关实践操作。本书各论部分选择了天然药物资源中常见、常用的糖和苷类、黄酮类、苯丙素类、醌类、萜类与挥发油、生物碱、皂苷类等，力求契合高职高专技能应用型人才培养的目标和定位，做到深入浅出、循序渐进、条理明晰。在形式编排上，本书设计了"知识目标""技能目标""素质目标""案例导入""目标检测"等栏目，章节编排和资源库相匹配。同时，本书还融入了课程思政元素，以"案例描述""案例分析""案例讨论"进行思政浸润，便于教学中翻转课堂的应用。本书为理实一体化新形态教材，在实训方面打造了梯式递进体系，包含单项技能实训和生产实践操作技能实训，教学中可根据需求选用。

　　本书由长期工作在教学、科研一线的高等职业院校教师编写，由王云云、李磊担任主编，由高冬梅、张冰玉、张武雄担任副主编。本书具体编写分工如下：王云云（杨凌职业技术学院）编写绪论、项目1、项目2、项目10的实训1至实训5及综合实训；李磊（陕西能源职业技术学院）编写项目5、项目10中的实训6和实训7；张武雄（广东江门中医药职业学院）编写项目4、项目 9、项目 10 中的实训 8、实训 9 和实训 13;高冬梅(杨凌职业技术学院)编写项目 3、项目 7 和项目 10 中的实训 11;张冰玉(杨凌职业技术学院)编写项目 6、项目 8、项目 10 中的实训 10 和实训 12。本书最后由王云云统一修改与定稿。

本书相关配套资源及【目标检测】参考答案,可在重庆大学出版社官网下载。

由于编者水平有限,书中不妥和错误之处在所难免,敬请读者指正。

编 者

2024 年 1 月

目 录 CONTENTS

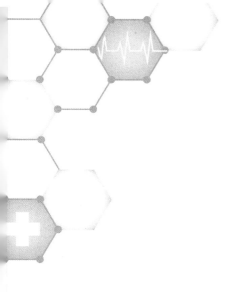

{ 绪 论 }

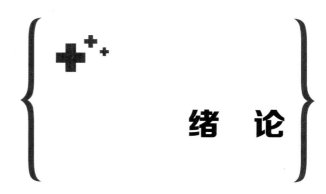

绪论课件

【知识目标】

熟悉天然药物的成分分类;熟悉有效成分、无效成分和有效部位的概念;熟悉天然药物各类成分的溶解特性;熟悉天然药物化学的研究对象、任务和目的;了解国内外天然药物化学研究的概况和发展趋势。

【技能目标】

会区分天然药物中的有效成分、无效成分和有效部位。

【素质目标】

激发学生的学习热情,培养学生认真负责的工作态度。

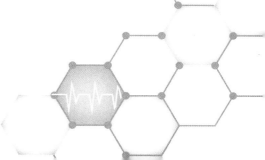

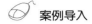 案例导入

诺贝尔奖得主屠呦呦

【案例描述】2015 年,我国科学家屠呦呦获得诺贝尔生理学或医学奖,成为中国首位获得诺贝尔生理学或医学奖的科学家。

【案例分析】全球每年有数十万人死于疟疾,其中大部分是儿童。世界卫生组织 2009 年的统计数据显示,世界上约有 2.5 亿人感染疟疾,近 100 万人因感染疟原虫而死亡。如果没有屠呦呦发现的青蒿素,那么 2.5 亿疟疾感染者中将有更多的人无法幸存。青蒿素是天然药物化学研究的杰出成果,是我国科学家在疟疾治疗上对人类作出的巨大贡献。

【案例讨论】屠呦呦的研发成果有何意义?

课程导语:天然药物化学是一门运用现代科学理论与方法研究天然药物中的化学成分的学科。其研究内容非常广泛,包括各类天然药物化学成分的结构特征、理化性质、提取分离方法、结构鉴定方法、操作技术及实际应用等,另外还涉及化学成分的结构测定、天然活性成分研究的途径和方法等。天然药物化学成分是天然药物药效研究的依据。

天然药物是药物的一个重要组成部分。自古以来,人类便在长期与疾病作斗争的过程中对天然药物的应用积累了丰富的经验。例如我国流传的神话故事"神农尝百草,日遇七十二毒,得茶而解之",说明天然药物的发现和应用是无数先人以生命为代价积累下来的宝贵财富。天然药物来自植物、动物、矿物等自然界中存在的有药理活性的天然产物,并以植物来源为主,种类繁多。

天然药物化学成分复杂,其中具有生物活性、能起防治疾病作用的称为有效成分;无生物活性、不能起防治疾病作用的称为无效成分。但有效成分和无效成分的划分不是一成不变的,一些现在认定的无效成分,随着现代研究的深入也可能发现其新的活性;过去被认定为有效成分的,经过深入研究,也可能发现其用途和药效发生了改变,如麝香中的麝香酮,过去认为其是抗炎的有效成分,但近些年的研究发现,麝香中的抗炎有效成分是多肽。

有效成分很少是单一成分,往往是同一类型的多种成分,或是多个成分类型。含有一种主要有效成分或一组结构相近的有效成分的提取分离部位称为有效部位,如总黄酮、总皂苷、总生物碱等。含有两类或两类以上有效部位的提取分离部分称为有效部位群。

0.1 天然药物化学的研究目的和意义

一、探索天然药物防治疾病的机理

有效成分是天然药物防病治病的物质基础,通过对天然药物有效成分的研究,不仅能明确天然药物产生功效的究竟是哪种物质,也能为探索天然药物防治疾病的原理提供前提和物质基础。如麻黄中的挥发油 α-松油醇是其发汗散寒的有效成分,平喘的有效成分是麻黄碱和去甲麻黄碱,而利水的有效成分则是伪麻黄碱。

二、探究炮制过程中化学成分变化的机理

药物炮制是传统中医用药的特色。通过炮制可以改变药物的性味归经,消除毒副作用,增强药效。但药物炮制大多靠经验,没有统一的标准,炮制品的质量差异较大,因此,通过研究天然药物炮制前后有效成分的变化,有助于揭示天然药物炮制的原理,简化和规范炮制过程,控制饮片质量。比如黄芩的炮制方法有南北两种,南方采用冷浸法,需要反复水漂,使黄芩变绿后切片干燥,产品为"淡黄芩";北方则采用蒸煮法,使其软化后切片干燥,产品为黄色。而黄芩的主要有效成分为黄芩苷,水漂会引起黄芩苷水解生成黄芩素,进而转换成醌类衍生物而显绿色;北方采用蒸煮起到"杀酶保苷"的作用,避免其有效成分的分解。通过对黄芩炮制前后成分的分析和相关的药理学实验,确认北方采用的蒸煮法较为科学,产品质量较好。

三、研究天然药物化学成分间的相互作用,揭示药物配伍原理

在天然药物方剂的煎煮或其他剂型制备过程中,各种有效成分之间发生了复杂的理化反应。例如,生脉散为中医名方,被古代医家用于抢救热伤元气、脉微欲绝等危重患者,研究发现,三味药单用均不如复方。红参、麦冬、五味子(1∶1∶1.5)共同水煎,可生成一种新物质,该物质在三味药中仅五味子含有少量,药效试验表明:该新物质具有抗心肌缺血作用,可代表生脉散的有效成分。

四、利于药物剂型改进,提高药物质量和疗效

汤剂,距今已有三千多年的历史。虽然其后增加了丸剂、散剂、膏剂、丹剂、酒剂、锭剂、栓剂、搽剂等 40 多种剂型,现在又引入了片剂、胶囊、滴丸等剂型,但始终无法完全替代汤剂。为

了研制出具有"三效"(高效、速效、长效)、"三小"(剂量小、毒性小、副作用小)、"三便"(贮存方便、携带方便、服用方便)特性的新型天然药物,科学家们做了大量工作,天然药物化学在这一过程中起到了十分重要的作用。

五、建立和完善药品质量标准

由于植物药的质量受品种、产地、栽培条件、采收方式、贮藏时间、加工方法等因素影响,药物制剂质量不稳定。过去传统的检验方法依靠眼看、口尝、粉末显微等手段,具有很大的不确定性。现在制剂生产越来越多地应用天然药物化学的检识反应、鉴别方法、色谱法及波谱法,以主要化学成分或标志性化学成分为指标,对天然药物及其制剂进行定性鉴别和含量测定,并尽可能对其生产全过程进行监控。药物制剂,除控制有效成分外,还可控制有效部位。目前正逐步采用指纹图谱来控制天然药物和制剂的质量,常用的如红外指纹图谱、高效液相指纹图谱、气相指纹图谱等。注射剂还采用了气相指纹图谱来控制质量。

六、扩大天然药物资源与开发

天然药物受生长周期、产地等因素制约,一些品种供不应求,价格昂贵。研究有效成分的化学结构和性质,可在其他植物中筛选这些成分,扩大药源。例如小檗碱最初是从黄连中提取的,后来又从小檗科、芸香科、防己科等植物中提取到了,工业上小檗碱提取物的原料是三颗针、黄柏,而不是黄连。具有抗癌活性的石蒜碱、伪石蒜碱及抗胆碱酯酶药加兰他敏,在石蒜科石蒜属中的几种植物的鳞茎中含有,后来发现水仙属水仙中也含有此成分。

从天然药物中筛选活性成分,是国内外新药研发的重要途径。抗癌活性显著的紫杉醇,存在于红豆杉树皮中,但是此树生长得十分缓慢,数量有限且其中有效成分的含量非常低。现在的紫杉醇及其抗癌同源衍生物可通过前体化学半合成制得。古柯碱具有很强的局部麻醉作用,但毒性大容易成瘾。经结构改造,合成结构比古柯碱简单且毒性低的普鲁卡因,为目前临床广泛使用的麻醉药。

0.2 天然药物化学发展概况和各类成分简介

一、研究概况

天然药物的应用历史悠久。明代《本草纲目》中记载了没食子酸的制备方法和纯化樟脑的升华法。在我国中药化学的近代研究历史中,20世纪20年代,以麻黄碱的研究为代表;30年代从延胡索中分离出延胡索乙素等止痛成分;50年代建立大型天然麻黄素提取工业;

80 年代从天然药物中分离出 800 余个新成分。而 20 世纪 90 年代以后，研究步伐大大加快，每年有 100 多种新成分被分离发现：从陈皮中提取出具有平喘作用的川陈皮素、橙皮苷；在五味子化学结构的基础上合成联苯双酯——一种我国首创的治疗肝病的新药；从青蒿中分离出一种速效、低毒的新药青蒿素，为人类抗击疟疾作出巨大贡献；从马桑寄生中分离出治疗精神分裂症的马桑毒素、羟基马桑毒素；从喜树根和果实中分离出对胃肠道和头颈部癌等有较好疗效的喜树碱；从秋水仙属植物的鳞茎和种子中分离出对乳腺癌有疗效的秋水仙碱；从莪术挥发油中分离出对治疗宫颈癌有效的莪术醇和莪术二酮；从青黛中分离出治疗慢性粒细胞白血病的靛玉红；从斑蝥中提取出可延长原发性肝癌患者生存期的斑蝥素。

经科学家研究还发现，天花粉提取物不会损害健康细胞，但能选择性地杀伤已被艾滋病病毒（HIV）感染的细胞，并有抑制病毒复制的作用；羊栖菜中所含的褐藻多糖硫酸酯对 HIV 也有明显的抑制作用；已发现有 150 多种天然药物具有抗艾滋病活性，组成了"SH 复方"制剂，经过临床验证取得了良好效果，且安全、价廉，为艾滋病毒患者提供了生机。

世界各国对天然产物提取、分离和鉴定的研究从未间断，而且越来越重视。1806 年人们首次从鸦片中提取出吗啡，1847 年推导出其分子式，1925 年确立了吗啡环的化学结构，1952 年首次人工合成——从发现到合成用了近 150 年时间。随后的研究周期大大缩短，例如，利血平从发现到人工合成成功，只用了 4 年时间。从此天然药物中的有效成分不断地被分离出来，如奎宁、阿托品、芦丁等。

二、天然药物化学成分研究发展趋势

我国的天然药物化学成分研究主要有以下的几个方向：
（1）以符合中医药理论体系的活性指标追踪天然药物化学成分的分离。
（2）天然药物复方的化学成分研究。
（3）天然药物化学研究对新技术手段的吸收与应用。

三、天然药物中的化学成分

药用植物生长受环境因素影响，经新陈代谢形成和积累了不同的化学物质。天然药物中的化学成分分为有效成分和无效成分。有效成分依酸碱性可分为酸性成分、碱性成分、中性成分和两性成分。无效成分依极性不同可分为脂溶性杂质和水溶性杂质。

（一）有效成分

1. 酸性成分　结构中含有酚羟基的化合物，如黄酮、醌类、苯丙素（香豆素、木脂素）及其苷类等；结构中含有羧基的化合物，如有机酸、葡萄糖醛酸等。

2. 碱性成分　碱性成分主要是指生物碱。

3. 中性成分　分子结构中既无碱性基团也无酸性基团的化合物，如萜类和挥发油、甾体等。

4. 两性成分　分子结构中既有碱性基团又有酸性基团的化合物,如氨基酸、蛋白质等。

(二)无效成分

1. 脂溶性杂质　脂溶性杂质包括蜡、脂肪油、叶绿素及胡萝卜素等。不饱和脂肪酸与丙三醇形成的甘油酯,通常称为混合甘油酯。

2. 水溶性杂质　水溶性杂质包括多糖类和多元酚类化合物。多糖类化合物有淀粉、树胶、果胶、黏液质等;多元酚类化合物有鞣质类等。

(三)天然药物化学成分简介

1. 糖类　糖类是天然药物中普遍存在的成分,包括单糖、低聚糖、多糖。单糖是糖的基本单位,低聚糖是由 2~9 个单糖脱水缩合而成的化合物;多糖是由 10 个以上单糖脱水缩合而成的高聚物。

2. 苷类　苷类又称配糖体,生物化学中多称为苷,是由糖与非糖物质结合而成的一类化学成分,经水解又可产生糖和非糖两个部分。非糖部分为苷元,苷具亲水性,苷元具亲脂性。

3. 醌类　醌类是天然药物中具有醌式结构的化学成分,分为苯醌、萘醌、菲醌和蒽醌 4 种类型。在天然药物中,蒽醌及其衍生物尤为重要。

4. 苯丙素类　苯丙素类是天然存在的一类苯环与 3 个直链碳连接(C6—C3 基团)构成的化合物,包括简单苯丙素、香豆素、木脂素、木质素、黄酮等。

5. 黄酮类　黄酮类化合物是以黄酮(2-苯基色原酮)为母核衍生出的一类黄色色素。黄酮类化合物在植物界分布很广,大部分与糖结合成苷类或以碳糖基的形式存在;也有以游离形式存在的天然黄酮类化合物,母核上常含有羟基、甲氧基、烃氧基、异戊烯氧基等取代基,使得该类化合物分子内因含有助色团而多显黄色。该类物质能与强酸成盐而显弱碱性,故也被称为黄碱素类化合物。

6. 萜类和挥发油　萜类化合物是指分子式为异戊二烯单位的倍数的烃类及其含氧衍生物。这些含氧衍生物可以是醇、醛、酮、羧酸、酯等。萜类化合物广泛存在于自然界,是植物香精、树脂、色素的主要成分,如玫瑰油、桉叶油、松脂等都含有多种萜类化合物。某些动物的激素、维生素等也属于萜类化合物。挥发油为一类可随水蒸气蒸馏出来的、与水不混溶的油状液体,具有亲脂性。具有香味或特殊气味的天然药物往往含有挥发油。

7. 生物碱　生物碱是一类存在于生物体内、分子中含有氮原子的有机化合物的总称。生物碱呈碱性,可与酸成盐。游离生物碱具亲脂性,生物碱盐具亲水性。

8. 甾体类　甾体是一类以环戊烷并多氢菲为基本母核的化合物。甾体母核有 4 个环,就像一个"田"字,并且在 C10 和 C13 位各有一个甲基,在 C17 位有一侧链,这样在母核上 3 个侧链像"巛"字。"甾"字形象地表示了这类化合物的基本碳架。强心苷就是甾体类的一种特殊成分。

9. 三萜类　三萜类化合物是由数个异戊二烯去掉羟基后首尾相连构成的物质,大部分含 30 个碳原子,小部分含 27 个碳原子。三萜类成分(又称"灵芝酸")在自然界中分布很广,鲨鱼油、甘草、五味子的有效成分中都有三萜类物质。

10. 有机酸　有机酸泛指分子中有羧基(—COOH)的化合物,在植物中多以金属离子或生物碱盐的形式存在。按分子大小不同,有机酸又分为小分子有机酸和大分子有机酸。前者极性大,具亲水性;后者极性小,具亲脂性。

11. 树脂　树脂一般为植物组织的正常代谢物或分泌物,常和挥发油并存于植物的分泌细胞、树脂道或导管中,尤其是多年生木本植物心材部位的导管中。树脂性脆,具亲脂性,受热时先软化而后变为液体,燃烧时产生浓烟并有明火。按结构不同,树脂又分为树脂酸(主要为二萜酸、三萜酸及其衍生物)、树脂醇(分子中具羟基)、树脂烃(为一类结构复杂的含氧中性化合物)。

12. 氨基酸、蛋白质和酶

(1)氨基酸:分子中含有氨基的羧酸,可按氨基连在碳链上的位置不同而分为 α-、β-、γ-、ω-氨基酸。构成蛋白质的多为 α-氨基酸,具亲水性,等电点时,溶解度最小。

(2)蛋白质、多肽:蛋白质是 20 多种 α-氨基酸通过肽键首尾相连而形成的高分子化合物。肽是 α-氨基酸以肽键连接在一起形成的化合物,是蛋白质水解的中间产物。由两个氨基酸分子脱水缩合而成的化合物称为二肽,以此类推还有三肽、四肽、五肽等。由三个或三个以上氨基酸分子组成的肽常统称为多肽。蛋白质和多肽分子量不同,分子量在 5×10^{3} 以下的称为多肽,分子量为 $5\times10^{3} \sim 1\times10^{7}$ 的称为蛋白质。蛋白质在冷水中溶解且成胶体,在热水及60%以上乙醇及其他有机溶剂中变性沉淀。

(3)酶:有机体内具有催化作用的蛋白质,其催化作用具有专属性,如特定的酶可催化水解特定的苷。酶的性质和蛋白质相同。

13. 鞣质　鞣质又称单宁或鞣酸,是一类结构比较复杂的多元酚类化合物。鞣质可与蛋白质结合成难溶于水的鞣酸蛋白,为亲水性物质。

14. 色素　色素为植物中具有颜色的成分的总称。根据溶解性不同,色素又分为水溶性色素和脂溶性色素。前者主要是指一些有颜色的苷、花青素等;后者主要包括叶绿素、胡萝卜素等。

15. 油脂和蜡　油脂为一分子甘油和三分子脂肪酸脱水形成的酯。油脂为亲脂性成分,主要存在于种子中,常温下为液体。蜡为高级不饱和脂肪酸和一元醇生成的酯,主要存在于植物茎、叶的表面,常温下为固体。

天然药物化学成分的溶解度见表 0-1。

表 0-1　天然药物化学成分的溶解度

成分类型		溶剂		
		水	醇类	亲脂性有机溶剂
生物碱	游离	−	+	+
	盐	+	+	−
苷类		+	+	−

续表

成分类型		溶剂		
		水	醇类	亲脂性有机溶剂
苷元		−	+	+
挥发油		−	+	+
糖类	单糖、低聚糖	+	±	−
	多聚糖	+	±	−
树脂		−	+	+
氨基酸		+	+	−
蛋白质、酶		±	±	−
鞣质		+	+	−
色素	亲水色素	+	+	−
	亲脂色素	−	+	+
油脂、蜡		−	+	+

注：+表示溶解；−表示不溶；±表示难溶或部分溶解。

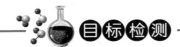 目标检测

一、名词解释

天然药物化学；有效成分；有效部位；有效部位群；无效成分

二、问答题

1. 简述有效成分和无效成分的关系。

2. 简述天然药物化学在传承和发展中医学方面的作用。

3. 简述天然药物化学在中医药产业化中的作用。

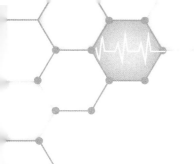

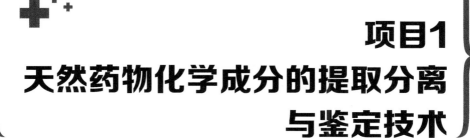

项目1
天然药物化学成分的提取分离与鉴定技术

项目1课件

【知识目标】

掌握常用天然药物化学成分提取分离的方法和常用提取溶剂的种类、性质;熟悉常用天然药物化学成分的鉴定方法;了解利用"四大谱"鉴定天然药物化学成分的方法及原理。

【技能目标】

会应用溶剂提取法进行煎煮、回流操作;会进行萃取分离、沉淀、结晶分离操作;会根据药物性质选择合适的分离和提取方法。

【素质目标】

培养学生兢兢业业的工作态度。

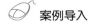
案例导入

诞生在硝烟弥漫的战场上的柴胡注射剂

【案例描述】韩刚带领战士,在没有专用蒸馏设备的情况下,用白铁皮焊成水蒸气发生装置,然后把水蒸气通到放有柴胡的罐中,最后将放柴胡的罐连到焊接成的冷却器装置中收集蒸馏液。开始时,蒸出的柴胡液是浑浊的,上面漂着一层油,反复摸索后终于蒸出了透明的柴胡液体。要制作注射剂,还有一个重要的问题就是密封包装。于是卫生材料厂下属的玻璃厂经过反复试制最后成功制备出了安瓿。药品终于试制出来了。其可靠性和疗效如何?能不能用?韩刚用自己的身体做实验,证明了柴胡注射液无毒性反应。为了安全,随后又扩大临床验证,证明了用该药治疗疟疾及一般热病时,其镇痛退热效果显著,且没有明显的毒副作用。至此,中医药史上具有划时代意义的供肌内注射的第一支中药注射液研制出来了。

【案例分析】1939 年,在太行山抗日根据地,很多英勇杀敌的八路军将士患上了流感、疟疾,浑身疼痛、高烧不退,严重地影响了作战能力。该药的诞生,给前方战士和军民带来了福音。为抗日军民的战地救治和身体健康作出了重要贡献。

【案例讨论】韩刚和他的战友克服了哪些困难才提取分离出了治病的有效成分?

课程导语:提取、分离和纯化天然药物中的化学成分,并进一步测定其化学结构是研究天然药物的药理作用和毒性的基本条件,也是进行结构改造、化学合成、研究结构与疗效关系的前提。另外,只有搞清楚天然药物的各种成分,才能有效地进行中药材的引种栽培、产品的质量控制、制药工艺及药剂稳定性的改良,研究药物在生物体内的代谢和生物利用度,探讨和提高药物的临床疗效,从天然药物中发现具有生物活性的先导化合物,进而研制出具有自主知识产权的创新药物。

近年来,由于新技术、新工艺的不断涌现和应用,经典的提取分离方法日臻成熟与完善,原有的色谱技术在 20 世纪也得到了充分的发展,使现代色谱和光、波、质谱技术在有机物的提取、分离和结构鉴定中的应用有了根本性的改善。

任务 1.1　天然药物化学成分的提取技术

一、溶剂提取法

(一)概述

溶剂提取法可以归类到液-固萃取范畴(人们习惯把液-液萃取简称为"萃取"),有时也称其为浸提或提取。

溶剂提取法是根据天然药物中各成分在溶剂中的溶解性质,选用对有效成分溶解度大,对不需要溶出成分溶解度小的溶剂,将有效成分从药材组织内溶解出来的方法。当溶剂加到天然药物原料(需适当粉碎)中时,溶剂由于扩散、渗透作用逐渐通过细胞壁进入细胞内,溶解可溶性物质,从而造成细胞内外的浓度差。于是细胞内的浓溶液不断向外扩散,溶剂又不断进入药材组织细胞中,如此多次,直至细胞内外溶液浓度达到动态平衡,然后将此饱和溶液滤出,继续多次加入新溶剂,就可以把需要的成分近于完全溶出或大部分溶出。

(二)提取前的预处理

1. 药材的预处理　一般药材原料必须确定品种与来源,鉴定符合要求后,先根据药材的性质进行挑选、洗涤、切制和适当的炮制,然后再进行干燥、粉碎、灭菌等。

2. 溶剂的预处理　在提取操作之前,一般要对所选用的提取溶剂进行处理。比如购买的工业级溶剂纯度不能达到提取要求,可能还含有一些杂质,这时就需要对溶剂进行精制(常用溶剂的物理常数及精制方法见表1-1)。另外,大多数药厂都有精馏塔专门处理回收后的低浓度溶剂,其中回收乙醇的较为普遍。

表 1-1　常用溶剂的物理常数及精制方法

溶剂	沸点	介电常数	相对密度	一般精制处理	备注
石油醚	30~60 ℃ 60~90 ℃ 90~120 ℃	—	—	每千克工业石油醚用工业硫酸80 mL充分振摇,然后放置,分出下层,并根据硫酸层颜色的深浅,酌情振摇2~3次;石油醚用少量稀氢氧化钠溶液洗涤,再用水洗至中性,用无水氯化钙干燥,重蒸,按沸程收集	—
苯	80.1 ℃	2.3	0.879	处理同石油醚	—
乙醚	34.8 ℃	4.5	0.710	工业乙醚用硫酸亚铁或10%亚硫酸氢钠溶液振摇(除去过氯化物和水溶性杂质)1~3次,用无水氯化钙干燥,重蒸	—
三氯甲烷	61.2 ℃	5.2	1.439	以稀氢氧化钾洗涤,再用水洗2~3次,以无水氯化钙干燥,重蒸	三氯甲烷不能用金属钠干燥,否则容易引起爆炸
乙酸乙酯	77.1 ℃	6.1	0.902	工业乙酸乙酯用50%碳酸钠洗2次,用无水氯化钙干燥,重蒸	—

续表

溶剂	沸点	介电常数	相对密度	一般精制处理	备注
丙酮	56.2 ℃	21.5	0.790	工业丙酮加 0.1% 高锰酸钾,摇匀,放 1~2 天或回流 4 小时,至高锰酸钾颜色不褪,以无水硫酸钠干燥,重蒸	不宜用金属钠、五氧化二磷脱水,不宜用于处理氧化铝。经高锰酸钾处理后,重蒸时务必小心,蒸至小体积即可,不得蒸干,因为有时候会产生过氧化物,引起爆炸
乙醇	78.8 ℃	26.8	0.794*	工业酒精加生石灰回流 2~4 小时,重蒸	—
甲醇	54.6 ℃	31.2	0.742	一般重蒸即可,如含有醛酮,可以用高锰酸钾大致测定醛酮含量,加过量的盐酸羟胺回流 4 小时后,重蒸	—
吡啶	115.4 ℃	—	0.787*	用氢氧化钾干燥,重蒸	—

注:本表所列重蒸一般可收集沸点上下 2 ℃ 的馏出部分;相对密度为 20 ℃ 测定,标记 * 者为 15 ℃ 测定。

(三)影响溶剂提取效率的因素

溶剂提取法是提取植物提取物的经典方法,溶剂提取法的关键在于选择合适的溶剂及提取方法,但是在操作过程中,原料粒度、提取温度、提取时间、提取压力等因素也会影响提取效率,必须加以考虑。

1. 原料粒度　粉碎是中药前处理过程中的必要环节,通过粉碎可增加药物的表面积,促进药物溶解与吸收,加速药材中有效成分的浸出。但粉碎过细,药粉比表面积太大,吸附作用增强,反而影响扩散,尤其是含蛋白质、多糖类成分较多的中药,粉碎过细,用水提取时容易产生黏稠现象,影响提取效率。原料的粉碎度应该考虑选用的提取溶剂和药用部位,如果用水提取,最好采用粗粉,用有机溶剂提取可略细;原料为根茎类,最好采用粗粉,全草类、叶类、花类等可用细粉。

2. 提取温度　温度升高使分子运动速度加快,渗透、扩散、溶解的速度也加快,所以热提取比冷提取的提取效率高,但杂质的提出也相应有所增加。另外,温度不可以无限制升高,过高的温度会使某些有效成分遭到破坏,氧化分解。提取温度以 60 ℃ 左右为宜,最高不超过 100 ℃。

3. 提取时间　在药材细胞内外有效成分的浓度达到平衡以前,随着提取时间的延长,提取出的量增加。但提取的时间没必要无限延长,只要合适,提取完全就行。一般来说,以加热提取 3 次,每次 1 小时为宜。

4. 提取压力　提高提取压力可使药材组织内部更快地充满溶剂,加速溶剂对药材的浸润与渗透。同时,加压可使植物细胞的细胞壁更容易破裂,有利于溶剂的扩散。

（四）提取溶剂的选择及常用提取溶剂

天然药物成分在溶剂中的溶解度与溶剂性质密切相关。因此,用溶剂提取药物活性成分时,选择适宜的溶剂是关键,溶剂选择合适就能将有效成分提取出来,如果选择不当就很难将有效成分提取完全甚至不能提取出来。溶剂的选择要注意:①溶剂对所需成分溶解度大,对杂质溶解度小;②与天然药物中各化学成分不起化学反应;③溶剂廉价易得,容易回收,使用安全,不污染环境。

提取溶剂的选择主要根据溶剂的极性和被提取目标成分及其共存杂质的极性大小来判断,天然有机化合物在溶剂中的溶解遵循"相似相溶"规律,即极性化合物倾向于溶于极性溶剂,非极性化合物倾向于溶于非极性溶剂,分子量太大的化合物往往不溶于任何溶剂。

有机化合物分子结构中亲水性基团越多,极性越大;亲水性基团越少,极性越小。化合物亲水性、亲脂性及其程度的大小,与化合物的分子结构直接相关。一般来说,两种基本母核相同的成分,其分子中功能基团的极性越大,或极性功能基团数量越多,则整个分子的极性越大,亲水性越强,而亲脂性就越弱;其分子非极性部分越大,或碳键越长,则极性越小,亲脂性越强,而亲水性就越弱。

各类溶剂的性质,同样也与其分子结构有关。例如甲醇、乙醇是亲水性比较强的溶剂,它们的分子比较小,有羟基存在,与水的结构很相似,所以能够与水以任意比例混合。丁醇、戊醇分子中虽然都有羟基,与水也有相似处,但分子逐渐加大,与水的性质也就逐渐疏远,所以它们能彼此部分互溶,在互溶达到饱和状态之后,丁醇或戊醇都能与水分层。三氯甲烷与石油醚是烃类或氯烃衍生物,分子中没有氧,属于亲脂性强的溶剂。

通过对天然药物成分结构进行分析,估计它们的溶解性能,然后选择合适的提取溶剂。例如葡萄糖、蔗糖等分子比较小的多羟基化合物,具有强亲水性,极易溶于水,即使在亲水性比较强的乙醇中也难以溶解。淀粉虽然羟基数目多,但分子量太大,所以难溶于水。蛋白质和氨基酸都是酸碱两性化合物,有一定程度的极性,所以能溶于水,不溶或难溶于有机溶剂。苷类比其苷元的亲水性强,特别是皂苷,由于分子中往往结合有多个糖基,所以表现出较强的亲水性,而皂苷元则属于亲脂性强的化合物。多数游离的生物碱是亲脂性化合物,与酸结合成盐后,能够离子化,增强了极性,变为亲水性,这些生物碱可称为半极性化合物。所以,生物碱的盐类易溶于水,不溶或难溶于有机溶剂;而多数游离的生物碱不溶或难溶于水,易溶于亲脂性溶剂,一般在氯仿中溶解度最大。鞣质是多羟基化合物,为亲水性物质。油脂、挥发油、蜡、脂溶性色素都是强亲脂性的物质。

总的说来,只要天然药物成分的亲水性或亲脂性与溶剂的亲水性或亲脂性相当,就会在其中有较大的溶解度,即"相似相溶"规律。这是选择适当溶剂从天然药物中提取所需要成分的依据之一。

常用有机溶剂极性比较(极性由小到大):

石油醚<苯<乙醚<三氯甲烷<乙酸乙酯<正丁醇<丙酮<乙醇<甲醇<水

常用提取溶剂可以根据其极性的大小分为水、亲水性有机溶剂、亲脂性有机溶剂三大类。

溶剂极性和溶解性的关系

溶剂的极性直接影响药物的溶解度。溶剂的极性大小常以介电常数和溶解度参数的大小衡量。

1.介电常数 溶剂的介电常数表示在溶液中将相反电荷分开的能力,它反映溶剂分子的极性大小。介电常数大的溶剂,极性大,介电常数小的溶剂,极性小。

2.溶解度参数 溶解度参数是一种既表示同种分子间内聚力大小,也是表示分子极性大小的量度。溶解度参数越大,极性越大。

1.水 水是一种极性很强的溶剂。作为提取用溶剂,水具有诸多优点,完全符合对溶剂的要求。药物材料中的无机盐、糖类(相对分子质量不太大的)、鞣质、氨基酸、蛋白质、有机酸盐、生物碱盐及苷类等均可被水溶出。酸性水液有利于提取生物碱,碱性水液有利于溶出有机酸、黄酮、蒽醌、内酯、酚类成分等。但水提取时也有一定的缺点:①水提取法易酶解苷类成分;②因果胶及黏液质、淀粉类物质的存在,水提液难以过滤;③由于溶出成分复杂,有些亲脂性成分因助溶或增溶作用可能被溶出;④多糖、蛋白质等营养性杂质较多,不及时处理易霉变;⑤不易浓缩,常在浓缩至一定阶段时有大量泡沫产生,使继续浓缩难度增大。

2.亲水性有机溶剂 亲水性有机溶剂是指与水能混溶的有机溶剂,如乙醇、甲醇、丙酮等,以乙醇最为常用。乙醇的溶解性能比较好,对天然药物细胞的穿透能力较强。天然药物中的亲水性成分除了蛋白质、多糖、黏液质、果胶等,其余成分在乙醇中皆有一定程度的溶解度。

与水相比,乙醇具有以下优点:①用量少,提取时间短,溶出的水溶性杂质少;②可回收反复使用;③提取液不易发霉变质。另外乙醇具有毒性小、价格便宜、来源方便等优点;缺点是易燃,使用时应注意安全。甲醇的性质虽然和乙醇相似,沸点也较低,但因有毒性,所以提取时少用。

3.亲脂性有机溶剂 亲脂性有机溶剂是指与水不能互溶的有机溶剂,如石油醚、苯、三氯甲烷等。它们的特点是:①选择性强,不能或不易溶出亲水性杂质;易提取亲脂性的物质,如油脂、挥发油、蜡等强亲脂性的成分;②挥发性大,多易燃,一般有毒,价格较贵;③透入植物组织的能力较弱,若植物材料中含有较多水分,则难溶出有效成分。因此,在安全无法保障的条件下,直接应用这类溶剂提取有一定的局限性。

(五)常用溶剂提取方法

1.煎煮法 煎煮法是将药材以水为溶剂加热煮沸,使药用成分浸提出来的提取方法。由于浸出溶剂通常是水,故也可称为"水煮法"或"水提法"。煎煮法是我国最早使用的传统煎出方法,该法操作简单方便,至今仍是最常用的天然药物提取方法。煎煮法可分直火提取和蒸汽提取。

(1)操作方法:取规定药物,切碎或粉碎成粗粉,置于适宜煎器中,加水浸没药材,浸泡适宜时间后,加热煮沸,保持微沸一定时间,分离煎出液,药渣依法煎煮数次(一般2~3次),至煎出液色淡为止,合并各次煎出液,浓缩至规定浓度。常用的水是经纯化或软化的饮用水,若煎出液供注射使用,应选用蒸馏水或去离子水。煎煮法适用于有效成分能溶于水,且对湿、热均稳定的药材。煎煮法除用于制备汤剂外,还是制备部分散剂、丸剂、片剂、颗粒剂及注射剂或提取某些有效成分的基本方法之一。

(2)注意事项:所用容器一般分陶器、砂罐或铜制、搪瓷器皿,不宜用铁锅,以免药液变色。直火加热时最好时常搅拌,以免药材受热不均,容易局部焦煳。有蒸汽加热设备的药厂,多采用向大反应锅、大铜锅、大木桶或水泥砌的池子中通入蒸汽进行加热的方法。还可将数个煎煮器通过管道互相连接,进行连续煎浸。掌握好煎煮时间,可能得到较高质量的汤药。煎煮火力的强弱与汤剂质量也有密切关系,火力过强,水分蒸发得快,致使煎煮时间不能延续长久,药材成分不易充分浸出,且容易焦化;火力过弱则温度不适,不容易达到浸出目的,一般是未沸前用武火,沸后用文火,以增加浸出效果与减少水分蒸发量。一般煎煮时间为0.5~2小时,煎煮2~3次。

2.浸渍法　浸渍法是一种用定量的溶剂,在一定温度下,将药材浸泡一定的时间,以浸提药材成分的方法。浸渍法是一种静态浸出方法。按提取温度和浸渍次数可分为冷浸渍法、热浸渍法和重浸渍法3种。

(1)操作方法

①冷浸渍法:该法是在室温下进行的操作,故又称为常温浸渍法。其操作是:取药材饮片,置于有盖容器中;加入定量的溶剂,密闭,在室温下浸渍3~5日或规定时间,经常振摇或搅拌,滤过,压榨药渣,将压榨液与滤液合并,静置24小时后,滤过,即得浸渍液。此法可直接制得药酒和酊剂。若将浸渍液浓缩,可进一步制备流浸膏、浸膏、片剂、颗粒剂等。

②热浸渍法:该法是将药材饮片置于特制的罐中,加定量的溶剂(如白酒或稀乙醇),水浴或蒸汽加热,使在40~60℃进行浸渍,以缩短浸渍时间,其余操作同冷浸渍法。制备药酒时常用此法。由于浸渍温度高于室温,故浸出液冷却后有沉淀析出,应分离除去。

③重浸渍法:即多次浸渍法,此法可减少药渣吸附浸出液所引起的药物成分的损失量。其操作是:将全部浸渍溶剂分为几份,先用第一份浸渍,然后药渣再用第二份溶剂浸渍,如此重复2~3次,最后将各份浸渍液合并处理,即得。多次浸渍法能大大地降低浸出成分的损失量,但浸渍次数过多并无实际意义。

(2)常用设备与应用特点

①常用设备:工业生产中常用不锈钢罐、搪瓷罐、陶瓷罐等设备。压榨药渣常用螺旋压榨机、水压机等。

②应用特点:浸渍法简单易行,适用于黏性药材、无组织结构的药材、新鲜及易于膨胀的药材、价格低廉的芳香性药材;不适用于贵重药材、毒性药材及高浓度的制剂。之所以不适用于高浓度制剂,是因为溶剂的用量大,且呈静止状态,溶剂的利用率较低,有效成分浸出不完全,即使采用重浸渍法,加强搅拌,或促进溶剂循环,也只能提高浸出效果,不能直接制得高浓度的制剂。浸渍法所需时间较长,不宜用水作溶剂,通常用不同浓度的乙醇或白酒作溶剂,故浸渍

过程中应密闭,防止溶剂的挥发损失。

3. 渗漉法 渗漉法是一种将适宜的药材粉末装于渗漉装置内,在药粉中不断添加浸出溶剂,使其渗过药粉,自下部收集浸出液,从而使药材中的有效成分随溶剂浸出的提取方法。

如图 1-1 所示,当烧瓶中的提取溶剂渗过渗漉筒中的药粉时,先关闭渗漉液流出阀,使药材溶胀半小时左右,然后打开流出阀,提取液由于重力作用向下移动,上层的提取溶剂或稀浸提液与下层浓提取液形成浓度阶梯,使扩散能较好地进行,故浸出效果优于浸渍法。渗漉法对药材的粒度及工艺技术条件要求较高,药材的粒度及工艺技术条件可影响渗漉效率,甚至影响渗漉过程的正常进行。渗漉属于动态浸出,是一个动态过程,可连续操作,溶剂利用率高,有效成分浸出完全,可直接收集浸出液。因此渗漉法适用于贵重药材、毒性药材及高浓度制剂,也可用于有效成分含量较低的药材的浸提。但新鲜及易膨胀的药材、无组织结构的药材不宜选用。渗漉法常用不同浓度的乙醇或酸水、碱水作溶剂,操作过程中需防止溶剂的挥发损失。

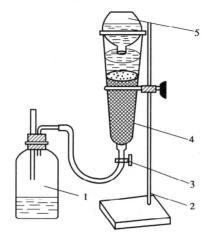

图 1-1 渗漉法原理
1—收集瓶;2—铁架台;3—活塞;4—渗漉筒;5—烧瓶

渗漉法的特点:①溶剂自上而下,由稀至浓,不断造成浓度差,相当于无数次浸渍;②渗漉器底部带有滤过装置,不必单独滤过,节省工序;③冷渗法可保护有效成分;④渗漉时间较长。

4. 回流法 回流法可分为普通回流法和连续回流法。

(1)普通回流法:用乙醇等挥发性有机溶剂加热后浸提药材成分,溶剂汽化后又被冷凝器冷凝,继而流回浸出器中浸提药材,这样周而复始,直至有效成分提取完全(图 1-2)。由于普通回流法的浸提液受热时间较长,故不适用于浸出成分受热易破坏的药材。

(2)连续回流法:实验室中常用索氏提取器(图 1-3)提取,操作时先在圆底烧瓶内放几粒沸石,然后将药材粉末用滤纸包好放入抽提筒中,药粉高度应低于虹吸管顶部,自冷凝管上端将溶剂加入烧瓶内,水浴加热。溶剂受热汽化,遇冷后变为液体回滴入抽提筒中接触药材开始进行浸提,待溶剂液面高于虹吸管上端时,在虹吸作用下,浸出液体流入烧瓶,溶剂在烧瓶内因受热继续汽化,如此循环 2~4 小时,至有效成分充分浸出,回收提取液。

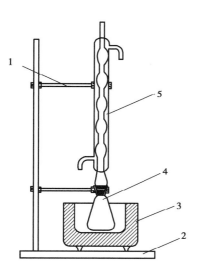

图 1-2 普通回流法原理

1—铁夹；2—铁架台；3—加热器；4—烧瓶；5—冷凝器

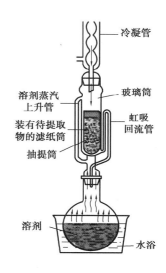

图 1-3 索氏提取器（连续回流提取法）

二、水蒸气蒸馏法

水蒸气蒸馏法是将含挥发性成分的药材粗粉或碎片浸泡后，直火加热蒸馏或通入水蒸气蒸馏，也可在多功能中药提取罐中对药材边煎煮边蒸馏，药材中的挥发性成分随水蒸气蒸馏而带出，经冷凝后收集馏出液，馏出液一般需再蒸馏一次，以提高纯度和浓度，最后收集一定体积的蒸馏液。但是蒸馏次数不宜过多，以免某些挥发性成分氧化或分解。本法的基本原理是道尔顿定律，即：相互不溶也不起化学作用的液体混合物的蒸气总压，等于该温度下各组分饱和蒸气压（即分压）之和。实验室水蒸气蒸馏原理如图 1-4 所示。

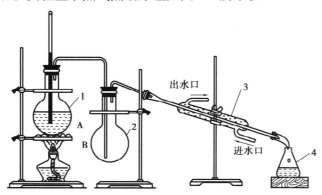

图 1-4 水蒸气蒸馏原理示意图

1—水蒸气发生器（圆底烧瓶）；2—蒸馏用烧瓶；3—冷凝管；4—油水混合液接收器

水蒸气蒸馏法只适用于具有挥发性的、能随水蒸气蒸馏而不被破坏、与水不发生反应，且难溶或不溶于水的成分的提取。此类成分的沸点多在 100 ℃ 以上，不溶于水或仅微溶，并在 100 ℃ 左右有一定的蒸气压。当与水在一起加热，其蒸气压和水的蒸气压的和为一个大气压时,液体就开始沸腾,水蒸气将挥发性物质一并带出。例如天然药物中的挥发油,某些小分子生物碱(如麻黄碱、槟榔碱),以及某些小分子的酚性物质(如牡丹酚等),都可用本法提取。有些挥发性成分在水中的溶解度稍大些,常将蒸馏液重新蒸馏,在最先蒸馏出的部分分出挥发油层;或在蒸馏液水层经盐析法并用低沸点溶剂将成分提取出来,例如玫瑰油、原白头翁素等的制备多采用此法。

水蒸气蒸馏法需要将原料加热,不适合化学性质不稳定的组分的提取。

三、其他提取方法

(一)升华法

天然药物中有一些成分具有升华性,故可利用升华法直接将这些成分自天然药物中提取出来。例如从樟木中升华提取樟脑,这在《本草纲目》中有详细的记载,为世界上最早应用升华法提取药材有效成分的记述。又如茶叶中的咖啡因具有升华性,因此可将茶叶放在大小适宜的烧杯中,上面用圆底烧瓶盛水冷却,然后加热到一定温度(178 ℃),咖啡因可于烧瓶底部凝结成白色针状结晶。

升华法虽然简单易行,但药材炭化后,往往产生挥发性焦油状物,黏附在升华物上,不易除去;另外,有效成分常常升华不完全,有时还伴有分解现象,产率低。药用成分可升华的很少,故升华法应用不广泛。

(二)压榨法

压榨法也称为榨取法,是一种用机械加压法使物料组织发生体积变化和组织碎裂,从而使所含液体和固体组织分离的方法。压榨法是提取植物成分的古老方法,在天然药物的提取生产中也经常使用,但应用不如浸渍法广泛。

有些天然药物由于其特殊性状,不适合用浸渍法处理而更适合用压榨法处理。用压榨法提取水溶性物质得率较高,而且可使得到的产品成分不受破坏。许多有效成分对热非常敏感的药材,如果用热浸加浓缩的方法提取,则提取物的药效会有明显下降;一些含水率较高的根茎类和瓜果类新鲜中药材,如生姜、山药、桑果、山核桃、沙棘和大蒜等,用湿冷压榨法处理可最大限度地保持提取物的生物活性和汁液的风味。常见的药用蓖麻油、亚麻仁油、巴豆油等均是以压榨法制取的,以水溶性酶、蛋白质、氨基酸等为主要有效成分的药物都可以用这种方法制取。

压榨法的缺点是榨取芳香油和脂肪油类物质时,其得率不如浸渍法高,但是用浸渍法或蒸馏法制得的芳香油的气味保持性不如压榨法好,如由中药陈皮、青皮和柑橘、柠檬等果实以压榨法制得的芳香油的气味远好于用蒸馏法制得的芳香油的气味,这是压榨法的独特优势。实际应用时,为了提高压榨法的操作效率,可以将压榨法与浸渍法结合使用。

四、现代提取新方法

(一)超声辅助提取法

超声波是指频率为 20 kHz ~ 50 MHz 的电磁波,它是一种机械波,需要能量载体(介质)来进行传播。超声波在传递过程中存在着正负压强交变周期,在正相位时,对介质分子产生挤压,增加介质原来的密度;在负相位时,介质分子稀疏、离散,介质密度减小。也就是说,超声波并不能使样品内的分子产生极化,而是在溶剂和样品之间产生声波空化作用,导致溶液内气泡的形成、增长和爆破压缩,从而使固体样品分散,增大样品与萃取溶剂之间的接触面积,提高目标物从固相转移到液相的传质速率。

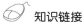 知识链接

超声波的空化作用

超声波在液体介质中传播可产生特殊的"空化效应"。"空化效应"不断产生无数内部压力达到上千个大气压的微气穴,并不断"爆破"产生微观上的强大冲击波,使药材中的药效成分被"轰击"逸出,同时药材基体被不断剥蚀,其中不属于植物结构的有效成分不断被分离出来,从而加速植物有效成分的浸出提取。

超声辅助提取的特点:①无需高温。在40～50 ℃水温下超声波强化萃取,无水煮高温,不破坏中药材中某些具有热不稳定性、易水解或氧化特性的有效成分。超声波能促使植物细胞破壁,提高中药疗效。②常压萃取,安全性好,操作简单易行,维护保养方便。③萃取效率高。超声波强化萃取20～40分钟即可获最佳提取率,萃取时间仅为水煮法、醇提法的三分之一或更少。萃取充分,萃取量是传统方法的两倍以上。据统计,超声波在65～70 ℃工作效率非常高,在65 ℃以内中草药植物的有效成分基本不会受到破坏。加入超声波后(在65 ℃条件下),植物有效成分提取时间约40分钟。而蒸煮法的蒸煮时间往往需要2～3小时,是超声波提取时间的3倍以上。④具有广泛性。超声波适用性广,绝大多数中药材的各类成分均可超声萃取。⑤与溶剂和目标萃取物的性质(如极性)关系不大。因此,超声波萃取法中可供选择的萃取溶剂种类多、目标萃取物范围广泛。⑥能耗低。由于超声萃取无须加热或加热温度低,萃取时间短,因此能耗大大降低。⑦药材原料处理量大,且杂质少,有效成分易分离、净化。⑧萃取工艺成本低,综合经济效益显著。

(二)微波辐射诱导提取

在快速振动的微波电磁场中,被辐射的极性分子吸收电磁能,以每秒数十亿次的高速振动产生热能。微波提取过程中,微波辐射导致药材细胞内的极性分子,尤其是水分子吸收微波能,产生大量热量,使细胞内温度迅速上升,液态水汽化产生的压力将细胞膜和细胞壁冲破,形成微小的孔洞;进一步加热,导致细胞内部和细胞壁水分减少,细胞收缩,表面出现裂纹。孔洞和裂纹的存在使胞外溶剂容易进入细胞内,溶解并释放出胞内产物。

微波提取投资少、设备简单、适用范围广、重现性好、选择性高、操作时间短、溶剂耗量少、有效成分得率高、不产生噪声、不产生污染,与传统煎煮法相比,克服了药材细粉易凝聚、易焦化的弊端。绝大部分微波提取是在家用微波炉内完成的。这种微波炉造价低、体积小,适合在实验室使用,但很难进行回流提取,反应容器只能采取封闭或敞口放置两种方法。经过改造的

微波装置可以进行回流操作,使得常压溶剂提取非常安全。

微波提取的溶剂选择至关重要。微波提取要求被提取的成分是微波自热物质,有一定的极性。微波提取所选用的溶剂必须对微波透明或半透明,介电常数在 8～28 范围内。提取物料中不稳定或挥发性成分,宜选用对微波射线高度透明的萃取剂作为提取介质,如正己烷。药材浸没于溶剂后置于微波场中,其中挥发性成分因显著自热而急速汽化,胀破细胞壁,冲破植物组织,逸出药材,包围于药材四周的溶剂因没有自热,可捕获、冷却并溶解逸出挥发性成分。由于非极性溶剂不能吸收微波能,所以为了快速加热提取,可加入一定比例的极性溶剂。若不需要这类挥发性或不稳定性成分,则选用对微波部分透明的萃取剂。这种萃取剂吸收一部分微波能后转化为热能,可挥发驱除不需要的成分。对水溶性成分和极性大的成分,可用含水溶剂进行提取。用含水的溶剂萃取极性化合物时,微波提取的效果比索氏提取的效果好;而用非极性溶剂萃取非极性化合物时,微波提取的效率稍低于索氏提取。

物料在提取前最好经粉碎等预处理,以增大溶剂与物料的接触面积,提高提取效率。为了降低高温的影响,可分次进行微波提取,冷却至室温后再进行下一次微波提取,以便以最高得率提取出所需活性化合物。经过提取的物料,可以用另一种提取剂,在微波辐照下进行第二遍提取,从而取得第二种提取物。

(三)超临界萃取

超临界萃取是指在超临界状态下,将超临界流体与待分离的物质接触,使其有选择性地把不同极性、不同沸点和不同相对分子质量的成分依次萃取出来。虽然对应各压力范围所得到的萃取物不是单一的,但可以控制条件得到最佳比例的混合成分,然后借助减压、升温等方法将超临界流体变成普通气体,被萃取物质则完全或基本析出,从而达到分离提纯的目的,所以超临界萃取过程是由萃取和分离过程组合而成的。

超临界流体是一种处于临界温度与临界压力(称为临界点)以上状态的可压缩的高密度流体,是通常所说的气、液、固三态以外的第四态,其分子间力很小,类似于气体,而密度却很大,接近于液体。因此,超临界流体具有介于气体和液体之间的气液两重性,同时具有液体较高的溶解性和气体较高的流动性,比普通液体溶剂传质速率高,并且扩散系数介于液体和气体之间,具有较好的渗透性,而且没有相界效应,因此有助于提高萃取效率,并可大幅度节能。

超临界流体的物理性质和化学性质与非临界状态的液体和气体有很大的不同。超临界流体的黏度低,因而具有良好的传质特性,可大大缩短相平衡所需时间,是高效传质的理想介质;具有比液体快得多的溶解溶质的速率,有比气体大得多的溶解和携带固体物质的能力;具有不同寻常的巨大压缩性,在临界点附近,压力和温度的微小变化会引起流体的密度发生很大的变化,所以可通过简单地改变体系的温度或压力来调节流体的溶解能力,提高萃取的选择性;通过降低体系的压力来分离超临界流体和所溶解的产品,省去消除溶剂的工序。

可作为超临界流体的物质很多,如二氧化碳、氧化亚氮、六氟化硫、乙烷、庚烷、氨等,实践中多选用二氧化碳(临界温度接近室温,且无色、无毒、无味、不易燃、化学惰性、价廉、易制成高纯度气体)。

超临界 CO_2 萃取技术用于天然药物有效成分的提取、热敏性药物的精制,以及脂质类混合物的分离,可防止天然药物有效组分的逸散和氧化,整个过程中没有有机溶剂残留,能够获得高质量的提取物并提高药用资源的利用率,大大简化提取分离步骤,并提取分离到一些用传统溶剂法得不到的成分,节约大量的有机溶剂。例如红豆杉中的紫杉醇具有抗癌作用,对于紫杉醇的提取分离,用传统的植物化学分离法要得到单体纯品难度较大,步骤较为烦琐,原料经多次浸提浓缩后,还需用有机溶剂多次萃取,再进行多次柱层析。此过程中要用到多种有毒的有机溶剂。采用超临界 CO_2 萃取技术进行红豆杉化学成分的提取,所得粗浸膏含杂质少,较易分离得到单体。再如丹参酮类是从唇形科植物丹参中提取到的总酮类及其他成分的总称,是各种丹参制剂如复方丹参片、丹参酮磺酸钠注射液(主要用于心脑血管疾病)和丹参酮胶囊(主要用于抗菌消炎)的主要成分。传统的提取方法主要是先用乙醇热回流提取,然后浓缩成浸膏。由于提取能力差,加上长时间加热提取或浓缩,有效成分损失严重,难以达到标准。而采用超临界 CO_2 萃取技术进行工艺改革,得率高,生产周期缩短,得到的有效成分大大增多。另外蛇床子为伞形科植物蛇床的果实,传统的中医主要用于妇科炎症的治疗。采用超临界 CO_2 萃取技术提取蛇床子的有效部位,工艺上表现出有效成分得率高、提取时间短及有效成分高度浓缩等优越性,临床试验证明,蛇床子采用超临界 CO_2 工艺提取有效部位进行新药开发,不仅工艺优越、质量稳定、容易控制,而且还能保持传统中医的治疗效果。还有青蒿素,它是一种来自菊科植物黄花蒿的半萜内酯类成分,是我国唯一得到国际承认的抗疟新药。传统的汽油法存在得率低、成本高、易燃易爆等危险。将超临界 CO_2 萃取工艺用于青蒿素的生产,可使青蒿素产品符合中国药品标准。与传统的提取工艺相比,超临界 CO_2 萃取工艺具有产品得率高、生产周期短、成本低等优点,可节省大量的有机溶剂汽油,避免了易燃易爆等危险,减少了"三废"污染,大大简化了生产工艺。

(四)吸附技术

吸附技术最早用于捕捉鲜花和食品中的一些挥发性香味成分,目前用于分离纯化的主要是吸附树脂,尤其是大孔吸附树脂。大孔吸附树脂技术是 20 世纪 70 年代发展起来的一种新工艺。比如中药复方煎煮液通过大孔吸附树脂吸附其中的有效成分,再经过洗脱回收,可以除掉杂质达到纯化精制的目的。不同的树脂有不同的针对性,根据药液成分的不同、提取物质的不同,分离时需要选择不同型号的树脂。

与传统的除杂方法和工艺相比,大孔吸附树脂技术有以下优点:①能缩小剂量,提高天然药物内在质量和制剂水平。经大孔吸附树脂技术处理后得到的精制物可使药效成分高度密集,杂质少,一次完成了除杂和浓缩两道工序。如人参茎叶中含人参皂苷,可以提取出来作为药用,但其含量低,用一般方法提取很麻烦,而用大孔吸附树脂技术提纯后人参皂苷含量可达70%以上,提取也很方便。②减少产品的吸潮性。传统工艺制备的中成药大部分具有较强的吸潮性,是天然药物生产及贮藏过程中长期存在的难题,而经大孔吸附树脂技术处理后,可有效去除中药水煎过程中产生的大量糖类、无机盐、黏液质等吸潮成分,有利于多种中药制剂的生产,可增强产品的稳定性。③大孔吸附树脂技术能缩短生产周期,所需设备简单,免去了静置沉淀、浓缩等耗时的工作,节约包装,降低成本,为中药进入国际市场创造了条件。

五、提取液的过滤和浓缩

（一）提取液过滤

生产上一般对药材提取液采用常压过滤、加压过滤和减压过滤,常用的设备有板框压滤机、转鼓真空过滤机和三足式离心机等。为了节约过滤时间或者过滤难滤过的提取液,常采用减压过滤(抽滤)。减压过滤可以加速过滤,并使沉淀抽吸得较干燥。但减压过滤不宜过滤胶状沉淀和颗粒太小的沉淀,因为胶状沉淀易穿透滤纸,颗粒太小的沉淀易在滤纸上形成一层密实的沉淀,使溶液不易透过。

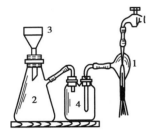

图1-5　减压过滤原理
1—抽气泵;2—吸滤瓶;
3—布氏漏斗;4—安全瓶

循环水真空泵使吸滤瓶内减压,由于瓶内与布氏漏斗液面上形成压力差,因此加快了过滤速度。安装时应注意使漏斗的斜口与吸滤瓶的支管相对。布氏漏斗上有许多小孔,滤纸应剪成比漏斗的内径略小,但又能把孔全部盖住的大小。用少量水润湿滤纸,开泵,减压使滤纸与漏斗贴紧,然后开始过滤。当停止吸滤时,须先拔掉连接吸滤瓶和泵的橡皮管,再关泵,以防反吸。为了防止反吸,一般在吸滤瓶和泵之间装上一个安全瓶。减压过滤的装置如图1-5所示。

（二）提取液浓缩

浓缩是除去提取液中部分或全部溶剂,使溶液的浓度增大,或使溶质部分或全部析出的过程。如果把溶液放在真空环境中蒸发,由于沸点降低,则在温度不高的情况下也会有较好的蒸发效果。把溶液放在真空环境下浓缩就是真空浓缩。

减压下的蒸发通常称为真空蒸发,制药行业广泛应用真空蒸发进行浓缩操作。因真空蒸发时冷凝器和蒸发器物料侧的操作压力低于大气压,所以必须依靠真空泵不断从系统中抽走不凝性气体来维持负压的工作环境。采用真空蒸发的基本目的是降低物料的沸点。

如果浓缩生成的二次蒸汽不再被用作加热介质,而是直接送到冷凝器中冷凝的蒸发过程,那么就称为单效浓缩,是浓缩中最简单的一种。如果两个蒸发器串联起来,第一个蒸发器产生的二次蒸汽引入第二个蒸发器作为加热蒸汽,第二个蒸发器产生的二次蒸汽送到冷凝器被冷凝后排出,则称为双效蒸发,双效蒸发是多效蒸发中最简单的一种。

真空浓缩的缺点:蒸发温度低,料液黏度大,传热系数较小,系统内为负压,完成液排出需用泵,冷凝水排出也需要用泵或高位产生压力(液位差)排出。真空泵和输液泵能耗增加。

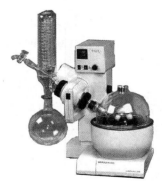

图1-6　旋转薄膜蒸发仪

实验室最常用的真空浓缩装置是旋转薄膜蒸发仪,如图1-6所示。

任务 1.2　天然药物化学成分的分离技术

一、萃取法

（一）概述

两相溶剂萃取法又称为液-液萃取法,简称萃取,是利用混合物中各成分在两种互不相溶的溶剂中分配系数不同而实现分离的方法。萃取时,各成分在两相溶剂中分配系数相差越大,则分离效率越高。如果在水提取液中的有效成分是亲脂性的物质,一般多用亲脂性有机溶剂,如苯、三氯甲烷或乙醚进行两相萃取,如果有效成分是偏亲水性的物质,在亲脂性溶剂中难溶解,就需改用弱亲脂性的溶剂,例如乙酸乙酯、丁醇等。还可以在三氯甲烷、乙醚中加入适量乙醇或甲醇以增大其亲水性。提取黄酮类成分时,多用乙酸乙酯和水的两相萃取。提取亲水性强的皂苷则多选用正丁醇、异戊醇和水作两相萃取。不过,一般有机溶剂亲水性越强,与水作两相萃取的效果就越不好,因为会使较多的亲水性杂质伴随而出,对有效成分的进一步精制影响很大。

（二）两相溶剂萃取在操作中的注意事项

1. 乳化　先用小试管猛烈振摇约 1 分钟,观察萃取后两液层分层现象。如果容易产生乳化,大量提取时要避免猛烈振摇,可延长萃取时间。如出现乳化现象,可将乳化层分出,再用新溶剂萃取;或将乳化层抽滤;或将乳化层稍稍加热;或较长时间放置并不时旋转,令其自然分层。乳化现象较严重时,可以采用两相溶剂逆流连续萃取。

2. 水提取液的浓度　相对密度最好为 1.1 ~ 1.2,过稀则溶剂用量太大,影响操作。

3. 溶剂与水溶液应保持一定的比例　第一次萃取时,萃取剂要多一些,一般为水提取液的 1/3,以后的用量可以少一些。

4. 萃取次数　一般萃取 3 ~ 4 次即可。但亲水性较大的成分不易转入有机溶剂层时,须增加萃取次数,或改变萃取溶剂。小量萃取,可在分液漏斗中进行;中量萃取,可在较大的适当的下口瓶中进行。在工业生产中大量萃取,多在密闭萃取罐内进行,用搅拌机搅拌一定时间,使二液充分混合,再放置令其分层;有时将两相溶液喷雾混合,以增大萃取接触,提高萃取效率,也可采用两相溶剂逆流连续萃取。

（三）分类

1. 逆流连续萃取法　这是一种连续的两相溶剂萃取法。其装置可具有一根或数根萃取管。管内用小瓷圈或小的不锈钢丝圈填充,以增加两相溶剂萃取时的接触面。例如用三氯甲烷从川楝树皮的水浸液中萃取川楝素。将三氯甲烷盛于萃取管内,而相对密度小于三氯甲烷的水提取浓缩液贮于高位容器内,开启活塞,则水浸液在高位压力下流入萃取管,遇瓷圈撞击而分散成细粒,使与三氯甲烷接触面增大,萃取就比较完全。如果一种天然药物的水浸液需要用比水轻的溶剂如乙酸乙酯等进行萃取,则需将水提浓缩液装在萃取管内,而乙酸乙酯等溶剂贮于高位容器内。

2. 逆流分配法　逆流分配法又称逆流分溶法、逆流分布法或反流分布法。逆流分配法与两相溶剂逆流萃取法原理一致,但加样量一定,并不断在一定容量的两相溶剂中,经多次移位萃取分配而达到分离混合物的目的。对于分离具有非常相似性质的混合物,逆流分配法往往可以取得良好的效果,但逆流分配法操作时间长,萃取管易因机械振荡而损坏,消耗溶剂亦多,实际应用中常受到一定限制。

3. 液滴逆流分配法　液滴逆流分配法又称液滴逆流层析法,是近年来在逆流分配法基础上改进的两相溶剂萃取法,对溶剂系统的选择基本同逆流分配法,但要求能在短时间内分离成两相,并可生成有效的液滴。由于移动相形成液滴,在细的分配萃取管中与固定相有效地接触、摩擦,不断形成新的表面,促进溶质在两相溶剂中分配,故其分离效果往往比逆流分配法好。目前,对适合用逆流分配法进行分离的成分,可采用两相溶剂逆流连续萃取法或分配柱层析法进行分离。

二、盐析法

盐析法是在中草药的水提取液中加入无机盐至一定浓度,或达到饱和状态,使某些成分在水中的溶解度降低,变成沉淀析出,从而与水溶性大的杂质分离。常用作盐析的无机盐有氯化钠、硫酸钠、硫酸镁、硫酸铵等。例如向三七的水提取液中加硫酸镁至饱和状态,三七皂苷即可沉淀析出,自黄藤中提取掌叶防己碱,自三颗针中提取小檗碱,在生产上都是用氯化钠或硫酸铵盐析制备。有些成分如原白头翁素、麻黄碱、苦参碱等水溶性较大,在提取时,也往往先在水提取液中加入一定量的食盐,再用有机溶剂萃取。

三、膜分离技术

膜分离技术是一种新兴的高效分离技术。利用膜的选择性实现料液不同组分的分离、纯化、浓缩的过程称为膜分离。其分离原理是:依据物质分子的大小不同,借助膜的选择渗透作用,在外界能量或化学位差的推动作用下对混合物中双组分或多组分溶质和溶剂进行分离、提纯和浓缩。

膜是具有选择性分离功能的材料,膜的孔径一般为微米级,依据其孔径的不同(或称为截留分子量),可将膜分为微滤膜、超滤膜、纳滤膜和反渗透膜。表1-2列出了常用的膜分离方式以及它们之间的比较。

表 1-2 常用膜分离方式的比较

名称	膜结构与孔径	驱动力	分离物质分子量	示例
微滤	对称微孔膜，0.05 ~ 10 μm	压力，0.05 ~ 0.5 MPa	微粒、胶体	溶液除菌、澄清,果汁澄清,细胞收集,水中颗粒物去除
超滤	不对称微孔膜，2 ~ 50 μm	压力，0.2 ~ 1 MPa	1 000 ~ 1 000 000	溶液除菌、澄清,注射用水制备,果汁澄清、除菌,酶及蛋白质分离、浓缩与纯化,含油废水处理,印染废水处理,乳化液分离、浓缩等
纳滤	带皮层的不对称膜、复合膜,<2 μm	压力，0.4 ~ 1.5 MPa	100 ~ 1 000	水处理中脱硬度,分子量为 100 ~ 1 000 有机物分子浓缩或脱除,糖及氨基酸浓缩
反渗透	带皮层的不对称膜、复合膜,<100 nm	压力，1 ~ 10 MPa	离子、分子量 <100 的有机物	低浓度乙醇浓缩,糖及氨基酸浓缩,苦咸水、海水淡化,超纯水制备
透析	对称的或不对称的膜	浓度梯度	小分子有机物、离子	除去小分子有机物或无机离子,奶制品脱盐,蛋白质溶液脱盐等
电渗析	离子交换膜	电位差	离子、氨基酸	苦咸水、海水淡化,纯水制备,锅炉给水,生产工艺用水

（一）常用膜分离方式简介

1. 微滤（MF） 又称微孔过滤,属于精密过滤,其基本原理是筛孔分离过程。微滤膜的材质分为有机和无机两大类,有机聚合物有醋酸纤维素、聚丙烯、聚碳酸酯、聚砜、聚酰胺等。无机膜材料有陶瓷和金属等。鉴于微滤膜的分离特征,微滤膜的应用范围主要是从气相和液相中截留微粒、细菌以及其他污染物,以达到净化、分离、浓缩的目的。

对于微滤而言,膜的截留特性是以膜的孔径来表征的,通常孔径为 0.1 ~ 1 μm。因此微滤膜能对大直径的菌体、悬浮固体等进行分离,可作为一般料液的澄清过滤、空气除菌。

2. 超滤（UF） 超滤是一种介于微滤和纳滤之间的膜过滤,膜孔径为 0.05 μm ~ 1 nm。超滤是一种能够将溶液进行净化、分离、浓缩的膜分离技术,它以膜两侧的压力差为驱动力,以超滤膜为过滤介质,在一定的压力下,当药液流过膜表面时,只允许水及比膜孔径小的小分子物质通过,从而实现溶液的净化、分离和浓缩。超滤膜能对大分子有机物（如蛋白质、细菌）、胶体、悬浮固体等进行分离,广泛应用于料液的澄清、大分子有机物的分离纯化、除热源等。

3. 纳滤（NF） 纳滤是一种介于超滤与反渗透之间的膜分离技术,其截留分子量在 80 ~

1 000,孔径为几纳米,因此称为纳滤。基于纳滤分离技术的优越特性,其在制药、生物化工、食品工业等诸多领域显示出了广阔的应用前景。纳滤膜能对小分子有机物等与水、无机盐进行分离,实现脱盐与浓缩的同时进行。

4.反渗透(RO) 反渗透利用反渗透膜只能透过溶剂(通常是水)而截留离子物质或小分子物质的选择透过性,以膜两侧的静压为推动力,实现对液体混合物分离的膜过程。反渗透是膜分离技术的一个重要组成部分,因具有产水水质高、运行成本低、无污染、操作方便、运行可靠等诸多优点,而成为海水和苦咸水淡化,以及纯水制备的最节能、最简便的技术。目前,反渗透已广泛应用于医药、电子、化工、食品、海水淡化等诸多领域。反渗透技术已成为现代工业中的首选水处理技术。

反渗透技术的截留对象是所有的离子,仅让水透过膜,对 NaCl 的截留率在98%以上,出水为无离子水。反渗透法能够去除可溶性的金属盐、有机物、细菌、胶体粒子、发热物质,即能截留所有的离子,在生产纯净水、软化水、无离子水、产品浓缩、废水处理等方面,反渗透技术的应用已经十分广泛。

(二)膜分离技术在天然药物分离纯化方面的应用

在天然药物有效成分的分离纯化方面,与传统工艺相比,膜分离技术具有显著的优势,表现在:可连续生产,分离效率高,有效成分保留率高;膜分离过程没有相变,具有节能、高效特点,且无二次污染;操作过程一般比较简单,经济性好;可在常温下连续操作,特别适合用于热敏性物质的处理。相关研究还表明,膜分离技术在天然药物分离纯化中的应用主要有三大功能,即截留大分子杂质、滤除小分子杂质和脱水浓缩。

1.截留大分子杂质 选择截留分子量相对较大的超滤膜组件对药材的提取液进行处理,经过膜滤可有效截留中药提取液中的淀粉、树胶、果胶、蛋白质等可溶性大分子杂质和微生物。

2.滤除小分子杂质 选择截留分子量相对较小的超滤膜组件对中草药提取液的超滤液进行处理,仅允许小分子杂质通过,而对有效成分实现有效截留,有效去除中药提取液中的小分子杂质(如有机酸、无机离子等),得到高纯度的中药提取液。

3.脱水浓缩 中药提取液中的目标产物浓度通常很小,往往要大比例地浓缩和干燥才能获得产品,所以经过纳滤后的提取液还要用反渗透膜进一步处理(仅允许溶剂水分子通过),从而去除大量水分,有效截留,实现中药提取液的浓缩。

(三)存在的问题

与传统的处理方法相比,膜分离虽然具有操作条件温和、能耗低、操作简单、工艺流程短等优点,但天然药物本身的复杂性和多元性易造成膜面的污染和堵塞。膜污染是指由于被过滤液中的微粒、胶体离子或溶质分子与膜存在物理化学作用而引起各种粒子在膜表面或膜孔内吸附或沉积,造成膜孔堵塞或变小,并使膜的透过流量与分离特性产生不可逆变化的现象。膜污染会影响膜通量和透过率,同时也会缩短膜的使用寿命。膜污染程度与膜材质、孔径、膜过程的操作压力及待分离体系中大分子溶质的浓度、性质、溶液 pH 值、离子强度、电荷组成等有关。膜污染的控制是膜分离技术在处理药材过程中急需解决的问题。

目前,防治膜污染主要从三个方面来考虑:①过滤前对提取物进行絮凝、微滤等预处理,以清除主要的膜污染物;②分离过程中,综合调节流速、温度、电场、pH 值等因素,以减少膜表面的吸附,如提高膜表面的原液流速,强化冲刷作用等;③进行膜的清洗和再生。由于膜污染的机理仍不明了,因此一方面应加强膜污染理论的研究,另一方面应针对不同的体系积累实验数据和实践经验,开发适用于天然药物分离的膜设备和膜材料,以解决膜污染在膜分离应用中造成的问题。

 知识拓展

膜分离前景展望

膜分离技术是一项正蓬勃发展的高新技术,其中电渗析技术已达到成熟,虽然高性能的均相膜、高性能电极等还需继续研究与开发,但目前生产的电渗析器已能满足应用要求,应用相当广泛。微滤、超滤和反渗透技术正值成长期,一方面,膜品种、膜规格、膜质量与产业化尚有大量工作要做,另一方面,应用研究正在拓宽阶段,有许多应用领域中的问题亟待解决,不仅如此,其市场潜力也很大,正等待人们去开发。渗透蒸发技术是近年发展起来的一项膜分离技术,国外正由研究发展期向工业生产应用期过渡,我国基本上处于研究发展时期。透析已有应用,但以血液透析为主,这方面很有潜力。相信随着我国工业的发展与人们生活水平的提高,膜分离技术将得到飞速发展,将对工业技术改造起重要的战略作用,将在我国国民经济发展中大显身手、大展宏图。

四、结晶法

要鉴定天然药物化学成分,研究其化学结构,必须首先将天然药物成分制备成单体纯品。常温下,物质本身是液体的化合物,可分别用分馏法或层析法进行分离精制。一般来说,天然药物化学成分在常温下多半是固体,都具有结晶的通性,可以根据溶解度的不同用结晶法实现分离精制。研究天然药物化学成分时,一旦获得晶体,就能有效地进一步精制为单体纯品。纯化合物的晶体有一定的熔点和结晶学特征,有利于鉴定。如果鉴定的物质不是单体纯品,不但不能得出正确的结论,还会造成浪费。因此,获得晶体并制备成单体纯品,就成为鉴定天然药物成分、研究其分子结构重要的一步。

(一)杂质的去除

药材经过提取分离所得到的成分大多仍然含有杂质或混合成分,有时即使有少量或微量杂质存在,也能阻碍或延缓晶体的形成。所以在制备晶体时,必须注意杂质的干扰,并尽可能除去杂质,如可选用溶剂溶出杂质,或溶出所需的成分;也可用少量活性炭等进行脱色处理,以除去有色杂质;还可通过氧化铝、硅胶或硅藻土短柱处理后,再进行结晶。但用吸附剂除去杂质时,要注意所需成分也可能被吸附而损失。

如果经过多次处理仍未使近于纯品的成分结晶化,则可先制备其晶态衍生物,再回收原物,有望得到结晶。例如用游离生物碱可制备各种生物碱盐类,羟基化合物可转变成乙酸化物,用二羰基化合物可制备成苯腙衍生物晶体。

(二)溶剂的选择

制备晶体,要注意选择适量的合适溶剂。适宜的溶剂,最好是在冷时对所需要的成分溶解度较小,而热时溶解度较大。溶剂的沸点亦不宜太高,一般选用甲醇、丙酮、三氯甲烷、乙醇、乙酸乙酯等。但有些化合物在一般溶剂中不易形成晶体,而在某些溶剂中则易形成晶体。例如葛根素、逆没食子酸在冰醋酸中易结晶,大黄素在吡啶中易结晶,而穿心莲内酯亚硫酸氢钠加成物在稀丙酮中较易结晶。

(三)结晶溶液的制备

制备结晶的溶液,需要成为过饱和溶液,一般操作是:应用适量的溶剂在加温的情况下将化合物溶解再放至冷处。如果在室温下可以析出晶体,就可不置于冰箱中,以免伴随结晶析出更多的杂质。

制备结晶溶液,除选用单一溶剂外,也常采用混合溶剂。一般是先将化合物溶于易溶溶剂中,再在室温下滴加适量的难溶溶剂,直至溶液呈微浑浊,并将此溶液微微加温,使溶液完全澄清后放置。结晶过程中,一般是溶液浓度高,降温快,析出晶体的速度也快些。但是晶体颗粒较小,杂质也可能多些。有时晶体自溶液中析出的速度太快,超过化合物晶核的形成及分子定向排列的速度,往往只能得到无定形粉末。有时溶液太浓,黏度大反而不易结晶。如果溶液浓度适当,温度慢慢降低,就有可能析出较大且纯度较高的晶体。有的化合物其晶体的形成需要较长的时间,例如铃兰毒苷等,有时需放置数天或更长的时间。

(四)制备晶体操作

制备晶体除应注意以上各点外,在放置过程中,最好先塞紧瓶塞,避免液面先出现晶体,而致晶体纯度较低。如果放置一段时间后没有晶体析出,则可加入极微量的晶种(同种化合物晶体的微小颗粒)。加晶种是诱导晶核形成常用的有效手段。一般来说,结晶过程是有高度选择性的,当加入同种分子或离子,晶体多会立即长大。而且溶液中如果是光学异构体的混合物,还可依晶种性质优先析出其同种光学异构体。没有晶种时,可用玻璃棒蘸过饱和溶液一滴,在空气中任溶剂挥散,再摩擦容器内壁溶液边缘处,诱导晶体的形成。如仍无晶体析出,则可打开瓶塞任溶液逐步挥散,慢慢析晶;或另选适当溶剂进行处理,或再精制一次,以便尽可能除尽杂质后进行结晶操作。

(五)重结晶及分步结晶

在制备结晶时,最好在形成一批结晶后,立即倾出上层溶液,然后再放置以得到第二批结晶。晶态物质可以用溶剂溶解再次结晶精制。这种方法称为重结晶法。重结晶后所得各部分母液,经处理又可分别得到第二批、第三批结晶。这种方法称为分步结晶法或分级结晶法。晶态物质在重结晶的过程中,晶体的析出总是越来越快,纯度也越来越高。

(六)晶体纯度的判定

化合物的结晶都有一定的形状、色泽、熔点和熔距,可以作为鉴定的初步依据。这是非结晶物质所没有的物理性质。化合物晶体的形状和熔点往往因所用溶剂不同而有差异。原托品碱在三氯甲烷中形成棱状晶体,熔点 207 ℃;在丙酮中则形成半球状晶体,熔点 203 ℃;在三氯甲烷和丙酮混合溶剂中则形成以上两种晶形的晶体。又如 N-氧化苦参碱,在无水丙酮中得到的晶体熔点为 208 ℃,在稀丙酮(含水)中析出的晶体熔点为 77 ~ 80 ℃。所以文献中常在化合物晶体的晶形、熔点之后注明所用溶剂。一般单体纯化合物晶体的熔距较窄,有时要求在0.5 ℃左右,如果熔距较长则表示化合物不纯。但有些例外情况,特别是有些化合物的临界点不易看清时。也有的化合物熔点一致,熔距较窄,但不是单体,一些立体异构体和结构非常类似的混合物,常有这样的现象。因此,判定结晶纯度时,要根据具体情况加以分析。此外,高压液谱、气相层析、紫外光谱等均有助于检识晶体样品的纯度。

五、沉淀法

沉淀法是在天然药物提取液中加入某些试剂使产生沉淀,以获得有效成分或除去杂质的方法。

(一)铅盐沉淀法

铅盐沉淀法是分离某些中草药成分的经典方法之一。由于醋酸铅及碱式醋酸铅在水及醇溶液中能与多种天然药物成分生成难溶的铅盐或铅盐沉淀,故可利用这种性质使有效成分与杂质分离。中性醋酸铅可与酸性物质或某些酚性物质结合成不溶性铅盐,如有机酸、氨基酸、蛋白质、黏液质、鞣质、树脂、酸性皂苷、部分黄酮等。碱式醋酸铅的沉淀范围更广,除了上述物质,还可沉淀某些大分子的中性成分,如中性皂苷、糖类等。通常将天然药物的水或醇提取液先加入中性醋酸铅溶液,静置后滤出沉淀,并将沉淀洗液并入滤液,于滤液中加碱式醋酸铅饱和溶液至不发生沉淀为止,这样就可得到中性醋酸铅沉淀物、碱式醋酸铅沉淀物及母液三部分。

然后将铅盐沉淀悬浮于水中,通入硫化氢气体,使铅盐沉淀分解并转化为不溶性硫化铅而沉淀。含铅盐母液亦须先如法进行脱铅处理,再浓缩精制。硫化氢脱铅比较彻底,但溶液中可能存有多余的硫化氢,必须先通入空气或二氧化碳让气泡带出多余的硫化氢气体,以免在处理溶液时参与化学反应。脱铅可用硫酸、磷酸、硫酸钠、磷酸钠,但硫酸铅、磷酸铅在水中仍有一定的溶解度,除铅不彻底。用阳离子交换树脂脱铅快而彻底,但要注意药液中某些有效成分也可能被交换出去,同时脱铅树脂再生也较困难。还应注意脱铅后溶液酸度增加,有时需中和后再处理溶液,有时可用新制备的氢氧化铅、氢氧化铝、氢氧化铜或碳酸铅、明矾等代替醋酸铅、碱式醋酸铅。例如在黄芩水煎液中加入明矾溶液,黄芩苷就与铝盐络合生成难溶于水的络化物而与杂质分离,这种络化物用水洗净就可直接供药用。

(二)试剂沉淀法

例如,在生物碱盐的溶液中,加入某些生物碱沉淀试剂,则生物碱生成不溶性复盐而析出。

水溶性生物碱难以用萃取法提取分离,常加入雷氏铵盐生成生物碱雷氏盐沉淀而析出。又如橙皮苷、芦丁、黄芩苷、甘草皂苷均易溶于碱性溶液,当加入酸后可使之沉淀析出。某些蛋白质溶液,可以改变溶液的 pH 值,利用其在等电点时溶解度最小的性质使之沉淀析出。此外,还可以用明胶、蛋白溶液沉淀鞣质;胆甾醇也常用于沉淀洋地黄皂苷等。

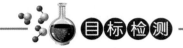目标检测

一、单项选择题

1. 比水重的有机溶剂是(　　　)。

    A. 石油醚　　　　　　B. 丙酮　　　　　　　C. 甲醇　　　　　　　D. 三氯甲烷

2. 回收正丁醇时,应采用(　　　)。

    A. 常压蒸馏　　　　　B. 加压蒸馏　　　　　C. 减压蒸馏　　　　　D. 精馏

3. 煎煮法不宜使用的器皿是(　　　)。

    A. 铁器　　　　　　　B. 陶器　　　　　　　C. 瓷器　　　　　　　D. 砂器

4. 提取挥发油最常用的方法是(　　　)。

    A. 煎煮法　　　　　　B. 回流法　　　　　　C. 渗漉法　　　　　　D. 水蒸气蒸馏法

5. 一般化合物的分子结构越对称,其熔点(　　　)。

    A. 越高　　　　　　　B. 越低　　　　　　　C. 无规律　　　　　　D. 无差别

6. 纸色谱属于(　　　)。

    A. 分配色谱　　　　　B. 吸附色谱　　　　　C. 离子交换色谱　　　D. 凝胶色谱

7. 用薄层色谱法对极性化合物进行分离,增加展开剂的极性,可使比移值(　　　)。

    A. 增大　　　　　　　B. 减小　　　　　　　C. 不变　　　　　　　D. 没有规律

8. 利用连续回流法进行药液提取时,被提取的药材粉末量应该(　　　)。

    A. 略高于抽提筒　　　B. 和抽提筒一样高　　C. 略低于抽提筒　　　D. 高低无所谓

9. 水蒸气蒸馏法提取挥发油得到的蒸馏液静置后,挥发油在液体的(　　　)。

    A. 上层　　　　　　　　　　　　　　　　　　B. 下层

    C. 混合,需萃取分离　　　　　　　　　　　　D. 上层或下层

10. 在薄层色谱中,一般要求比移值为(　　　)。

    A. 0.2 ~ 0.8　　　　　B. 0.1 ~ 3.5　　　　　C. 0.1 ~ 0.2　　　　　D. 1.0 ~ 1.5

二、多项选择题

1. 硅胶适合分离(　　　)。

    A. 酸性成分　　　　　B. 碱性成分　　　　　C. 中性成分　　　　　D. 酚性成分

2. 能用盐析法提取的无机盐是(　　　)。

    A. 氯化钠　　　　　　B. 硫酸镁　　　　　　C. 硫酸铵　　　　　　D. 硫酸钡

3. 影响药材提取效果的因素有(　　)。

    A. 提取时间　　　　　　B. 药材粉碎度　　　　　C. 提取温度　　　　　D. 提取压力

4. 常用于解析化合物结构的光谱方法有(　　)。

    A. 核磁共振谱　　　　　B. 质谱　　　　　　　　C. 红外光谱　　　　　D. 紫外光谱

5. 在色谱分析中,利用(　　)进行定量分析。

    A. 峰高　　　　　　　　B. 半峰宽　　　　　　　C. 保留时间　　　　　D. 峰面积

三、简答题

1. 溶剂提取法有哪些? 各有什么特点?

2. 为什么药材粉碎得过细,反而影响提取效率?

3. 简述铅盐沉淀法的工艺流程。

4. 水蒸气蒸馏法适合提取哪些成分? 简述其提取原理。

四、实例分析

已知某组分在薄层板上从样品原点迁移5.2 cm,溶剂前沿移至样品原点以上10.4 cm,请分析:

(1)该组分的 R_f。

(2)在同一条件下,若溶剂前沿移至样品原点以上15.6 cm,则组分斑点应在该薄层板何处?

(刘彦超)

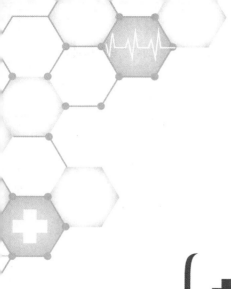

项目2
天然药物化学成分的色谱分离技术

项目2课件

【知识目标】

掌握吸附色谱、分配色谱的分离原理;熟悉离子交换色谱、凝胶色谱的基本原理;了解大孔吸附树脂色谱、高效液相色谱的基本原理。

【技能目标】

熟练进行薄层色谱的基本操作,会纸色谱、柱色谱的基本操作。

【素质目标】

具有严谨的工作态度和一丝不苟的工作精神。

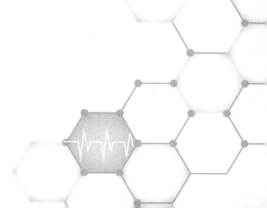

案例导入

色谱的诞生

【案例描述】19世纪,俄国植物学家茨维特对色谱法进行了详细描述,并在研究植物色素的组成时,把含植物色素的石油醚提取液注入一根装有$CaCO_3$颗粒的竖直玻璃管中,再加入纯石油醚,提取液中的色素被吸附在$CaCO_3$颗粒上,石油醚自由流下,经过一段时间以后,叶绿素中的各种成分就逐渐分开,在玻璃管中形成了不同颜色的谱带,"色谱"(即有色的谱带)一词由此而来。茨维特用这一方法证明了叶绿素不是一种单一的物质,而是一种混合物,破除了人们普遍认为叶绿素是一种单一物质的观念。

【案例分析】植物中色素由多种成分组成,每一种成分的功能和作用各不相同,将其分开,就可以得到多种功能不同的成分,服务于临床,服务于社会。

【案例讨论】每一种中药材在临床上都具有多种功效,但是中药材治病的疗效较为缓慢,原因是这些有效成分混杂在中药材的混合物之中,它们的纯度较低,那我们能否将中药材中各种功能不同的成分进行分离,得到高纯度的成分,提高药物的疗效呢?

课程导语:本项目重点学习色谱分离技术中较普遍的吸附色谱和分配色谱,同时学习在实际生产中应用较多的离子交换色谱和凝胶色谱。只有理解色谱分离的原理,熟悉色谱分离的操作方法,才能分离出高纯度的有效成分,更好地发挥药效。

中药提取物中有一些结构相似、性质相近的化学成分,用一般分离方法无法分离,用色谱分离法往往可获得好的分离效果。色谱分离具有试样用量少、分离效率高的特点,是一种目前广泛应用的分离纯化和鉴定化合物的有效方法。本项目学习的色谱分离方法有氧化铝色谱法、硅胶色谱法、活性炭色谱法、聚酰胺色谱法、离子交换色谱法、大孔吸附树脂法、凝胶色谱法、薄层色谱法、纸色谱法、电泳技术、干柱色谱法、气相色谱法和高效液相色谱法。

色谱法也叫层析法、色层法、层离法,是一种有效的物理化学分析分离方法。色谱依据机理不同,可分为吸附色谱、分配色谱、离子交换色谱、凝胶过滤色谱和大孔吸附树脂色谱等;依据操作形式不同,可分为平面色谱(薄层色谱、纸色谱)、柱色谱(吸附柱色谱、分配柱色谱、离子交换柱色谱、凝胶柱色谱等)和毛细管电泳色谱等;依据流动相状态不同,可分为液相色谱(液固色谱、液液色谱)、气相色谱(气固色谱、气液色谱)和超临界流体色谱。常用色谱法的分类见表2-1。色谱分离技术拥有多种分离模式和检测手段,逐步实现了仪表化、仪器化、自动化和高速化;并通过色谱联用技术,从一维向二维和多维色谱发展,可快速分离样品中的多种成分。

表2-1　常用色谱法的分类

依据	分类
机理不同	吸附色谱、分配色谱、大孔吸附树脂色谱、离子交换色谱、凝胶过滤色谱等

续表

依据	分类
操作形式不同	纸色谱、薄层色谱、柱色谱、毛细管电泳色谱等
流动相状态不同	气相色谱、液相色谱、超临界流体色谱等
固定相或支持剂种类不同	氧化铝色谱、硅胶色谱、聚酰胺色谱、凝胶色谱等

任务 2.1　吸附色谱

一、吸附色谱的分离原理

吸附色谱是利用吸附剂吸附天然药物中各种成分的能力差异而对其进行分离的色谱方法。吸附剂对被分离成分的吸附能力越强,被分离成分被吸附得越牢固,在色谱中移动的速度就越慢,反之越快。若所选的吸附剂和展开剂固定,吸附力的大小就主要取决于待分离成分的性质,待分成分的极性越大,就被吸附得越牢固,展开的速度就慢,反之展开的速度快,据此可把极性不同的一系列化合物分离。吸附剂的吸附作用主要来源于吸附剂与固体表面的作用力、氢键作用力、静电引力、范德华力等。吸附剂吸附各成分的能力大小主要取决于吸附剂本身的结构和性质,也与被吸附成分的结构、展开剂的极性有关。

二、吸附色谱的分类

依据吸附剂吸附能力差异可将吸附分为物理吸附、半化学吸附、化学吸附。物理吸附常用的吸附剂有硅胶、活性炭、氧化铝、氧化镁、硅酸镁、碳酸钙和硅藻土等。半化学吸附利用被分离物质与吸附剂之间的氢键吸附能力差异进行分离,吸附能力介于一般的物理吸附和化学吸附之间,常用的吸附剂是聚酰胺。化学吸附是指吸附剂与被分离物质之间发生化学键合,从而破坏色谱的展开,比如黄酮类酸性成分被氧化铝吸附,生物碱被酸性硅胶吸附等。化学吸附在色谱操作中要避免。

吸附剂根据极性差异可分为亲水性吸附剂、亲脂性吸附剂、既有亲水性又有亲脂性吸附剂。亲水性吸附剂有硅胶、硅酸镁、氧化铝、聚酰胺、氧化镁、碳酸钙和硅藻土等。亲脂性吸附剂中常用的是活性炭。聚酰胺用不同的溶剂展开或洗脱时,表现出不同的吸附性。

三、吸附剂的吸附能力

亲脂性吸附剂对极性小的化合物吸附能力强,亲水性吸附剂对极性大的化合物吸附能力强。从氧化铝、氧化镁、活性炭、硅酸镁、硅胶、硅酸钙到硅藻土,吸附剂的吸附能力逐渐减弱。亲水性吸附剂的吸附能力与含水量关系密切,含水量越大,吸附能力越弱。为提高亲水性吸附剂的吸附能力,必须去除所含水分,使其活性增强,称为吸附剂的活化。反之,在吸附剂中加入一定量的水分,降低其活性,则称为脱活化。吸附剂的活性根据含水量的多少分为5个级别(Ⅰ级、Ⅱ级、Ⅲ级、Ⅳ级和Ⅴ级)。活性级别越低,含水量越低,吸附能力越强;活性级别越高,含水量越高,吸附能力就越弱。

四、常用吸附剂

吸附剂要有较大的表面积和适宜的活性,与流动相溶剂及被分离成分不起化学反应,颗粒均匀,且在所用溶剂中不溶解。

1. 硅胶   硅胶为极性吸附剂,极易吸水。吸附性强弱与硅醇基(Si—OH)含量有关。硅醇基可以通过氢键吸附水分,因此硅醇基的吸附能力随含水量的升高而降低。含水量在17%以下才能作为吸附剂,活化温度一般为105~110 ℃。常用的硅胶有硅胶H(不含黏合剂)、硅胶G(含有黏合剂煅石膏)、硅胶GF254(含煅石膏,另含有一种无机荧光剂)。

2. 氧化铝   氧化铝为极性吸附剂,吸附能力比硅胶稍强。氧化铝表面颗粒呈微碱性(可能混有碳酸钙成分),适宜分离碱性成分,如生物碱、胺类;不适宜分离醛、酮、酯、内酯等成分,因为碱性氧化铝有可能与上述化合物发生次级反应,如异构化、氧化、消除等反应。用稀硝酸或稀盐酸处理氧化铝,可使氧化铝表面带有 NO_3^-、Cl^- 等阴离子,从而具有离子交换的性质,适用于酸性成分的分离。色谱用氧化铝有碱性(pH 值为 9.0)、中性(pH 值为 7.5)和酸性(pH 值为 4.0)三种。

3. 聚酰胺   聚酰胺是一类由酰胺聚合而成的高分子物质,不溶于水及常用有机溶剂,对酸稳定性差,对碱较稳定。聚酰胺分子中的酰胺基可与酚羟基、羧基等形成氢键,主要用于分离蒽醌、类黄酮类、有机酸类、酚类、鞣质类等成分,也可用于分离萜类、生物碱、甾体、糖类等成分。目前普遍认为聚酰胺色谱具有"双重色谱"性能,以含水流动相(如甲醇—水)作洗脱剂,主要作用是氢键吸附,吸附能力强的后洗脱下来;而以有机溶剂作洗脱剂(如三氯甲烷—甲醇)时,类似于正相分配色谱,极性大的后洗脱下来。

4. 活性炭   活性炭是一种使用较多的非极性吸附剂。使用前需先用稀盐酸洗涤,再用乙醇洗,然后用水洗净,于 80 ℃干燥。层析用的活性炭,最好选用颗粒型,若为细粉,则需加入适量硅藻土作为助滤剂混合装柱,以免流速太慢。活性炭主要用于分离水溶性成分,如氨基酸、糖类及某些苷类。活性炭对有机物有选择性吸附作用,在水溶液中最强,在有机溶剂中则较弱。故水的洗脱能力最弱,而有机溶剂则较强。

五、展开剂

色谱用的展开剂一般为分析纯试剂,是由一种或两种以上的溶剂组成的溶剂系统。展开剂的主要作用是解吸附。

1. 展开剂的种类

(1)亲脂性有机溶剂:正丁醇、醋酸乙酯、氯仿、乙醚、苯、四氯化碳、石油醚等。

(2)亲水性有机溶剂:甲醇、乙醇、丙酮。

(3)极性溶剂:水。

2. 展开剂的解吸附能力　展开剂解吸附能力的大小与吸附剂和被分离成分的性质有关。当选用硅胶或氧化铝这类亲水性吸附剂时,展开剂的解吸附能力与极性成正比,即被分离成分的极性大,展开剂的极性也要大,否则被分离成分就不能随着展开剂移动而分离。反之,被分离成分的极性小,就应当选择极性小的溶剂作展开剂。

3. 常用溶剂极性大小顺序　常用溶剂的极性为:

石油醚<苯<乙醚<氯仿<乙酸乙酯<丙酮<乙醇<甲醇<水

六、待分离成分

用亲水性吸附剂,被分离成分极性大的被吸附得牢固,解吸附就较难,展开的速度就慢。反之,吸附力弱,解吸附就容易。

化合物极性判断遵循如下原则:①分子中母核相同,极性基团越多,极性越大;②分子中双键及共轭双键越多,极性越大;③同系物中,分子量越小,极性越大;④在同一母核中不能形成分子内氢键的化合物的极性比能形成分子内氢键的化合物的极性大。常见的取代基极性大小如下:

烷基($—CH_3$)<烯基($—CH=CH—$)<醚基($R—O—R'$)<硝基($—NO_2$)<二甲氨基$[—N(CH_3)_2]$<酯基($—COOR$)<酮基($—C=O$)<醛基($—C=OH$)<巯基($—SH$)<氨基($—NH_2$)<酰胺基($—NH—CO—$)<醇羟基($R—OH$)<酚羟基($Ar—OH$)<羧基($—COOH$)

七、吸附色谱的操作

依据操作方式不同,吸附色谱分为吸附薄层色谱及吸附柱色谱。

(一)吸附薄层色谱操作技术

吸附薄层色谱是把吸附剂匀浆均匀涂在玻璃板或其他片基上形成一薄层,然后将欲分离的样品加到该薄层的一端,用合适的溶剂展开,由于吸附剂对不同的成分吸附能力不同使得各成分在板上移动的速度有差异而分离。薄层色谱是一种简单快速的色谱法,它不仅可用于成分的鉴定而且可用于混合物的分离和纯化。

1. 吸附薄层板的制备　薄层板可用玻璃板、纤维板、钢板、载玻片等制作,规格根据需要而定,常用的有 20 cm×20 cm、10 cm×10 cm、3 cm×15 cm、2.5 cm×7.5 cm。微量分离可采用 3 cm×15 cm 或 2.5 cm×7.5 cm 的载玻片。选好的玻璃板应先用清洁液或肥皂液浸泡,再用自来水冲洗,蒸馏水洗净,晾干备用。

吸附薄层板按制备过程中是否加入黏合剂分为硬板的制备和软板的制备。加黏合剂的板为硬板,不加黏合剂的板为软板。

（1）软板的制备

①湿法铺板:将选好的吸附剂称出一定量,加入适当溶剂(水、乙醇、醋酸乙酯、三氯甲烷等),搅拌成匀浆,取一定量倾注于玻璃板中间,轻轻晃动,使浆均匀布于玻璃板上,晾干至不沾手,此法称为倾注法。也可采用涂铺器涂铺,涂铺器分为手动和自动两种。涂铺器的底部有缝隙,缝隙的高度就是薄层的厚度。将玻璃板排列在铺板床上,涂铺器摆放在铺板床上,有缝隙一侧朝后,将吸附剂倒入涂铺器中,手动或电动匀速推动涂铺器在铺板床上移动,这样就可以得到一系列均匀的薄层。涂铺器铺板如图 2-1 所示。

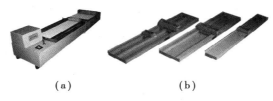

（a）　　　　　　（b）

图 2-1　涂铺器铺板操作

（a）机械涂铺;（b）手工涂铺

②干法制板:将一定规格活化后的硅胶或氧化铝的干粉直接铺在玻璃板上,用一根两端带有铜环套圈的玻璃棒在板的一端向前推移,铺成均匀的薄层板。套圈的厚度即是薄层板的厚度,定量分离时厚度为 1~3 mm。定性鉴定时厚度为 0.2~1 mm。此类板容易损坏,展开时倾斜角度不能过大,干法铺板操作示意图如图 2-2 所示。

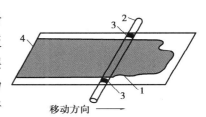

图 2-2　干法铺板操作示意图

1—玻璃板;2—玻璃棒;

3—铜环;4—涂层

（2）硬板的制备

硬板加有黏合剂,机械强度高于软板,应用范围更广泛。硬板的制备一般采用湿法铺板,制备方法同软板湿法铺板。常用的黏合剂有熟石膏（G）、羧甲基纤维素钠（CMC-Na）、淀粉等。

①硅胶 G 板（G 的含量有 5%、10%、15%之分）的制备:取铺板用的硅胶 G 1 份,加水 2~3 份,调成糊状铺板,晾干后 110 ℃活化 30 分钟,放入干燥器中备用。

注意事项:操作时糊太稠或太稀都会影响铺板效果。煅石膏遇水后会快速凝固,所以铺板操作须迅速,否则糊状混合物变稠,很难铺均匀。分离易被吸附的化合物时可以不活化。

②氧化铝 G 板（一般含 G5%）的制备:取氧化铝 G 1 份,加水 1~2 份调匀铺板。注意事项同硅胶 G 板。

③硅胶 CMC-Na 板的制备:取硅胶 1 份,加 0.7%~1% CMC-Na 的水溶液 2~2.5 份,调匀

铺板,水平放置,待硅胶颜色渐变白时,移至烘箱110 ℃活化30分钟,取出放入干燥器中备用。

④氧化铝 CMC-Na 的制备:取氧化铝1份,加0.7% ~1% CMC-Na 的水溶液1.5份,调匀铺板。

⑤硅胶淀粉板的制备:取硅胶95份、淀粉5份,加2~3倍量的水,于水浴上加热至糊状,立即铺板。

(3)特殊制板的制备

①酸碱薄层板或 pH 缓冲板:为了改变吸附剂原来的酸碱性,改善分离效果,在铺板时,用稀酸、稀碱或缓冲液代替水进行湿法制板。例如硅胶原本不能用于生物碱的分离,但制板过程中加入0.1~0.5 mol/L 氢氧化钠溶液,制得碱性的硅胶板,就可用于分离生物碱类碱性成分;也可用不同 pH 值的缓冲液代替水制成一定 pH 值的薄层,以分离氨基酸、生物碱。

②荧光板的制备:有机化合物本身不显色,在紫外灯光下也不显示荧光,又无适当的显色剂时,则可在吸附剂中加入荧光物质,制成荧光板。该板展开以后,在荧光背景上,出现暗斑。常用的荧光剂有254 nm 和365 nm 两种。制备时在吸附剂中加入1.5% 的荧光物质,研细混匀,加水调成糊状铺板。有市售成品荧光板直接可以使用,如 GF254。

③络合薄层板的制备:常用的有硝酸银板和硼酸板。硝酸银板是在吸附剂中加入一定量10% 硝酸银溶液调成糊状制板,或将制好的硬板浸入10% 硝酸银甲醇溶液中1分钟,取出阴干。络合薄层板适合分离碳数相同的饱和与不饱和化合物。不饱和化合物与硝酸银络合展开速度减慢,从而与饱和化合物分离。硼酸薄层板是将制备好的硬板浸入硼酸的饱和甲醇溶液中1分钟,取出阴干,适用于分离糖类化合物。

2. 点样

(1)样品液的配制:将欲分离或鉴定的样品溶解在低沸点的溶剂或展开剂中,配成浓度为1% ~2% 的溶液。溶解样品的溶剂最好与展开剂极性相近,易挥发。如分离样品量大或制备薄层色谱时,样品溶液可达到5% ~10%。

(2)操作:在色谱板底边1.5~2 cm 处用铅笔轻轻画一直线(软板可以做记号)作为起始线。用内径0.3 mm 的平口毛细管将样品溶液吸入管内,滴在薄板的起始线的点样点上。如样品溶液浓度低,可反复点多次,每次点样必须在上次点的溶剂干了之后进行。样品点的直径为2~3 mm,每两个点之间应保持1.5~2 cm 的距离,并且不能靠近薄层外缘,以避免边缘效应。点样时避免毛细管扎在薄层上造成空穴,展开时出现三角形区带,影响分离效果;也可用微量注射器代替毛细管,或用大小相同的小圆形滤纸片分别浸泡样品液,贴在点样位置上,避免毛细管点样定量不准确。

(3)点样量:点样量的多少直接影响薄层展开结果,量太少可能斑点模糊或完全显不出斑点,太多可能斑点过大或拖尾,使相似的斑点连在一起,或自原点开始一直连接在一起,最终导致分离失败。对于吸附剂厚0.25~0.5 cm 的薄板,每点所含样品量一般为5~10 μg(浓度1% ~2% 的溶液点0.5~2 μL 即可),对约1 mm 厚的制备薄层色谱板,点样量可达到10~50 μg,甚至可达到100 μg。

3. 展开

（1）展开剂的选择：极性吸附色谱如硅胶、氧化铝色谱，对于同一种化合物而言，展开剂的极性越大，展开能力越强，在薄层上走得越远。当用一种展开剂展开某一化合物时，如果移动得太近，就要考虑更换一种极性较大的展开剂或加入一定量极性大的溶剂展开。如苯、苯-三氯甲烷、三氯甲烷-丙酮，依次改变展开剂中极性强弱溶剂的比例，增大展开剂的极性，使化合物可以推到适当的位置，也可以三种溶剂混合展开。如果展开剂移动太远，几乎到了前沿，那就考虑减小展开剂的极性。在实际工作中可通过微量圆环技术选择展开剂，微量圆环技术示意图如图 2-3 所示。用毛细管吸取各种展开剂加到样品中心，展开剂自毛细管中流出而进行展开，展开后出现不同圆形的色谱。

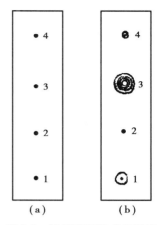

图 2-3　微量圆环技术示意图
（a）展开前；（b）展开后

由图 2-3 可知，点 3 展开效果最好，已将样品展开几个同心圆，点 2 展开效果最差，基本未动。

（2）展开操作：展开操作需在密闭的展开缸中进行，根据薄板的大小，选用适当的层析缸或层析槽。盛有展开剂的容器要密闭一段时间再放入薄层板；将薄层板的一端浸入展开剂中，不可淹没原点；溶剂展开至薄层板的 3/4 高度就要取出；标记溶剂前沿，挥散溶剂。展开方式有下述几种：

①上行展开：最常用的展开方式。根据需要有斜上行和直立上行，展开剂由下向上展开。将展开剂倒入层析缸中，将点好样的薄层板浸入展开剂约 0.5 cm，软板只能与水平成 5°～10°角上行展开，硬板可以直立上行。展开距离一般为 10～15 cm。如果斑点展开距离很小，而且斑点没有分开，则可采取连续展开，薄板上缘与外界相通，溶剂不断从薄层上缘挥散，从而使展开连续进行，直至斑点分开。

②下行展开：在层析缸中，在薄层的上端放一个盛展开剂的装置，用厚滤纸将展开剂引到薄层板上端从而使展开剂向下移动。下行展开由于重力作用而流动较快，所以展开时间较短，连续下行比较容易，展开剂流到下端后，滴在底部收集起来。

③二次展开：一次展开后如两种物质不能分离，可以取出薄层板挥散掉展开剂，再放入层析缸中用同样的展开剂或第二种展开剂二次展开，以使两种物质很好分离。

④双向展开：在正方形的薄层板上，将样品点在薄层板的一角，先进行展开，然后挥散掉溶剂，将薄层板旋转 90°，更换第二种展开剂，再进行展开。第一次分开不彻底的成分经二次展开就能很好地分离。

⑤径向展开：薄层板是圆形，中间有一圆形小洞，样品点在圆洞周围。展开剂由圆洞向外径向展开。为了提高展开速度，可以离心旋转。市面上有专门的离心旋转薄层层析装置销售。薄层色谱展开示意图如图 2-4 所示。

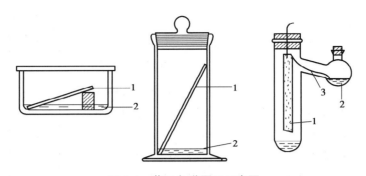

图2-4　薄层色谱展开示意图
1—薄层板;2—展开剂;3—滤纸条

4.定位　薄层展开后,无论是定性鉴定还是制备分离或定量检测,都要确定样品展开后的位置,这样才能知道分离情况或是何种化合物及含量多少。有色化合物可以直接确定,无色化合物需要通过特殊的方法确定。

(1)荧光定位:待薄层展开,溶剂挥散掉后,在紫外线灯下观察。有荧光的样品薄层或荧光薄层板放在波长为254 nm或365 nm的紫外线灯下直接观察,用铅笔描出荧光斑或暗斑的位置。有些样品需要喷某种试剂后才能出现荧光,然后观察。

(2)显色定位。

①蒸气显色:有一些物质的蒸气(如固体碘、液体溴、浓氨水等)能与一些化合物作用显色。操作方法:挥散掉薄层板上的溶剂,然后放入装有上述物质的密闭容器中,薄层板上就会显示不同颜色的斑点。取出并在斑点颜色未褪之前用铅笔迅速画出斑点范围。有些蒸气(如碘蒸气)是非破坏性试剂,放在空气中斑点就会慢慢褪去,不影响后面的定性定量分析。

②喷显色剂:各类化合物都有专属的显色剂,如检测已知类型的化合物,可选用对应类型的专属显色剂。如果是未知类型的化合物,可选用通用显色剂或各类型的显色剂。操作方法:将显色剂装入喷瓶内,距离薄层板30~50 cm,喷洒要细而均匀,用吹风机吹干,按照要求进行显色处理,然后用小针或铅笔描出斑点位置。

注意事项:若是软板,则要在溶剂未挥散完全之前喷洒,以免薄层被吹散;若是刺激性、毒性显色剂则要在通风橱中进行。

5.计算比移值　比移值(R_f值)表示某一化合物经过展开后在薄层板上的相对位置。计算方法是原点至色斑中心的距离除以原点至溶剂前沿的距离,或为斑点移动的距离与溶剂移动的距离之比(图2-5)。

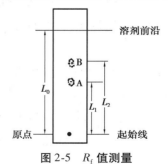

图2-5　R_f值测量

L_1,L_2—原点至色斑中心的距离

L_0—原点至溶剂前沿的距离

$$R_f = \frac{原点至色斑中心的距离}{原点至溶剂前沿的距离}$$

R_f值越大该化合物的展开速度越快,反之,展开速度越慢。

算出的R_f值可以与已知化合物的R_f值对照,也可以与文献记载的R_f值对照,以进行定性鉴定。

6.定量

（1）目视法：薄层板上直接测定，样品薄层展开后，直接观察色点的大小及颜色深浅，并与不同已知浓度的标准样品在相同条件下展开所得的一系列标准品色点相比较，找出颜色相近的斑点，就可粗略推断出样品的浓度。此法又称为半定量法。

（2）测斑点面积：展开后色点的面积与样品量之间存在一定的关系，可用测面仪或透明方格纸复制计数等方法测定面积，进行定量。

（3）仪器测定法：用薄层扫描仪扫描出斑点的大小和颜色深浅，转换为光的吸收强度，并与已知标准品对照，用计算机根据对应关系求出样品的浓度。此种方法测定准确度高，特别适合天然药物中多成分的含量测定。洗脱测定：薄层上色点的位置确定以后，为了进一步定性鉴定和定量，需用小刀将斑点取下，并选用适当的溶剂洗脱。然后用紫外可见分光光度计或其他方法测定洗脱液中样品的含量。

7.应用 薄层色谱不仅在天然药物研究中是一种常用的分析手段，在基层药物生产、科研工作中也是一种常用的分离分析方法，可用于成分的分离及定性、定量检查，同时还可为其他的分析手段提供一定的分离依据。

 想一想

比较硅胶与氧化铝在化学成分鉴别方面有什么不同？

 看一看

薄层色谱在天然药物研究中的应用

利用薄层色谱法进行天然药物化学成分的预实验时，可依据各成分的性质，选择不同的显色剂和显色方法，有针对性地进行。由于化合物在薄层上展开分离后，可与部分杂质分离，排除杂质的干扰，选择性高，可使预实验结果更为可靠。

其次，采用薄层色谱法进行天然药物化学成分的鉴定。最好要有同步、同薄层板色谱分离。如用两种以上的展开系统展开，标准品和待鉴定品的比移值、斑点形状、颜色都完全相同，则可初步推断是同一化合物，但一般仍需用仪器分析方法加以核对。

另外，可利用薄层色谱法摸索柱色谱的洗脱条件。在进行柱色谱分离时，首先要考虑选用合适的吸附剂与洗脱剂。通过薄层色谱法预实验，就可以摸索出比较满意的分离条件，可将此条件用于柱色谱，一般在薄层展开时使组分的 R_f 值达到 $0.2 \sim 0.3$ 的溶剂系统可选为柱色谱的溶剂分离系统。

此外，薄层色谱法亦应用于中药材及其制剂真伪的检查、质量控制和资源调查等方面。

（二）吸附柱色谱

吸附柱色谱的原理是用适当的溶剂冲洗使被分离物质通过装有吸附剂（氧化铝、硅胶、聚酰胺等)的长玻璃柱,由于吸附剂对各组分的吸附能力不同,出柱的先后顺序就不同,因此通过分段定量收集洗脱液就可使各组分分离。

1. 吸附柱色谱的制备

(1)吸附柱色谱:色谱柱一般使用下端带有活塞的玻璃管,柱的直径与高度比为(1∶10)～(1∶40),柱的大小视分离样品量而定,一般能装样品的30～50倍量的吸附剂即可。在工业化生产中为了便于柱的切割分段,可采用尼龙或聚乙烯薄膜作柱筒,高度可根据需要调整(通常为100目左右)。

(2)制备方法:装柱前应洗净柱子并干燥,底部铺一层脱脂棉,上面铺一层5 mm厚的干燥的净沙或玻璃丝,确保表面平整。装柱方法分干法和湿法。

①干法装柱:将吸附剂通过小漏斗倾入柱内,形成细流加入柱内,或用橡皮槌轻轻敲打玻璃柱,装填应连续、均匀、紧密。柱装好以后,打开下部活塞,从柱顶加入洗脱剂,以排净柱内空气,最后在柱顶保留一定高度的液面。

②湿法装柱:将吸附剂倾入盛有洗脱液的柱内,或将吸附剂与洗脱液混合成混悬液再装入柱中。打开下端活塞,使洗脱剂慢慢流出,带动吸附剂缓慢沉于柱的下端,加完吸附剂后,继续使洗脱剂流出,直到吸附剂沉降静止下来。在吸附剂上面加入脱脂棉或小片滤纸,并铺平,滤纸上保留一定高度的液面。

(3)操作要点:装柱前柱底要垫一层脱脂棉以防吸附剂外漏;干法装柱时要用橡皮槌轻轻敲打色谱柱,使吸附剂装填连续、均匀、紧密,然后用洗脱剂洗脱并保持一定液面;湿法装柱时注意打开下端活塞,洗脱剂始终保持在一定的液面高度。

2. 上样　将样品溶于洗脱剂中制成体积小、浓度高的溶液,沿着柱子内壁由色谱柱顶端缓缓加入,加样时始终保持吸附剂上端表面平整;上样量为吸附剂的1/60～1/30。

3. 洗脱　将选好的洗脱剂放在分液漏斗中,打开活塞慢慢连续不断滴加在柱顶,同时打开活塞,等份收集洗脱液,或用自动收集器收集,流速保持为1～2滴/秒。

操作要点:洗脱剂的选用可通过薄层色谱筛选,一般TLC展开时R_f值为0.2～0.3的溶剂系统是最佳的洗脱系统,采用梯度洗脱法洗脱,收集洗脱液,每份收集量大概与所用吸附剂的量相当,用薄层色谱或纸色谱作定性检查,合并同一组分溶液。收集洗脱液,每份收集量大概与所用吸附剂的量相当,用薄层色谱、纸色谱或其他仪器作定性检查,合并同一组分溶液。回收溶剂得到单一成分。如果仍为混合物,可进一步采用色谱法或其他方法分离。

4. 应用　柱色谱分离能力比薄层分离能力更强,效果更好,尤其是对结构相似、性质接近、用薄层难以分离的成分。例如用吸附柱色谱分离长春花中长春碱和醛基长春碱,用氧化铝吸附柱,用苯-三氯甲烷(1∶2)为洗脱液洗脱,可使二者完全分离。

任务 2.2　聚酰胺色谱

以聚酰胺为吸附剂的吸附色谱法为聚酰胺色谱。聚酰胺色谱依据操作方式分为聚酰胺薄层色谱和聚酰胺柱色谱两大类。

一、聚酰胺色谱分离原理

聚酰胺色谱在分离时,其分子中的酰胺基团可与化合物分子形成氢键缔合,由于各成分与聚酰胺形成氢键的能力不同,因此化合物与聚酰胺吸附的松紧程度不同,以此对化合物进行分离。聚酰胺是由酰胺聚合而成的一类高分子物质,不溶于水及常用的有机溶剂,对酸稳定性差,对碱较稳定。

聚酰胺形成氢键的能力与溶剂有关。一般聚酰胺在水中与化合物形成氢键的能力最强,在有机溶剂中较弱,在碱性溶剂中最弱。因此溶剂洗脱聚酰胺的能力强弱顺序为:水>30%乙醇>50%乙醇>75%乙醇>95%乙醇>丙酮>稀氨水液(稀氢氧化钠水液)>甲酰胺(甲基甲酰胺)>尿素水溶液。

被分离成分与聚酰胺形成氢键的基团越多,吸附力越强,如间苯三酚>间苯二酚>苯酚。

影响聚酰胺吸附力的因素如下:

(1)与聚酰胺形成氢键的基团越多,吸附力越强。

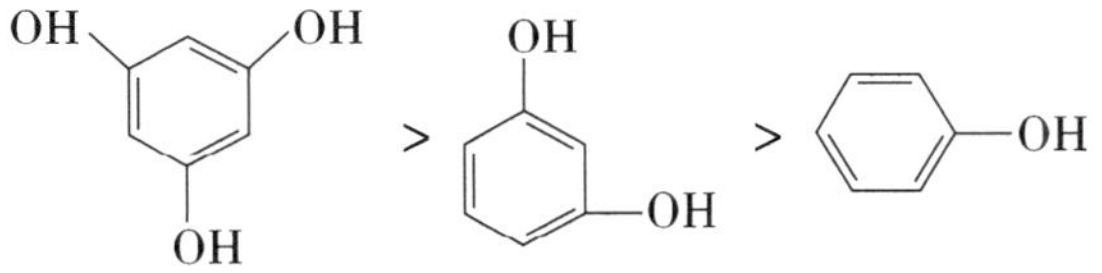

(2)形成氢键基团所处的位置不同,被聚酰胺吸附的强弱也不同,如对位及间位的吸附力大于邻位。

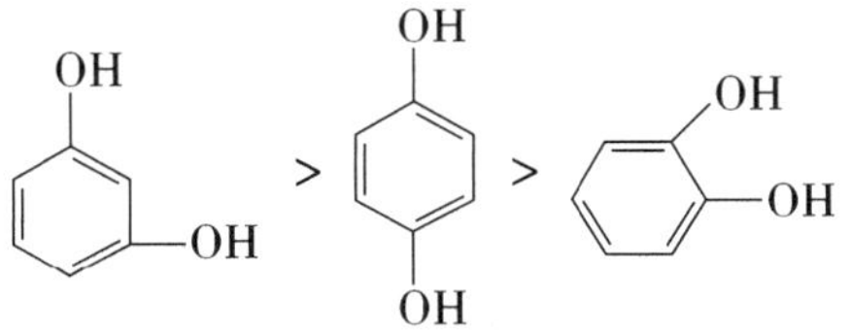

(3)芳香化程度越高,吸附力越强。

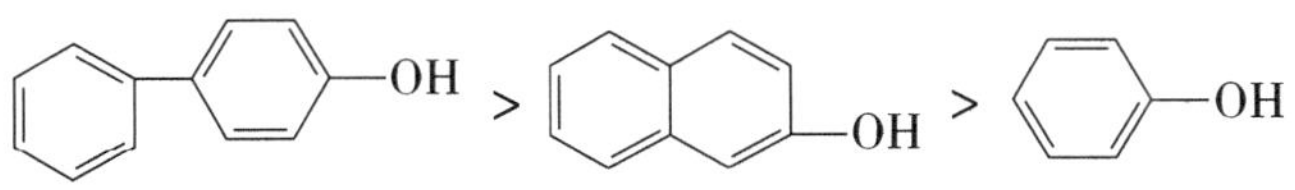

(4)能形成分子内氢键的化合物,氢键缔合力减弱。

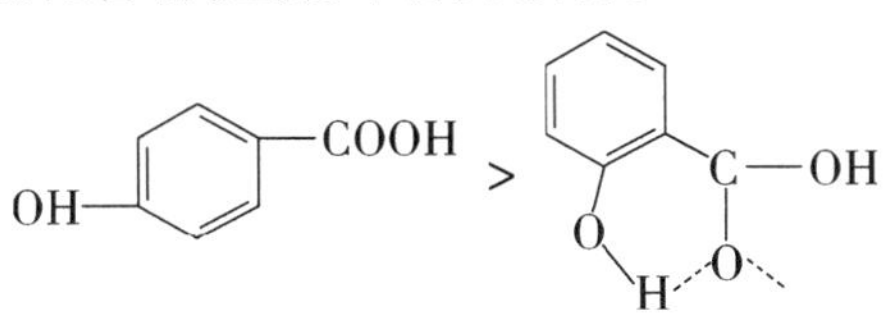

二、聚酰胺色谱的操作

(一)聚酰胺色谱的制备

1. 聚酰胺薄层色谱　聚酰胺粉容易随着玻璃棒滑动,不可干法制板,湿法直接制板易干裂,所以多采用聚酰胺加10%~20%纤维素粉作黏合剂,制板效果比较好。取3.2g克聚酰胺粉,加甲酸20 mL,搅拌使其完全溶解后,加纤维素0.8 g、乙醇6 mL,充分混合均匀,铺板,水平放置,待甲酸自然挥发2~3小时后,当薄层变色至不透明时,浸入水中浸泡1小时,中途换水1次,取出用蒸馏水冲洗,沥干,置80 ℃以下烘20~30分钟即可使用。市场上也有预制成型的聚酰胺板出售,可直接使用。

2. 聚酰胺柱色谱　聚酰胺柱色谱的制备操作与吸附柱色谱类似,常用湿法装柱,取聚酰胺粉用水浸泡1小时后,搅匀装柱。若用含水溶剂系统层析,常以水装柱。在以非极性溶剂系统层析时,常以溶剂组分中极性低的组分装柱。若以氯仿装柱,则会因密度较大而使聚酰胺粉浮在上面,加样时应将柱底端的氯仿层放出,并立即加样,加样后顶端以棉花塞紧,在层析关闭时,应将顶端多余的氯仿液放出,否则,聚酰胺会浮起而搅乱层析带。

(二)分离操作技术

1. 聚酰胺薄层色谱　聚酰胺薄层色谱分离操作按薄层色谱操作方法进行。

2. 聚酰胺柱色谱　聚酰胺柱色谱分离操作按吸附柱色谱操作方法进行。洗脱液多以水为基本溶剂进行洗脱。

(1)加样:聚酰胺样品容量较大,一般每100 mL聚酰胺粉可上样1.5~2.5 g,可根据具体情况适当增加或减少。若利用聚酰胺除去鞣质,样品上柱量可增加,当样品加至该色带移至柱的近底端时,停止加样。何时停止加样,通常通过观察鞣质在柱上形成的橙红色色带的移动确定。样品常用洗脱剂溶解,浓度在20%~30%。不溶样品可用甲醇、乙醇、丙酮、乙醚等易挥发溶剂溶解,拌入聚酰胺干粉中,拌匀后将溶剂减压蒸去,以洗脱剂浸泡装入柱中。

(2)洗脱:聚酰胺层析的洗脱剂常采用水-乙醇(10%、30%、50%、70%、95%),氯仿-甲醇(19∶1,10∶1,5∶1,2∶1,1∶1)依次洗脱。若仍有物质未洗脱下来,则可采用3.5%氨水洗脱。洗脱剂的更换,一般根据流出液的颜色确定。当颜色变得很淡时更换下一种溶剂,并以适当的体积分瓶收集,分瓶浓缩。各瓶浓缩液以聚酰胺薄膜层析检查其成分,成分相同者合并。

三、聚酰胺色谱的应用

聚酰胺色谱对黄酮类、酚类、醌类成分的分离效果较好,并广泛应用于生物碱、萜类、甾体、糖类等极性化合物与非极性化合物的分离。另外对鞣质的吸附几乎不可逆,吸附力特强,因此适用于植物粗提取液的脱鞣处理。其中聚酰胺薄层色谱适用范围较广,适用于分离含游离酚羟基的黄酮及苷类。常用分离黄酮及苷类的展开剂有乙醇-水(3∶2)、水-乙醇-乙酰丙酮(4∶

2∶1)、丙酮-水(1∶1)、水饱和的正丁醇-醋酸(100∶1)等。聚酰胺柱色谱的样品分离量大，适用于制备性分离。对鞣质有极强的几乎不可逆的吸附作用，故可以作为脱鞣的方法使用。

 学一学

聚酰胺层析提取精制茶多酚和咖啡因

茶多酚，又名茶单宁，是一类以儿茶素为主体的多酚类化合物，在茶叶中含量一般为18% ~ 36%。茶多酚具有许多生理活性和药理作用，如抗氧化、清除自由基、降血脂、降血压、抗辐射、抗癌防癌等。曾有报道称，采用聚酰胺柱层析对两种茶叶样进行分离提纯，通过实验比较得出，茶多酚最佳提取分离方法是：茶叶用70%乙醇70 ℃浸提，浸提液减压蒸馏回收乙醇；冷冻离心，离心后的上清液过聚酰胺层析柱，用氨水调节pH值至8.5的70%乙醇洗脱，洗脱液减压浓缩，低温冷冻干燥，得棕黄色固体，其茶多酚含量在98%以上。也有学者用紫外可见分光光度法和HPLC研究了聚酰胺树脂对茶多酚和咖啡因的吸附性能，研究表明聚酰胺树脂对茶多酚的吸附能力远大于对咖啡因的吸附能力，这是因为茶多酚具有形成氢键的羟基，它能提供孤对电子，又能提供空轨道。咖啡因只具有能形成氢键的氮和氧，其中的氮和氧由于空间障碍或共轭π键的影响而使其提供孤对电子形成氢键能力不大，而且咖啡因分子中不含氢键的活泼氢。因此，咖啡因和茶多酚因聚酰胺树脂对二者吸附能力的差异而得到分离。

任务2.3　分配色谱

一、分配色谱原理

分配色谱利用分配原理，即混合物中各成分在固定相和移动相之间的分配系数(K)的差异使成分得以分离。分配系数是在一定的温度和压力下，溶质在两相间分配达到平衡时，溶质在固定相和流动相之间的浓度的比值。

$$K = \frac{C_S}{C_m}$$

式中，C_S为某成分在固定相中的浓度，C_m为某成分在流动相中的浓度。

混合物中某成分在两相间的分配系数越大，说明该成分在固定相中的分配浓度越大；反之，在两相间的分配系数越小，该成分在固定相中的分配浓度越小。分离效果主要取决于分配系数的差异，一般来说，分配系数相差越大，成分分离效果越好。

(一)分配色谱的构成

分配色谱的构成要素是支持剂、固定相、流动相和被分离成分。

1. 支持剂　支持剂又称为载体,在分配色谱中仅作载负固定相的介质。对支持剂的要求为中性多孔的粉末、无吸附作用、不溶于所用的溶剂中、可吸收一定量的固定相、不影响流动液的通过、不影响溶剂的性质和组成。支持剂可分为:

(1)硅胶:含水量达 17% 以上,就失去吸附作用,可作为载体;吸水量可达 50% 以上,仍呈不潮湿的粉末状态。

(2)硅藻土:惰性,多用,可吸收其质量 100% 的水分。

(3)纤维素:惰性,常用,呈粉末状态。

2. 固定相

(1)固定相选择原则:当分离亲水性成分时,选用极性或亲水性溶剂为固定相;分离亲脂性成分时,选用亲脂性溶剂为固定相。

(2)极性和亲水性溶剂:水、各种水溶液(酸、碱、盐与缓冲液)、甲醇、甲酰胺等。

(3)亲脂性溶剂:硅油、液体石蜡、石油醚等。

3. 流动相

(1)流动相的选用原则:当分离亲水性成分时,选用亲脂性溶剂为流动相;分离亲脂性成分时,选用极性或亲水性溶剂为流动相。

(2)亲脂性溶剂:石油醚、苯、卤代烃类、脂类、酮类等或其混合物。

(3)极性和亲水性溶剂:水、各种水溶液及与水相混溶的有机溶剂。

4. 被分离成分　一般情况下,被分离成分的极性大,则选用极性大的固定相和极性小的流动相;被分离成分的极性小,则选用极性小的固定相和极性大的流动相。

(二)分配色谱的类型

1. 按操作形式分　分配色谱按操作形式分为纸色谱、分配薄层色谱和分配柱色谱。

2. 按相的选择极性分　分配色谱按相的选择极性分为正相色谱和反相色谱。

(1)正相色谱:固定相极性大于流动相极性的分配色谱,在正相色谱中极性小的成分先被展开或洗脱。

(2)反相色谱:固定相极性小于流动相极性的分配色谱,在反相色谱中极性大的成分先被展开或洗脱。

二、分配色谱的操作技术

(一)纸色谱

纸色谱是将样品溶液点在色谱滤纸的一端,用一定的展开剂展开,因不同成分的移动速度不同而分离,或根据移动的位置求出 R_f 值进行鉴定。

1. 色谱用滤纸　色谱滤纸应质地均匀、平整无折痕、边缘整齐。滤纸按照孔隙的大小可分为快速、中速和慢速 3 种,依质地有厚薄之分,应用时可据被分离的成分及采用的展开剂来选择。

R_f 值相差小的化合物,应采用慢速滤纸;R_f 相差较大的化合物,可用快速滤纸。如展开剂中以正丁醇为主,黏度大,展开速度慢,则可采用快速滤纸;展开剂如以石油醚、三氯甲烷为主,展开速度快,则可采用慢速或中速滤纸。做定性检查时用薄滤纸,厚滤纸适用于定量检查和微量制备。滤纸的大小根据一次要分离样品的多少及展开方式选择。如点一个样品可用2.5 cm×15 cm 的滤纸条;如点两个样品,则可采用5 cm×20 cm 的滤纸条;如点样更多,则可用各种方形滤纸;如双向展开,则可用正方形滤纸;如径向展开,则要用圆形滤纸。

2.展开剂　展开剂主要是依据待分离物质在两相中的溶解度来选择,定性时 R_f 值控制为0.3~0.7;分离时 R_f 值为0.05~0.08。各类成分在纸色谱中常用的展开剂见表2-2。如水饱和的正丁醇、正戊醇等,为正相色谱;但如果用酸水或盐水展开时,则为反相色谱。对亲脂性很强的成分,用液体石蜡或凡士林作固定相,也为反相色谱。

表2-2　各类成分在纸色谱中常用的展开剂

化合物	固定相	流动相(展开剂)
生物碱	水	正丁醇-乙酸-水(4:1:5)上层(BAW)
	不同 pH 值的缓冲液	正丁醇-水
	甲酰胺	苯、三氯甲烷、醋酸乙酯等
黄酮类	水	BAW、水饱和正丁醇、水饱和苯酚、2%~6%乙酸、3%NaCl 三氯甲烷-乙酸-水(13:6:1) 苯-丙酮-水(8:2:1)
蒽醌类	水	石油醚-丙酮-水(1:1:3)上清液 三氯甲烷-甲醇-水(2:1:1)下层 苯-丙酮-水(4:1:2)下层
香豆素	水	水饱和三氯甲烷、水饱和异戊醇、BAW、醋酸乙酯-吡啶-水
	甲酰胺	己烷或石油醚
强心苷	水	水饱和的丁酮、三氯甲烷-甲醇-水(2:1:1)上清液 苯-甲醇-水(11:4:5) 甲苯-丁酮-水(6:4:1)
	甲酰胺	甲苯(苯、三氯甲烷)-四氢呋喃-乙酰胺(50:50:6.5) 醋酸乙酯-吡啶-水(3:1:3) 丁醇-乙醇-25%氨水(2:1:1)
皂苷	水	苯-醋酸乙酯(1:1) 甲苯-乙酸-水(5:5:1) 己烷-三氯甲烷-丙酮(4:3:3)
皂苷元	甲酰胺	己烷-苯、三氯甲烷、苯-三氯甲烷(6:4)、环己烷-苯(1:1)
	液体石蜡	甲醇-水(95:5)
糖	水	水饱和苯酚、正丁醇-乙醇-水(4:1:2.2)(BEW) 醋酸乙酯-吡啶-水(2:1:7)、正丁醇-吡啶-水(45:25:40)

续表

化合物	固定相	流动相（展开剂）
有机酸	水	正丁醇-乙醇-水（4∶1∶5） BEW 异戊醇-三甲基吡啶-水（10∶2∶1）

3. 纸色谱操作技术　纸色谱的点样、展开、显色以及比移值的计算和吸附薄层色谱基本相同,只是显色剂的选用要注意,不能用腐蚀性的显色剂,纸色谱一般均为正相色谱。展开方式有上行展开法、下行展开法、径向展开法,如图 2-6—图 2-8 所示。

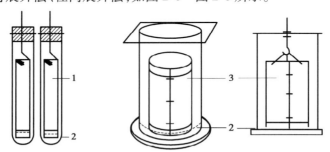

图 2-6　纸色谱上行展开法

1—滤纸条;2—展开溶剂;3—滤纸筒

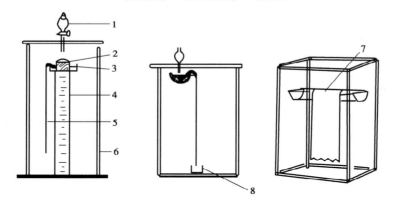

图 2-7　纸色谱下行展开法

1—分液漏斗;2—压纸块;3—展开槽;4—支架;5,7—薄层滤纸;6—层析缸;8—溶剂回收槽

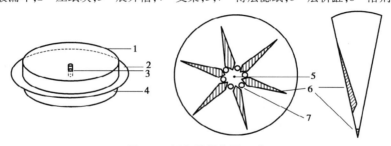

图 2-8　纸色谱径向展开法

1—盖;2—滤纸;3—滤纸芯;4—溶剂盒;5—插滤纸芯孔;6—剪去部分;7—点样点

4. 纸色谱的应用　纸色谱广泛应用于化合物的分离和鉴定。分离亲水性和弱亲脂性成分用正相色谱,效果比薄层色谱更好。如用纸色谱分离秦皮提取液中的七叶树苷和七叶树内酯,则展开剂为醋酸乙酯,紫外光下观察斑点的荧光,展开后七叶树苷和七叶树内酯的 R_f 值分别为 0.12 和 0.89,分离效果好。

(二)分配薄层色谱

1. 含义　分配薄层色谱是以硅胶或硅藻土为载体,与固定相混铺在薄板上,自然干燥(无须活化)即可应用的平面分配色谱。

2. 分配薄层色谱的组成

(1)支持剂:含水 17% 以上的硅胶及硅藻土。

(2)固定相:通常为水。

(3)流动相:常用的是含水的有机溶剂。

3. 分配薄层色谱的操作技术　操作上除铺板有区别、薄层板不需要活化外,其他操作均与吸附薄层色谱相同。

(三)分配柱色谱

1. 含义　分配柱色谱是将吸附有固定相的载体装入色谱柱中进行分离的色谱技术。

2. 分配柱色谱的组成

(1)支持剂:含水 17% 以上的硅胶、硅藻土和纤维素粉。加压柱色谱中所用的载体颗粒直径更小,小于常压柱色谱中所用载体颗粒直径 10 倍以上。

(2)固定相:通常为水。

(3)流动相:常用的是含水的有机溶剂。

3. 分配柱色谱的类型

(1)按是否加压分:分配柱色谱按是否加压分为常压柱色谱和加压柱色谱。根据对流动相加压从小到大的顺序分为快速色谱、低压液相色谱、中压液相色谱和高压液相色谱。

(2)按相极性不同分:分配柱色谱按相极性分为正相分配柱色谱和反相分配柱色谱。

4. 分配柱色谱的操作技术

(1)装柱:湿法装柱。装柱时先将固定相溶剂(如水或其他极性溶剂)加入支持剂中,搅拌混合均匀,然后上柱。在色谱柱中预先加入已用固定相溶剂充分饱和的流动相溶剂。注意不断轻敲管壁,使均匀紧密。

(2)上样及洗脱过程:与吸附柱色谱相同。分配柱色谱所用的溶剂系统可用相应的纸色谱或分配薄层条件进行选择。所用的洗脱液必须事先用固定相饱和,否则会破坏分配系统,影响分离效果。

(3)收集洗脱液检查结果:与吸附柱色谱操作相同。

练一练

根据分离原理来分,纸色谱属于( )。

A.分配色谱　　　　　B.离子交换色谱　　　　C.聚酰胺色谱　　　　D.硅胶色谱

三、分配色谱的应用

1.纸色谱　纸色谱广泛应用于化合物的分离和鉴定。亲水性和弱亲脂性成分的分离用纸色谱效果比薄层色谱更好,分离亲水性和弱亲脂性成分用正相色谱,如分离秦皮提取液中的七叶树苷和七叶树内脂,展开剂为乙酸乙酯。紫外光下观察斑点的荧光,展开后七叶树苷和七叶树内脂的 R_f 值分别为 0.12 和 0.89,分离效果好。

2.薄层色谱

(1)定性鉴别:这也是经典的定性鉴别,利用各种化合物的溶解度不同、所含功能基不同,进行溶剂提取或用试剂处理,把它们分组或分为单一组分,然后再作试管反应或滴定反应(颜色反应),或根据它们的衍生物的理化性质进行定性鉴别。

(2)药品的质量控制和杂质检查:药品的纯度,通常用熔点、吸光值等物理常数作为鉴定的指标。但是薄层检查也是药品质量控制和杂质检查的一种有效方法,有时甚至比一般方法更有效。

(3)化学反应进程的控制,反应副产物的检出以及中间体的分析:在化学反应进行到一定时间或反应终了时,把反应液取出作薄层分析,可以知道还剩下多少原料药未起作用。

(4)柱色谱法分离条件的探索:柱色谱法的实验条件,例如选用什么吸附剂和洗脱剂好,各组分按什么顺序从柱中洗脱出来,每一种洗脱液中是含单一组分还是含几种没有分开的组分等,都可以在薄层上进行探索和检验。

3.分配色谱的应用　分配色谱和吸附柱色谱的应用基本相同。

任务2.4　其他类型的色谱

一、离子交换色谱

(一)离子交换色谱原理

离子交换色谱原理是指根据离子交换树脂中的酸性和碱性基团离子在水溶液中能与溶液中的其他离子起交换作用,利用交换能力的差异分离不同类型的离子化合物的色谱技术。

离子交换剂的交换反应可表示为：

$$R—SO_3^-H^+ + Na^+Cl^- \rightleftharpoons R—SO_3^-Na^+ + HCl$$

$$R—N^+—OH^- + NaCl \rightleftharpoons R—N^+ \cdot Cl^- + NaOH$$

交换反应是可逆的,但在色谱柱上进行时,由于连续地加入新的被交换溶液,而交换反应后的生成物又不断地从色谱柱下端流出,此时的反应主要按正反应方向进行,此过程为交换过程。利用反应的可逆性,选择适宜的带有阳离子或阴离子的溶液为洗脱剂,通过树脂柱,反应按可逆方向进行,已交换的离子又因可游离而被洗脱下来,此过程为树脂的再生。

（二）构成离子交换色谱的基本要素

离子交换色谱(IEC)由固定相、流动相和被分离成分构成。

1. 固定相　固定相也称为离子交换剂,有离子交换树脂和硅胶化学键合离子交换剂两类。常用的是离子交换树脂。

（1）离子交换树脂的种类　根据交换离子的性能不同,离子交换树脂可分为阳离子交换树脂和阴离子交换树脂两大类。每类树脂又根据功能基不同分为强酸型、弱酸型、强碱型、弱碱型。

商品树脂的类型是钠型（阳离子型）和氯型（阴离子型）,而换时用的是氢型和氢氧型。

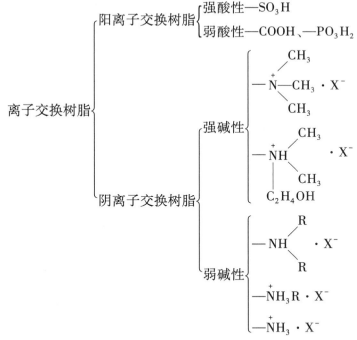

（2）离子交换树脂的组成　离子交换树脂由树脂母体和交换基团组成。以聚苯乙烯树脂为例,它是以由苯乙烯为单体、二乙烯苯为交联剂聚合而成的球形网状结构为母体。然后在母体上再连接许多活性交换基团。这些基团的氢离子可被其他离子置换。

如果在聚苯乙烯上引入一些碱性基团,如季氨基、伯胺基、仲胺基和叔胺基,这类树脂则为阴离子交换树脂。

离子交换法不但可用于色谱分离,还可用于天然药物化学成分的提取、精制。当天然药物的提取液通过离子交换树脂时,提取液中的离子型成分可以交换到树脂上,而分子型的成分不被交换,从柱底流出使两者分离。再选择适当的洗脱液,将树脂上的离子型成分洗脱而得到。

（3）离子交换树脂的性能

①交联度:表示离子交换树脂中交联剂的百分含量。如上海树脂厂生产的聚苯乙烯强酸型阳离子交换树脂,产品牌号为732（强酸1×7）。其中1×7即表示交联度是7%。交联度提示了树脂孔隙的大小,交联度大,形成的网状结构紧密,孔隙网眼小,能交换的离子小,大离子不易进入树脂颗粒的内部。一般商品树脂的交联度为1%~16%。

②交换容量:表示离子交换树脂的交换能力。

2.流动相 流动相一般是具一定pH值和离子强度的缓冲溶液,如磷酸盐缓冲液。有时也可加入少量有机溶剂提高选择性,如挥发性有机酸（甲酸、醋酸）、碱等做成的缓冲液。

3.被分离成分 被分离成分必须具有一定的离子强度。

（三）影响离子交换的主要因素

1.交换离子的影响 只要能形成离子就可与离子交换树脂进行交换。离子化程度越高越容易交换。

2.温度的影响 一般来说,温度越高,离子交换越快,越容易交换;反之,越不易交换。

3.溶剂的影响 在水或含水溶剂中容易进行交换,在极性小的溶剂中离子交换困难。

4.交换溶液浓度的影响 交换溶液浓度不宜过高,否则会使交换能力大大降低;交换溶液浓度越低,交换速度越快。

（四）离子交换色谱的操作技术

1.树脂的预处理 对市售含有杂质的树脂进行去除杂质处理,并转为交换使用类型的过程。市售的阳离子交换树脂均为钠型,要转为氢型备用。

处理方法:将市售树脂浸在蒸馏水中1~2天,使其充分膨胀后,装在色谱柱中,再进行处理。用10倍量2 mol/L盐酸溶液在柱中流洗,再用蒸馏水洗呈中性;然后用10倍量2 mol/L的氢氧化钠溶液流洗,如此反复几次,洗净杂质。最后用树脂体积10倍量的2 mol/L盐酸溶液进行处理,使之变为氢型,再用蒸馏水洗至中性即可使用。阴离子交换树脂,市售的为氯型,处理方法类似。只是先用碱处理再用酸处理,最后用碱处理,蒸馏水洗至中性即可转为氢氧型备用。

2.装柱 把树脂加水充分搅拌均匀,装入柱中的操作过程。

装柱的操作方法:装树脂前柱底要垫一层脱脂棉以防树脂漏出。树脂与水搅拌均匀,并排尽气泡,树脂与水同时倒入色谱管中,装好柱后树脂层中不应有空气,以免影响交换容量。树脂顶端放一层玻璃丝,防止样品加入时将树脂冲散。

3.上样与交换 将样品溶液通过离子交换树脂柱进行交换。

4.洗脱 交换后的树脂,再选择适当溶剂洗脱,洗脱的原则是选择比已交换的离子更活泼的离子溶液把交换的离子替换下来。随着洗脱剂的移动,样品的离子成分在柱上反复进行着"交换—洗脱—再交换—再洗脱"的过程,从而使交换能力不同的离子化合物先后流出。

5.收集检查 分段定量收集洗脱液,定性检查合并单一成分化合物的溶液,再进一步精制。

6.树脂的再生 树脂的再生是指离子交换树脂在使用后失去交换能力,通过处理恢复交换能力的过程。再生的方法与预处理基本相同。树脂不用时,可加水浸泡保存。

离子交换色谱装置如图2-9所示。

(五)离子交换色谱的应用

离子交换色谱是20世纪70年代发展起来的一种新的分析技术,主要用来分离能产生离子型成分(如氨基酸、肽类、生物碱、有机酸、酚类等)的物质。离子交换色谱广泛应用于医药、环保(如水质的测定)、食品等多个行业。

(六)离子交换色谱的应用案例

用阳离子交换树脂分离去除生物碱酸水提取液中的非生物碱部分。主要流程是:生物碱酸水提取液→通过阳离子交换树脂→碱化交换后的树脂→有机溶剂洗脱→得到总生物碱。

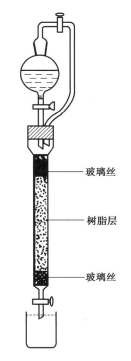

玻璃丝

树脂层

玻璃丝

图2-9 离子交换色谱装置

二、凝胶色谱

凝胶色谱就是以多孔凝胶为固定相的柱色谱形式。

(一)凝胶色谱分离原理

凝胶色谱原理是分子筛原理。因凝胶颗粒具三维网状结构,在水中可膨胀并有许多一定大小的网眼。当溶液通过凝胶颗粒时,溶液中分子直径小于网眼的成分可进入凝胶内部,而分子直径大于网眼的成分则被拦阻在凝胶颗粒之外,分子按由大到小的顺序流出。因此凝胶色谱又称为分子排组色谱、凝胶过滤色谱、凝胶渗透色谱等,如图2-10所示。

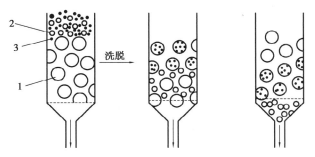

图2-10 凝胶色谱分离原理

1—凝胶颗粒;2—大分子物质;3—小分子物质

(二)凝胶色谱基本构成要素

凝胶色谱由固定相、流动相以及被分离成分的溶液三者组成。

1.固定相 固定相是多孔凝胶,最常用的是葡聚糖凝胶。

葡聚糖凝胶也称为交联葡聚糖凝胶,是由葡聚糖和甘油基通过醚桥相互交联而成的多孔性网状结构,其结构式如图 2-11 所示。

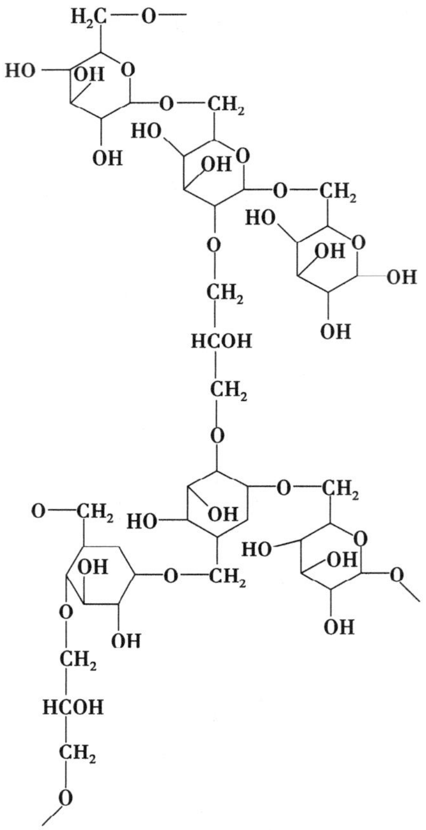

图 2-11　交联葡聚糖的结构

葡聚糖分子内含有大量羟基而具有极性,在水中即膨胀成凝胶粒子,是一种水不溶性白色球状颗粒,由于醚键不活泼性,因此具有较高的稳定性。葡聚糖凝胶不溶于水和盐溶液,在碱性和弱酸性溶液中性质稳定,但在酸性溶液中高温加热能促使糖苷键水解;和氧化剂接触会分解,长期不用宜加防腐剂。

凝胶的商品型号用吸水量来表示。如 G-25 型号中 G 代表葡聚糖凝胶,后面的阿拉伯数字表示该型号的干凝胶 1 g 所吸收水量 10 倍值,即每克 G-25 型号干凝胶的吸水量为 2.5 g。

葡聚糖凝胶的商品型号有 G-10、G-15、G-25、G-50、G-75、G-100、G-200 等。型号中的数字越大,表示吸水量越大,凝胶体积膨胀越大,孔隙也越大,可用于大分子物质的分离;反之,用于小分子物质的分离。

G 型凝胶用于流动相为水的色谱分离,适用于苷类、氨基酸、肽类、蛋白质、多糖等水溶剂成分。

在葡聚糖凝胶中引入羟丙基以代替羟基中的氢,使葡聚糖具有一定的亲脂性,从而形成 LH 型凝胶。LH 型凝胶不仅能吸水膨胀,而且在许多有机溶剂中也能膨胀,应用范围增大,适用于黄酮类、蒽醌类、香豆素等成分的分离。

此外,琼脂凝胶、聚丙烯酰胺凝胶也常用作固定相。

（1）琼脂凝胶：由 D-半乳糖和 3,6-脱水-L-半乳糖相间结合的链状多糖通过氢键交联的网状结构。网孔的大小可用琼脂糖的含量来控制。琼脂凝胶的型号有 Sephorose 2B、4B、6B 等，分别表示琼脂糖的含量为 2%、4%、6%，含量越低，结构越松散，空隙越大。琼脂糖凝胶具有强亲水性，适用于特大分子(分子量百万以上)成分的分离。

（2）聚丙烯酰胺凝胶：用丙烯酰胺在水中与 N,N'-亚甲基二丙烯酰胺为交联剂聚合而得。使用情况与葡聚糖凝胶相似，但强酸强碱环境不稳定，使用范围 pH 值为 2~11。聚丙烯酰胺凝胶的使用与葡聚糖凝胶相似。

🖱 学一学

1. 葡萄糖凝胶的型号

型号	吸水量/g	膨胀体积/ ($mL \cdot g^{-1}$)	分离范围(分子量)		最小溶胀时间/h	
			肽与蛋白质	多糖	20~25 ℃	90~100 ℃
G-10	1.0±0.1	2~3	<700	<700	3	1
G-15	1.5±0.2	2.5~3.5	<1 500	<1 500	3	1
G-25	2.5±0.2	5	1 000~1 500	100~5 000	3	1
G-50	5.0±0.3	10	1 500~3 万	500~1 万	3	1
G-75	7.5±0.5	12~15	3 000~7 万	1 000~5 万	24	3
G-100	10.0±1.0	15~20	4 000~15 万	1 000~10 万	72	5
G-150	15.0±1.5	—	5 000~40 万	1 000~15 万	72	5
G-200	20.0±2.0	—	5 000~80 万	1 000~20 万	72	5

2. 羟丙基葡聚糖凝胶 LH20 在各种溶剂中的膨胀度

溶剂	膨胀体积/($mL \cdot g^{-1}$)	溶剂	膨胀体积/($mL \cdot g^{-1}$)
二甲基亚砜	4.4~4.6	丁醇	3.5~3.8
吡啶	4.2~4.4	甲酰胺	3.6~3.9
水	4.0~4.4	四氢呋喃	3.3~3.6
二甲基二甲酰胺	4.0~4.4	二氧六环	3.2~3.5
甲醇	3.9~4.3	丙酮	2.4~2.6
二氯甲烷	3.6~3.9	甲氯化碳	1.8~2.2
氯仿(含10%乙醇)	3.8~4.1	苯	1.6~2.0
丙醇	3.7~4.0	醋酸乙酯	1.6~1.8

续表

溶剂	膨胀体积/(mL·g⁻¹)	溶剂	膨胀体积/(mL·g⁻¹)
乙醇(含1%苯)	3.6~3.9	甲苯	1.5~1.6
异丁醇	3.6~3.9		

2. 流动相　流动相必须是能够溶解试剂的溶剂;不能破坏凝胶的稳定性;能润湿凝胶使其膨胀;黏度要低,能保持一定的流动性。

（1）流动相的种类:

①极性溶剂和亲水性溶剂:水和各种水溶液。

②亲脂性溶剂:各种亲脂性有机溶剂,如氯仿、四氢呋喃、甲苯等。

（2）选择原则:分离水溶性样品选择极性溶剂和亲水性溶剂;分离脂溶性成分选择亲脂性溶剂。

凝胶色谱一般按选用的流动相不同分为两类。以水溶液为流动相的称为凝胶过滤色谱（GFC）;以有机溶剂为流动相的称为凝胶渗透色谱（GPC）。

（三）凝胶色谱的操作技术

1. 凝胶的预处理　将干凝胶用选好的流动相（溶剂）充分浸泡膨胀后备用。

2. 装柱　一般选择直径为 2.5 cm 的柱子。凝胶装入柱中后,放出溶剂,再用溶剂不断流洗柱子,使凝胶沉淀、柱床稳定,并始终保持一定的液面。

3. 上样　把需要分离的成分溶于选好的溶剂中,上样前为防止破坏柱床表面,要在柱床表面放一张滤纸。上样方法同一般柱色谱。

4. 洗脱　洗脱剂和浸泡凝胶所用的溶剂相同。

5. 收集　分段收集,定性检查,合并同一组分,再行精制。

（四）凝胶色谱的应用

凝胶色谱是 20 世纪 60 年代发展起来的一种分离分析技术,主要用于分子大小不同的化合物的分离。凝胶色谱法不仅在分离大分子化合物方面广泛应用,在分离小分子化合物或其他方面如脱盐、吸水浓缩、除热源及粗略测定高分子物质的分子量方面均可应用。如用凝胶色谱分离多糖。先选用孔隙小的凝胶如 G-25、G-50 等,脱去无机盐及其他小分子化合物,再选用孔隙大的凝胶如 G-150、G-200 等分离大分子多糖类。洗脱液为各种浓度的盐溶液及缓冲液。

三、大孔吸附树脂色谱

以大孔吸附树脂为吸附剂的柱色谱分离形式称为大孔吸附树脂色谱。

（一）大孔吸附树脂色谱原理

大孔吸附树脂色谱是结合吸附性和分子筛性两种原理进行物质分离的。结合吸附性主要来源于范德华引力和氢键作用力;分子筛性则主要来源于大孔树脂的多孔性结构产生的渗透和过滤作用。被分离的成分根据自身分子的大小不同和吸附力的差异而分离。

(二)大孔吸附树脂色谱构成要素

大孔吸附树脂色谱的构成要素有固定相、流动相以及被分离成分。

1. 固定相　大孔吸附树脂色谱的固定相是大孔吸附树脂,分非极性和极性两类。

(1)性质:为大孔网状结构的高分子吸附剂,不溶于酸、碱及有机溶剂,在溶剂中体积会发生膨胀。

(2)选用原则:根据被分离成分的极性和分子大小来选择具有不同极性的大孔吸附树脂,以及决定大孔吸附树脂膨胀体积大小不同的溶剂。如分离大分子的物质则选择能使大孔吸附树脂体积膨胀大的溶剂;反之,选用使其体积膨胀小的溶剂。

2. 流动相　常用的流动相有甲醇、乙醇、丙酮、乙酸乙酯等。选用时,非极性大孔吸附树脂选择流动相的极性越小,洗脱能力越强;极性大孔吸附树脂选择流动相的极性越大,洗脱能力越强。

(三)影响分离的主要因素

一般来说,极性大的化合物和分子体积小的化合物在极性大孔吸附树脂上吸附力强,解吸附力弱,洗脱困难;而极性小的化合物和分子体积大的化合物在非极性大孔吸附树脂上吸附力强,解吸附力弱,洗脱困难。

(四)大孔吸附树脂的操作技术

1. 树脂预处理　树脂预处理是指将新购树脂用丙酮加热回流提取以去除杂质,并用水和乙醇浸泡过夜待用的过程。

2. 装柱　浸泡过夜的树脂用湿法装柱,然后用95%的乙醇流洗柱床,至流出液与水混合无白色浑浊为止;再用去离子水洗至无醇味。

3. 上样　将样品溶液加到树脂床中的操作。

4. 洗脱　选择合适的洗脱液进行洗脱。

5. 收集处理　分段收集洗脱液,定性检查,合并同一组分。

(五)大孔吸附树脂色谱的应用

大孔吸附树脂主要应用于中药化合物的分离和富集工作,如多糖和苷类物质的分离,黄酮苷、生物碱、三萜类等化合物的分离和精制,并广泛应用于各个领域。

应用案例:用大孔吸附树脂提取分离甜菊苷。甜菊苷提取液通过D101(D型非极性)树脂床,先用碱液洗,再用水洗,最后用95%乙醇洗脱,洗脱液处理后可得结晶。

四、高效液相色谱

高效液相色谱(HPLC)又称为高压液相色谱或高速液相色谱。它是利用高压手段加快液体流动相流速,采用高效能固定相及高灵敏度检测器发展起来的现代液相色谱法。

（一）高效液相色谱原理

高效液相色谱原理有分配原理、吸附原理、离子交换原理和分子筛过滤、渗透原理。

（二）高效液相色谱的类型

1. 按分离原理分　高效液相色谱按分离原理不同分为分配色谱、吸附色谱、离子交换色谱和凝胶色谱。

2. 按固定相和流动相极性选择分　高效液相色谱按固定相和流动相极性选择不同分为正相色谱和反相色谱（同分配色谱中的分类）。高效液相色谱中最常见的是正相化学键合相色谱和反相化学键合相色谱，分别简称为正相键合相色谱和反相键合相色谱。

（1）化学键合相色谱（BPC）：以化学键合相为固定相的色谱，按固定相极性不同又可分为正相化学键合相色谱和反相化学键合相色谱。

（2）正相键合相色谱：以极性键合相为固定相的色谱，如以氰基、氨基等极性基团键合在硅胶表面，将硅胶作为固定相进行的色谱操作。

（3）反相键合相色谱：以非极性键合相为固定相的色谱，如以十八烷基硅烷、辛烷基等非极性基团键合在硅胶表面，将此硅胶作为固定相进行的色谱操作。

3. 按固定相和流动相的聚集状态分　高效液相色谱按固定是液体还是固体分为液固色谱（LSC）和液液色谱（LLC）。

（三）高效液相色谱的主要组成

高效液相色谱的基本装置包括贮液槽、高压泵、进样器、色谱柱及高灵敏度的检测器、数据处理器等。高效液相色谱流程示意图如图 2-12 所示。

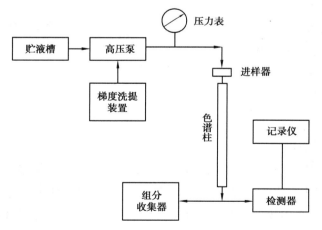

图 2-12　高效液相色谱流程示意图

（四）高效液相色谱的特点

1. 高压　液相色谱法以液体为流动相（称为载液），液体流经色谱柱，受到的阻力较大，为了迅速地通过色谱柱，必须对载液施加高压，一般压力可达 $(150 \sim 350) \times 10^5$ Pa。

2.高速　流动相在柱内的流速较经典色谱快很多,一般可达0.1~10 mL/min。高效液相色谱法所需的分析时间较经典液相色谱法短很多,一般少于1小时。

3.高效　近年来,许多新型固定相被研制出来,分离效率得到了大大提高。

4.高灵敏度高效液相色谱已广泛采用高灵敏度的检测器,进一步提高了分析的灵敏度,且用样量小,一般为几微升。

5.适应范围宽　气相色谱法与高效液相色谱法的比较:气相色谱法虽具有分离能力好、灵敏度高、分析速度快、操作方便等优点,但是受技术条件的限制,沸点太高的物质或热稳定性差的物质都难以应用气相色谱法进行分析。而高效液相色谱法只要求试样能制成溶液,而不需要汽化,因此不受试样挥发性的限制。对于高沸点、热稳定性差、相对分子量大(大于400以上)的有机物。这些物质几乎占有机物总数的75%~80%,原则上都可应用高效液相色谱法来进行分离、分析。据统计,在已知化合物中,能用气相色谱分析的约占20%,而能用液相色谱分析的占70%~80%。

(五)高效液相色谱的应用

高效液相色谱除具有速度快、效能高、仪器化等优点外,而且样品用量少,不需要汽化,只需制成溶液即可进样,柱温不需要太高,所以对挥发性差或遇热不稳定的成分、分子量大的高分子化合物及离子型化合物的分离极为有利。因此高效液相色谱对样品适用范围广、上样量大,便于制备分离。目前除在中药化学领域应用外,在其他定性、定量分析领域也广泛应用。比如用传统方法提取紫杉醇粗结晶后,采用制备型HPLC纯化重结晶,就可得到更纯的紫杉醇结晶。

五、气相色谱

1.气相色谱原理　当一种不与被分析物质发生化学反应的被称为载气的永久性气体(H_2、N_2、He、Ar、CO_2等)携带样品通过装有固定相的色谱柱时,由于试样分子与固定相分子发生吸附、溶解、结合或离子交换,试样分子随载气在两相之间反复多次分配,使那些分配系数只有微小差别的组分发生很大的分离效应,从而使不同组分得到完全分离。

2.气相色谱流程　载气从高压钢瓶中流出,经减压阀降到所需压力后,通过净化干燥管使载气净化,再经稳压阀和转子流量计后,以稳定的压力、恒定的速度流经汽化室与汽化的样品混合,然后将样品气体带入色谱柱中进行分离。分离后的各组分随着载气先后流入检测器,然后载气放空。检测器将物质的浓度或质量的变化转变为一定的电信号,经放大后在记录仪上记录下来,就得到色谱流出曲线。根据色谱流出曲线上得到的每个峰的保留时间,可进行定性分析,根据峰面积或峰高的大小,可以进行定量分析。气相色谱原理示意如图2-13所示。

3.气相色谱仪　气相色谱由气路系统、进样系统、分离系统、温控系统、检测记录系统组成,组分能否分开,关键在于色谱柱;分离后组分能否鉴定出来则在于检测器,所以分离系统和检测系统是气相色谱仪的核心。

4.气相色谱法的特点　样品在气相中传递速度快,组分在流动相和固定相之间可以瞬间达到平衡。可选作固定相的物质很多,分析速度快,分离效率高。近年来采用高灵敏选择性检测器,使其又具有了分析灵敏度高、应用范围广等优点。

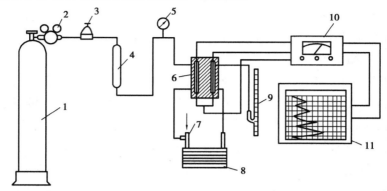

图 2-13　气相色谱原理示意图

1—高压气瓶(载气源);2—减压阀;3—精密调节阀;4—净化干燥管;5—压力表;
6—热导池;7—进样器;8—色谱柱;9—皂膜流速计;10—测量电桥;11—记录仪

5.气相色谱法的应用　气相色谱用于测定易挥发或可以转化为易挥发的物质,如中药化学中挥发性成分的定性定量、有机残留的检测,在中药的指纹图谱和农药残留分析等方面有很广泛的用途。

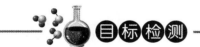

一、单项选择题

1.纸色谱属于分配色谱,固定相为(　　　)。

　A.纤维素　　　　　　　　　　　　B.滤纸所含的水

　C.展开剂中极性较大的溶液　　　　D.水

2.化合物在进行薄层层析时,常碰到两边斑点 R_f 值大、中间 R_f 值小的情况,其原因是(　　　)。

　A.点样量不一　　　　　　　　　　B.层析板铺得不均匀

　C.边缘效应　　　　　　　　　　　D.层析缸底部不平整

3.葡聚糖凝胶层析法在化合物分离过程中,先被洗脱下来的是(　　　)。

　A.杂质　　　　　　　　　　　　　B.小分子化合物

　C.大分子化合物　　　　　　　　　D.两者同时下来

4.氧化铝适用于分离(　　　)。

　A.酸性成分　　　B.苷类　　　　C.中性成分　　　　D.碱性成分

5.以分子筛作用原理分离化合物的色谱是(　　　)。

　A.离子交换色谱　　　　　　　　　B.凝胶滤过色谱

　C.聚酰胺色谱　　　　　　　　　　D.氧化铝色谱

6. 以色谱法去除苷苷粗提物中水溶性杂质时,首选固定相是(　　)。

  A. 氧化铝   B. 阳离子交换树脂

  C. 阴离子交换树脂   D. 大孔吸附树脂

7. 根据分离原理分类,色谱法主要有(　　)。

  A. 硅胶色谱和氧化铝色谱

  B. 液相色谱和气相色谱

  C. 柱色谱和薄层色谱

  D. 吸附色谱、分配色谱、凝胶层析和离子交换色谱

8. 硅胶色谱分离待分成分的色谱行为是(　　)。

  A. 极性大的先流出   B. 极性小的先流出

  C. 熔点低的先流出   D. 易挥发的先流出

9. 硅胶色谱的分离依据是被分离成分(　　)。

  A. 吸附力的不同   B. 分配系数的不同

  C. 分子量的不同   D. 离子交换能力的不同

10. 正相分配色谱常用的固定相是(　　)。

  A. 氯仿   B. 甲醇   C. 正丁醇   D. 水

11. 正相分配色谱常用的流动相是(　　)。

  A. 水   B. 碱水

  C. 亲脂性有机溶剂   D. 亲水性有机溶剂

12. 可用作分配色谱载体的是(　　)。

  A. 硅藻土   B. 聚酰胺   C. 活性炭   D. 氧化铝

13. 硅胶 TLC 中,若展开剂的极性增大,则各成分的 R_f 值将会(　　)。

  A. 变大   B. 变小   C. 与之前相反   D. 无规律变化

14. 葡聚糖凝胶分离糖、苷的原理是(　　)。

  A. 吸附   B. 分配比   C. 分子大小   D. 离子交换

15. 不宜用离子交换色谱法分离的成分是(　　)。

  A. 有机酸   B. 生物碱盐   C. 强心苷   D. 氨基酸

二、名词解释

吸附色谱法;分配色谱法;离子交换色谱;柱色谱

三、简答题

1. 分离天然药物中化学成分常用的吸附剂有哪些?

2. 简述葡聚糖凝胶色谱的分离原理及适用范围。

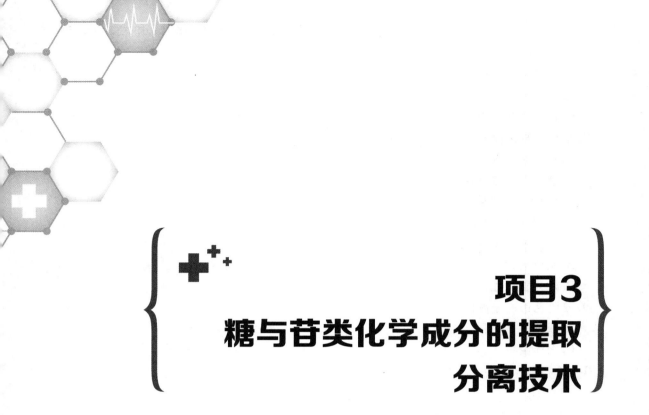

项目3
糖与苷类化学成分的提取分离技术

项目3课件

【知识目标】

掌握糖和苷的结构与分类,糖与苷提取分离基本原理与方法;熟悉糖与苷的理化性质,糖和苷的鉴别方法及提取分离技术;了解糖和苷的应用。

【能力目标】

能熟练进行糖和苷的提取、分离。

【素质目标】

通过糖与苷的提取分离操作,养成科学严谨的工作作风。

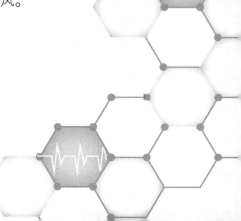

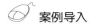
案例导入

神奇的多糖

【案例描述】香菇多糖已作为原发性肝癌等恶性肿瘤的辅助治疗药物,金针菇多糖、云芝多糖、猪苓多糖、竹荪多糖、茯苓多糖等也都具有不同程度的抗癌活性。现今植物多糖研究日益受到关注,因此科学家们预言,"21世纪是真菌多糖的世纪"。

【案例分析】科学实验研究显示,许多植物多糖具有生物活性,具有包括免疫调节、抗肿瘤、降血糖、降血脂、抗辐射、抗菌抗病毒、保护肝脏等保健作用。因此,植物多糖早已被广泛运用于医学界、餐饮界等大众生活领域。

【案例讨论】多糖可溶于水,和多糖一起伴生的成分是什么?你了解吗?

糖类也称为碳水化合物,在植物中分布十分广泛,常占细胞干重的80%～90%,既是植物光合作用的初生产物,也是绝大多数天然产物合成的初始原料。除作为植物的贮藏养料和骨架成分外,一些糖类还在生物合成以及细胞间识别、受精、胚胎形成、神经细胞发育、激素激活、细胞增殖、病毒和细菌感染、肿瘤细胞转移等方面表现出独特的生物活性。基于糖类在生物合成反应、许多基本生命过程以及天然药物治疗疾病中发挥的重要作用,对糖类的研究具有十分重要意义。

苷类也称为苷或配糖体,是由糖或糖的衍生物(如氨基糖、糖醛酸等)与另一非糖物质(称为苷元或配基,aglycone 或 genin)通过糖的半缩醛或半缩酮羟基与苷元脱水形成的一类化合物。几乎所有的天然产物如黄酮类、蒽醌类、苯丙素类、萜类、生物碱类等均可与糖或糖的衍生物形成苷,故苷的性质千变万化、结构各异。苷的共性是糖和苷键,由糖及糖的衍生物组成的化合物虽然不称为苷,但糖及糖的衍生物形成的化学键亦称为苷键。本章重点介绍糖类及苷键的性质。

任务 3.1　糖和苷的结构与分类

一、糖的结构类型

糖类化合物根据其能否水解及水解后产物不同,可分为单糖、低聚糖和多聚糖三类。单糖主要以五碳糖和六碳糖居多;低聚糖由2～9个单糖分子聚合而成;多糖由10个以上单糖分子聚合而成。

(一)单糖

单糖是指具有碳链骨架的多羟基醛或酮类化合物,多羟基醛称为醛糖,多羟基酮称为酮糖,是组成糖类及其衍生物的基本单元。自然界中已经发现的天然单糖有 200 多种,从三碳糖到八碳糖都有,但以五碳糖、六碳糖最多。多数单糖在生物体内呈结合状态,只有少数单糖(如葡萄糖、果糖等)以游离状态存在。单糖的结构式有 Fischer 投影式、Haworth 投影式、优势构象式三种表示方法。葡萄糖的三种构型如图 3-1 所示。

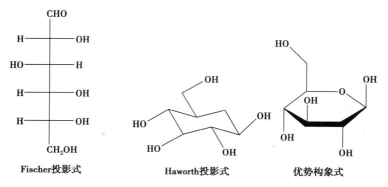

| Fischer投影式 | Haworth投影式 | 优势构象式 |

图 3-1　葡萄糖的三种构型

常见单糖主要结构类型及代表化合物见表 3-1。

表 3-1　单糖主要结构类型及代表化合物

结构类型	代表化合物
五碳醛糖	D-木糖　　L-阿拉伯糖
六碳醛糖	D-葡萄糖　　D-半乳糖
甲基五碳糖	L-鼠李糖　　D-夫糖
六碳酮糖	D-果糖

续表

结构类型	代表化合物
糖醛酸	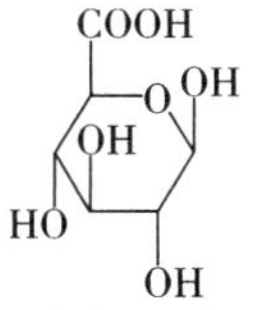 D-葡萄糖醛酸 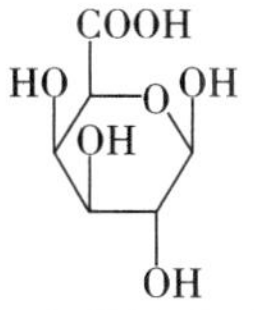　　　D-半乳糖醛酸
α-去氧糖	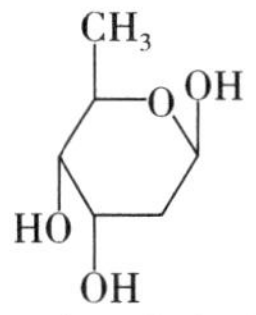 D-洋地黄毒糖
氨基糖	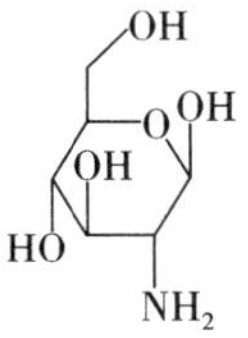 2-氨基-2-去氧-D-葡萄糖 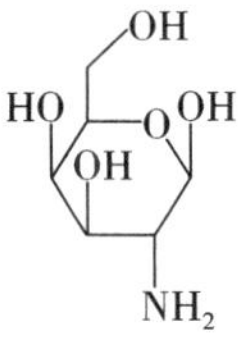　　2-氨基-2-去氧-D-半乳糖

（二）低聚糖

低聚糖，又称寡糖，是由 2~9 个单糖通过苷键结合而成的直链或支链聚糖。根据所含单糖的个数，低聚糖又可分为二糖、三糖、四糖等。根据是否含有游离的醛基或酮基，低聚糖又分为还原糖和非还原糖，具有游离醛基或酮基的为还原糖，如槐糖、樱草糖。两个单糖都以半缩醛或半缩酮上的羟基通过脱水缩合而成的聚糖就没有还原性，如海藻糖。常见低聚糖的结构式如下：

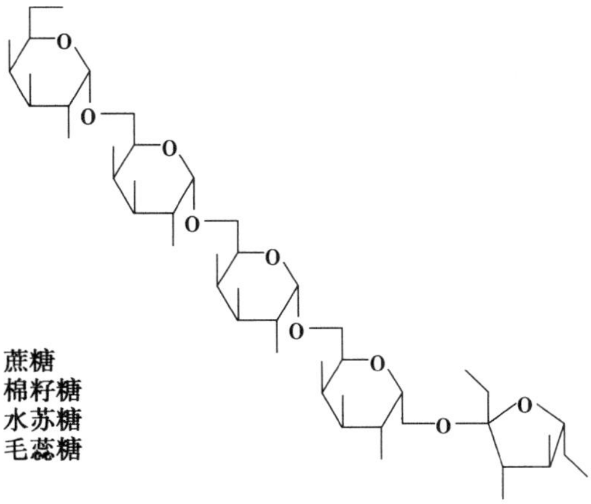

双糖：蔗糖
三糖：棉籽糖
四糖：水苏糖
五糖：毛蕊糖

（三）多聚糖

多聚糖又称为多糖,是由 10 个以上单糖通过苷键连接而成的,通常含有成百上千个单糖单位。根据多聚糖在生物体内的功能可将其分为两类:一类是动植物的支持组织,该类成分不溶于水,分子呈直链型,如植物中的纤维素、甲壳类动物的甲壳素等;另一类是动植物的贮存养料,该类成分可溶于热水成胶体溶液,能经酶催化水解释放出单糖,为动植物提供能量,多数分子呈支链型,如淀粉、肝糖原等。按照形成多聚糖的单糖类型,又可将多聚糖分为均多糖和杂多糖。由相同单糖单体形成的多糖称为均多糖,如淀粉、纤维素等;由不同单糖单元形成的多糖为杂多糖,如阿拉伯胶。

二、苷的结构类型

苷又称配糖体,是由糖或糖的衍生物(如氨基酸、糖醛酸等)与另一非糖物质通过糖的半缩醛或半缩酮羟基脱水形成的一类化合物,非糖部分称为苷元或配基。糖与非糖部分连接的化学键称为苷键,形成苷键的原子称为苷原子。苷类化合物广泛分布于天然药物中,有多方面的生物活性,在临床上显示出了多方面的疗效,是一类极为重要的天然成分。

苷类化合物有多种分类方法。根据苷在生物体内是原生的还是次生的,将其分为原生苷和次生苷(从原生苷中脱掉一个以上单糖的苷称为次生苷或次级苷);根据与苷元直接相连的糖链数目分为单糖链苷和双糖链苷等;根据糖苷中所含单糖的数目分为单糖苷、双糖苷、三糖苷等;根据苷元的化学结构类型分为黄酮苷、蒽醌苷、生物碱苷等;根据苷的生物活性或特殊性质分为强心苷、皂苷等;最常见的分类方法是按苷键原子的不同分类,常分为氧苷、硫苷、氮苷和碳苷四类,其中氧苷最多。

常见苷类化学物主要结构类型及代表化合物如表 3-2 所示。

表 3-2　多聚糖主要结构类型及代表化合物

结构类型	来源	代表化合物
氧苷: 形成苷键的 原子为氧原子　醇苷	龙胆、 红景天、 人参	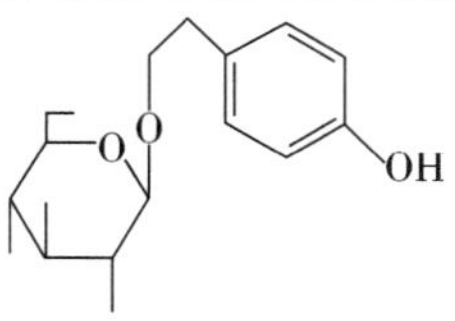 红景天苷 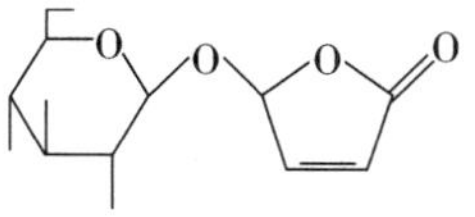　　　　毛茛苷
酚苷	天麻、槐米	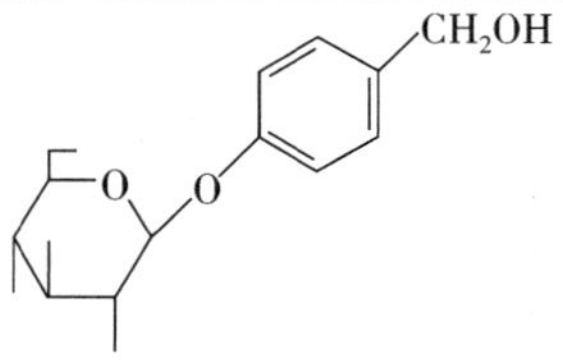 天麻苷 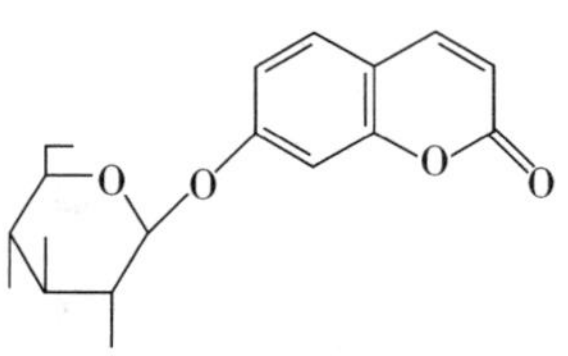　　　　秦皮苷

结构类型	来源		代表化合物
氧苷： 形成苷键的 原子为氧原子	酯苷	山慈菇、 瓜子金	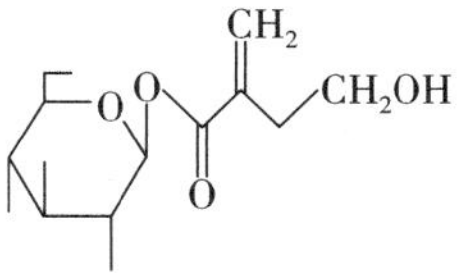 山慈菇苷 A 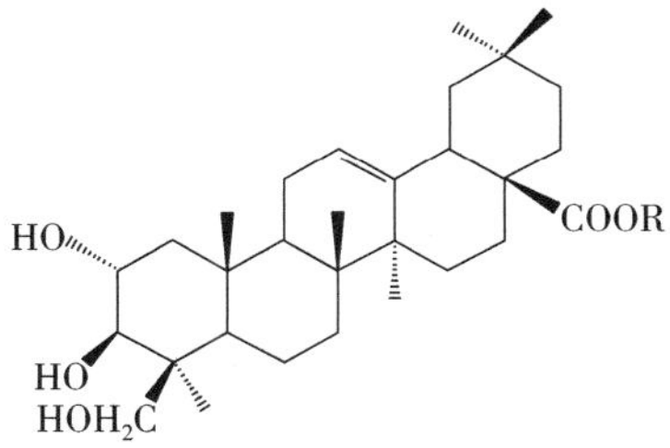 R = Glc —²— Glc —²— Glc　瓜子金皂苷乙 R = Glc —²— Glc　瓜子金皂苷丁
	氰苷	苦杏仁、 亚麻种子、 百脉根	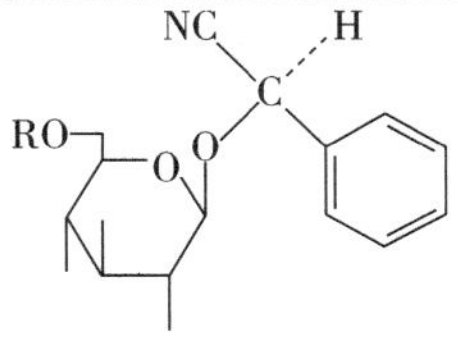 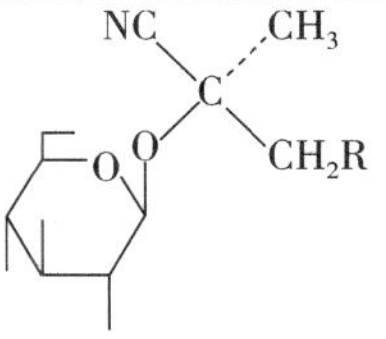 R = H　　　　野樱苷　　　R = H　　　亚麻氰苷 R = β-D-Glc　苦杏仁苷　　R = CH₃　百脉根苷
	吲哚苷	蓼蓝	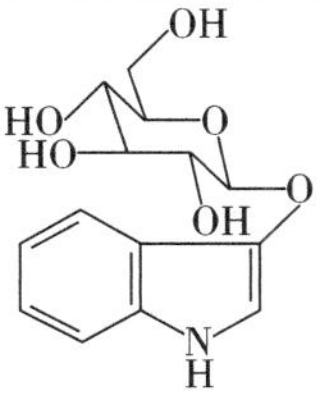 靛苷
硫苷： 形成苷键的 原子为硫原子	黑芥子、白芥子		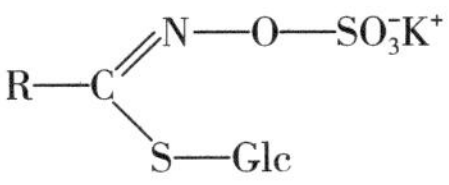 R = —CH₂—CH=CH₂　黑芥子苷 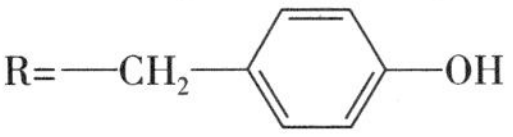 R = —CH₂——OH　白芥子苷
氮苷： 形成苷键的 原子为氮原子	巴豆		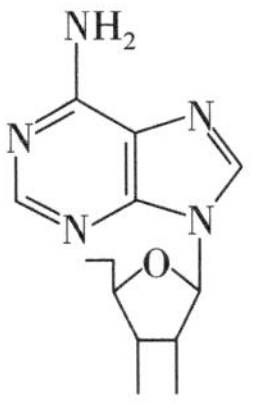 腺苷 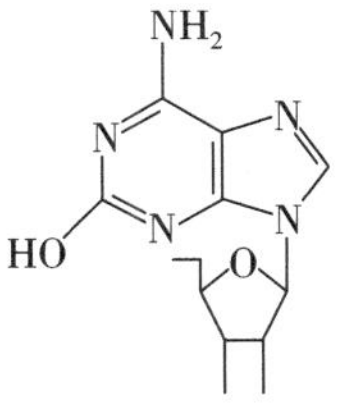　　　　　巴豆苷
碳苷： 形成苷键的 原子为碳原子	芦荟、牡荆		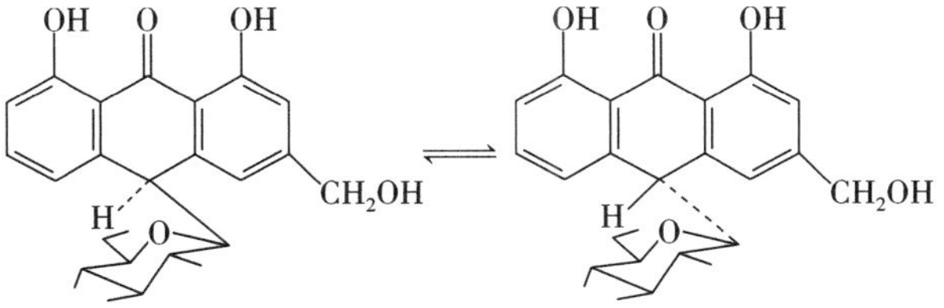 芦荟苷

任务 3.2　糖和苷的理化性质

一、糖的理化性质

(一)物理性质

单糖通常为无色晶体,味甜,有吸湿性,极易溶于水,不溶于脂溶性溶剂,如氯仿、乙醚等。因单糖分子中存在手性碳原子,故单糖有旋光性。

低聚糖类似于单糖,通常为无色晶体,部分具甜味,易溶于水,难溶或不溶于脂溶性溶剂。被酶或酸水解成单糖后出现旋光性。

多糖为无定形粉末,无甜味,难溶于水,在水中溶解度随分子量的增大而降低。容易被酶或酸水解,产物为低聚糖或单糖。

(二)化学性质

糖的化学性质在有机化学中已有详细的论述,下面仅就一些与糖的分离提取和检识密切相关的化学性质作一介绍。

1.氧化反应　单糖分子有醛(酮)基、伯醇基、仲醇基和邻二醇基结构单元,可以被溴水、硝酸、过碘酸等氧化剂选择性氧化,通常醛基最易被氧化,伯醇基次之。在控制反应条件的情况下,一般氧化剂也可具有一定的选择性,如溴水可将醛基氧化成羧基,硝酸可使醛糖氧化成糖二酸,过碘酸和四乙酸铅选择性较高,一般只作用于邻二羟基的氧化。在糖苷类和多元醇的结构研究中,过碘酸氧化反应是一个常用的反应。

2.糠醛形成反应　单糖分子在浓酸(4~10 mol/L)加热作用下,可脱3分子水,生成具有呋喃环结构的糠醛衍生物。多糖化合物在浓酸的作用下先水解成单糖,后脱水形成相应产物。五碳醛糖生成糠醛,甲基五碳醛糖生成5-甲基糠醛,六碳糖生成5-羟甲基糠醛,六碳糖醛酸生成5-羧基糠醛(往往会进一步脱羧最终形成糠醛)。通常在糠醛形成反应中,五碳醛糖和甲基五碳醛糖较六碳醛糖更容易形成,生成的产物也较稳定;六碳酮糖较六碳醛糖更容易形成,生成的5-羟甲基糠醛的产率也较高。

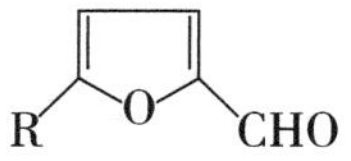

五碳糖	R＝—H	糠醛
甲基五碳糖	R＝—CH$_3$	5-甲基糠醛
六碳糖	R＝—CH$_2$OH	5-羟甲基糠醛
六碳糖醛酸	R＝—COOH	5-羧基糠醛

3.羟基反应　糖的羟基反应包括醚化、酯化、缩醛(缩酮)化以及与硼酸的络合反应等。在糖的羟基中半缩醛羟基最活泼,伯醇羟基次之,C$_2$—OH再次之。这是因为半缩醛羟基和伯

醇羟基处于末端,在空间上较为有利;C_2—OH 则是因为羰基诱导效应的影响,酸性有所增强。

糖的醚化反应主要用于多糖的结构测定,酯化反应现已较少使用,因此本书仅就缩醛(缩酮)化及与硼酸的络合反应作一简单介绍。

(1)缩醛(缩酮)化反应:酮或醛在脱水剂的存在下,可与多元醇的两个有适当空间位置的顺邻二醇羟基或 1,3-二醇羟基形成环状缩酮和缩醛。常用的脱水剂有矿酸、无水 $ZnCl_2$、无水 $CuSO_4$ 等。通常醛易与 1,3-二醇羟基生成六元环状物,酮易与顺邻二醇羟基生成五元环状物,如丙酮与邻二醇羟基生成五元环状缩酮,又称为异丙叉衍生物、丙酮加成物;苯甲醛与吡喃糖生成六元环状缩醛,称为苯甲叉衍生物。

缩醛和缩酮衍生物对碱稳定,对酸不稳定,因此既可以利用缩醛、缩酮反应保护某些羟基,也可以利用它来推测结构中是否存在顺邻二醇羟基或 1,3-二醇羟基。

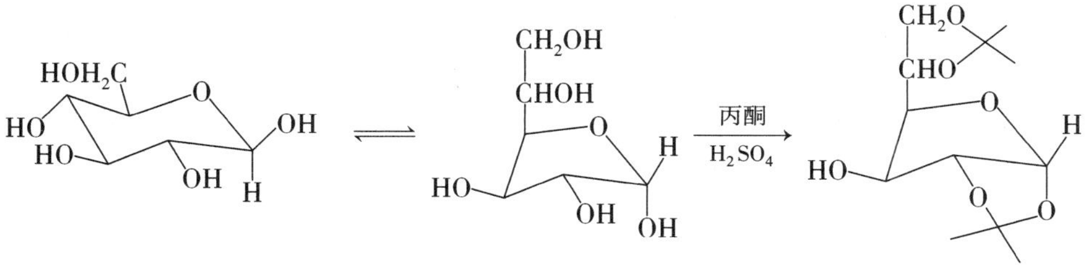

D-葡萄糖　　　　　　　　　　　　　　　　　　1,2;5,6-二-O-异丙叉-α-D-葡萄吡喃糖

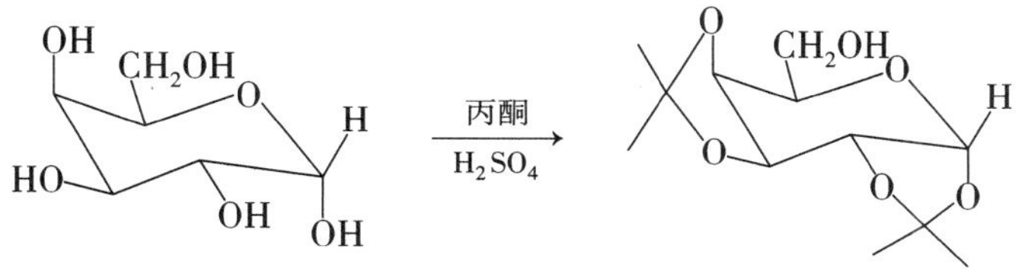

α-D-半乳糖　　　　　1,2;3,4-二-O-异丙叉-α-D-半乳吡喃糖

(2)与硼酸的络合反应:很多具有邻二羟基的化合物可与硼酸、钼酸、铜氨、碱土金属等试剂反应生成络合物,使它们的理化性质发生较大的改变,因此可用于糖、苷等化合物的分离、鉴定以及构型的确定。

硼酸是一种弱酸,在水溶液中可与 OH 基络合,由原来的平面三叉体变为四面体,可与处在同一平面上的、具有适当空间位置的二羟基形成稳定的五元或六元络合物。如芳环上的邻位二酚羟基较间位和对位易形成络合物。

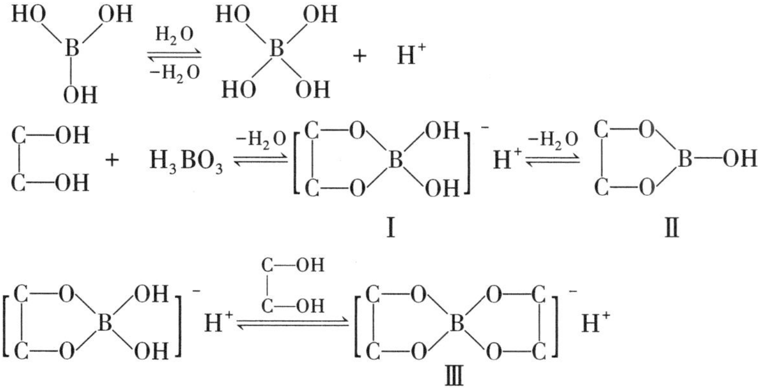

二、苷的理化性质

(一) 物理性质

苷类多为固体,含糖基少的可形成结晶,含糖基多的如皂苷,则多为具有吸湿性的无定形粉末。苷类一般无味,少量具苦味,如龙胆苦苷,极少有甜味,如甜菊苷。苷类是否有颜色取决于苷元部分共轭体系的大小和是否存在助色团。多数苷类无色,有的呈黄色、橙黄色或其他颜色。

苷类的溶解性与苷元和糖的结构有关。通常,苷元为弱亲水性物质,糖为亲水性物质。苷类的亲水性与糖基数目、苷元分子大小、糖和苷元中的亲水基团有关,其亲水性随糖基的增多而增大,随苷元碳原子数目的增多而减少,随糖和苷元中亲水基团数目的增多而增大。苷类多数可溶于水及甲醇、乙醇、含水正丁醇等亲水性有机溶剂,难溶于乙醚、苯等亲脂性有机溶剂。苷元亲脂性增强,一般易溶于乙醇、氯仿、乙醚、苯等有机溶剂,难溶于水。碳苷的溶解性特殊,无论是在水或其他溶剂中,其溶解度一般都较小。

苷类均有旋光性,无还原性,一般呈左旋光性。但苷水解后,由于生成的糖常是右旋的,因而使混合物呈右旋光性,并有还原性。苷类旋光度的大小与苷元和糖的结构,以及苷元和糖、糖和糖之间的连接方式有关。

(二) 苷的化学性质

1. 苷键的裂解反应　苷键的裂解反应是研究苷类和多糖的重要反应。苷键具有一般缩醛(缩酮)的性质,在稀酸或酶的作用下,苷键断裂,水解成为苷元和糖。通过苷键裂解反应,可以了解苷元结构、糖种类,进一步确定苷元与糖、糖与糖之间的连接方式。苷键的裂解方式主要有酸水解、酶水解、碱水解、氧化开裂等。

(1) 酸催化水解:苷键为缩醛(缩酮)结构,在水或稀醇溶液中,常易被稀盐酸、稀硫酸、醋酸、甲酸等催化水解。其反应机理为,苷键原子先被质子化,然后苷键断裂形成糖基正离子或半椅式中间体,该中间体再与水结合形成糖,并释放催化剂质子。如葡萄糖氧苷的水解过程为:

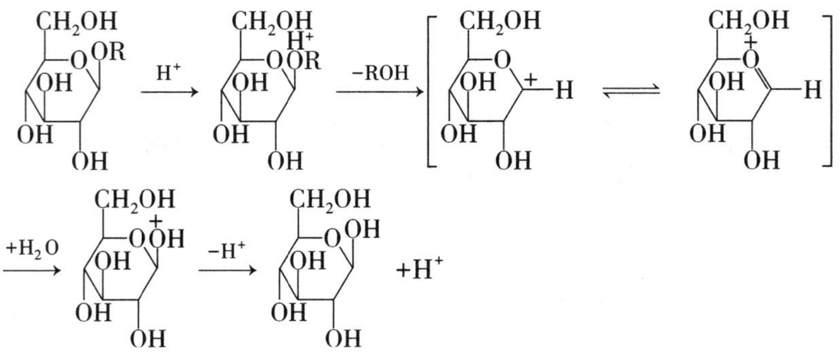

由苷键水解机理可以看出,有利于苷键原子质子化和中间体形成的一切因素均有利于苷键水解反应的进行。通常,苷键酸解反应由易到难遵循以下规律:

①在形成苷键的 N、O、S、C 四个原子中,N 的碱性最强,最易质子化。C 上无共用电子时,几乎无碱性,最难质子化。苷键水解由易到难的程度:N-苷>O-苷>S-苷>C-苷。

虽然氮原子碱性较强,易于质子化,但当氮原子处在酰胺或嘧啶环上时,由于受到强烈的 p-π 共轭效应和诱导效应的影响,氮原子几乎已无碱性,甚至在酰胺中还有一定的酸性,所以这类苷不容易水解。例如朱砂莲中的朱砂莲苷不能直接被 10% 的 HCl 水解,而需将其溶于四氢呋喃中,经氢化锂铝还原后才能被 1 mol/L 的 HCl 水解。

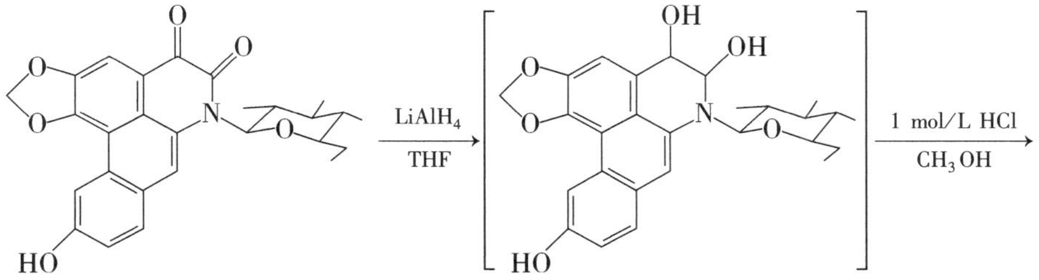

朱砂莲苷

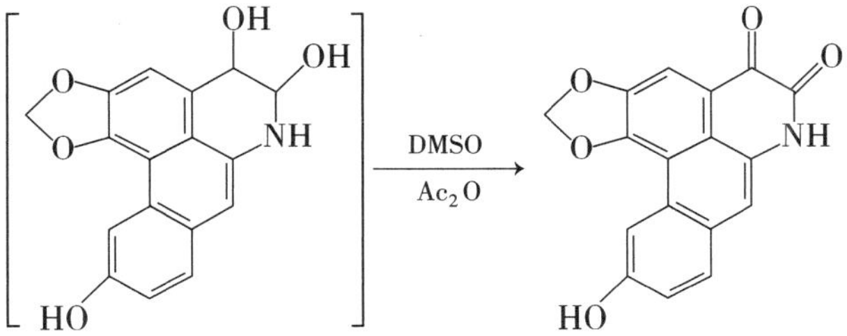

朱砂莲素

②在 p-π 共轭作用下,酚苷、烯醇苷的苷元在苷键原子质子化时,由于芳环或双键对苷键原子的供电子作用,所以酚苷、烯醇苷比醇苷易于水解。

③五元呋喃环的平面性使各取代基处于重叠位置,空间张力大,形成水解中间体后可有效降低环张力,有利于水解,因此,呋喃糖苷较吡喃糖苷易水解。例如大多为呋喃糖结构的酮糖苷,较醛糖苷更易水解。

④在吡喃糖苷中,吡喃环 C_5 上的取代基会对质子进攻苷键原子形成一定的位阻,故 C_5—R 越大,越难水解,水解从易到难的顺序:五碳糖苷>甲基五碳糖苷>六碳糖苷>七碳糖苷>糖醛酸苷。

⑤由于氨基和羟基均可与苷键原子争夺质子,特别是 2-NH 和 2-OH 糖,当 2 位被质子化后,端基碳原子的电子云密度降低,不利于苷键原子的质子化,故氨基糖特别是 2-氨基糖苷最难水解,其水解由易到难为 2,6-二去氧糖苷>2-去氧糖苷>6-去氧糖苷>2-羟基糖苷>2-氨基糖苷。

(2)碱催化水解:苷键具有缩醛(缩酮)结构,对碱性试剂相对稳定,不易被碱催化水解。但若苷元为酸、酚、有羰基共轭的烯醇类、成苷羟基的 β 位有吸电子基取代的苷,这些苷键因具有一定的酯的性质,遇碱可以发生水解。例如 4-羟基香豆素苷、藏红花苦苷、蜀黍苷等遇碱均可发生水解。

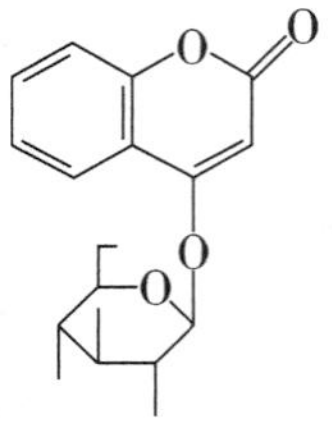

4-羟基香豆素苷 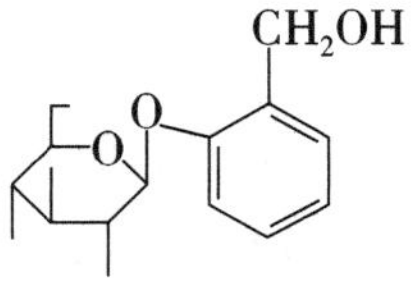　　　　　水杨苷 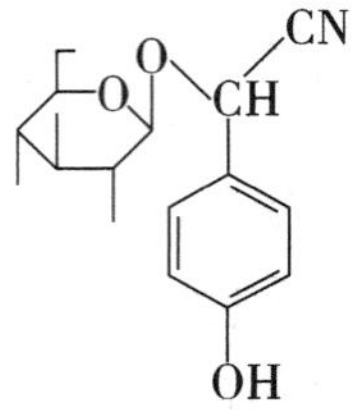　　　　　　蜀黍苷

如苯酚 β-D-葡萄糖苷用碱水解得 1,6-葡萄糖苷。

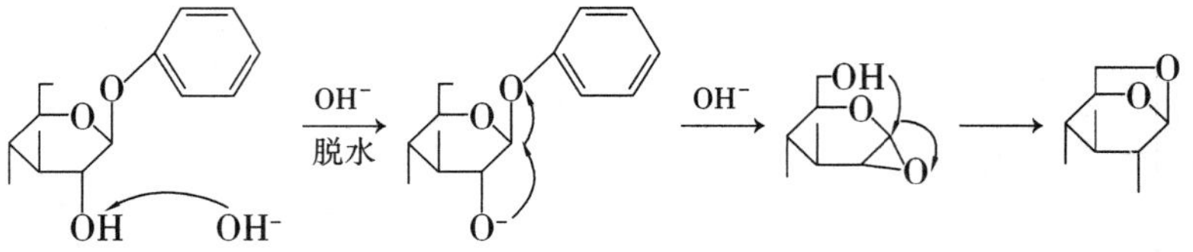

萘酚 β-葡萄糖苷　　　　　　　　　　　　　1,6-葡萄糖苷

（3）酶催化水解：酶是专属性很强的生物催化剂,酶催化水解具有反应条件温和、专属性高等优势,可有效避免酸、碱催化水解对糖和苷元结构的进一步破坏。

酶催化水解的温和性可保留部分苷键得到次级苷,可以获知苷元与糖、糖与糖的连接方式,如穿心莲内酯 19-β-D 葡萄糖苷用硫酸水解时生产去氧和末端双键移位的苷元,用纤维素酶水解则生成原苷元。酶的专属性主要表现在特定的酶只能水解糖的特定构型的苷键,如 α-苷酶只能水解 α-糖苷键,而 β-苷酶只能水解 β-糖苷键,故酶水解也常用来推断苷键的构型。

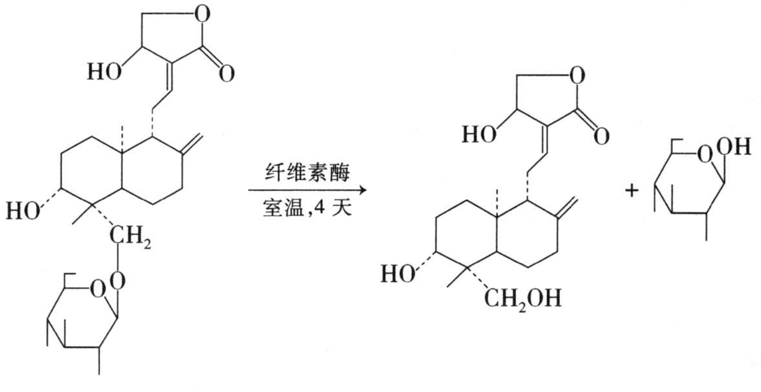

穿心莲内酯-19-β-D-葡萄糖苷　　　　　　穿心莲内酯

pH 值是影响酶水解反应的重要因素之一,某些酶的酶解产物会随 pH 值的改变而改变。如存在于十字花科植物中的芥子苷酶,在 pH 值为 7 时对芥子苷的酶解产物是异硫氰酸酯,在 pH 值为 3～4 时则是腈和硫黄。

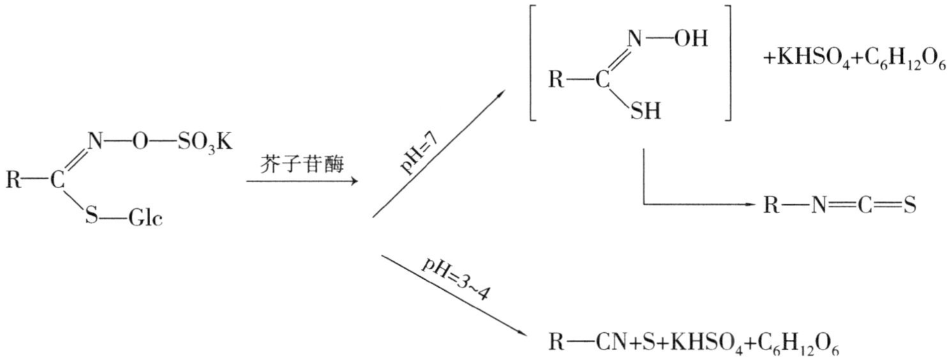

芥子苷

（4）乙酰解反应：乙酰解反应是用醋酐及酸（H_2SO_4、$HClO_4$、CF_3COOH、$ZnCl_2$、$BF3$ 等）水解部分苷键的、类似于酸催化水解苷键的化学反应，其进攻基团为 CH_3CO^+，非质子。水解产物为乙酰化单糖和乙酰化低聚糖，然后借助薄层或气相色谱分析来确定糖与糖之间的连接位置。另外，酰化也可以保护苷元部分的羟基，得到一些亲脂性成分，提纯和鉴定都比较方便。

苷键发生乙酰解的速率与糖苷键的位置有关。当苷键的邻位有羟基可以乙酰化，或者苷键邻位有环氧基时，由于电负性而使反应的速度减慢。从二糖苷键的乙酰解速率研究可以看出，糖与糖的乙酰解一般以 1→6 苷键最易断裂，其次为 1→4 苷键和 1→3 苷键，1→2 苷键最难开裂。

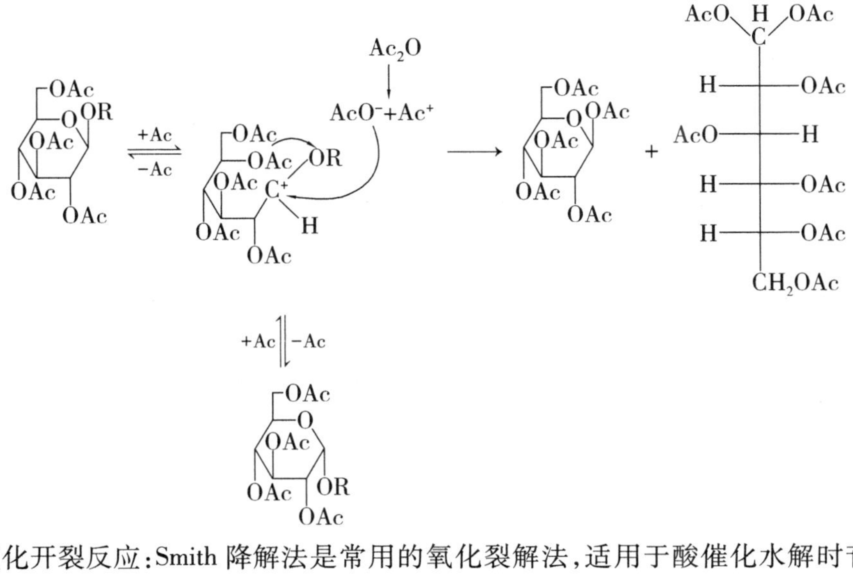

（5）氧化开裂反应：Smith 降解法是常用的氧化裂解法，适用于酸催化水解时苷元结构容易改变的苷以及不易被酸水解的 C-苷，不适用于苷元上有邻二醇羟基结构的苷类。Smith 降解法是先用过碘酸氧化糖苷，使之生成二元醛和甲酸，再以四氢硼钠还原，生成相应的二元醇，然后在室温下与稀酸作用，使其水解成苷元、多元醇和羟基乙醛等产物。

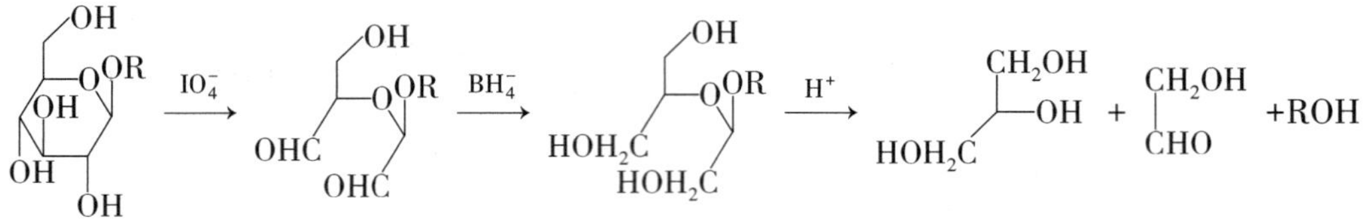

2. 苷的其他反应　苷类结构中，结合糖水解成游离糖后，可发生与糖相同的化学反应。

任务 3.3　糖和苷的提取分离

一、糖的提取与分离

单糖为多羟基衍生物，易溶于水，难溶于低极性的有机溶剂；低聚糖与单糖的物理性质类似；多糖分子随聚合度的增加，其性质与单糖相差变大，通常为非晶态，无甜味，难溶于冷水，溶于热水成胶体溶液。提取植物多糖常用溶剂提取法，利用多糖不易溶于乙醇的性质在提取水溶液中加入乙醇、甲醇或丙酮，使多糖从提取液中沉淀出来，达到初步分离的目的。对水溶醇不溶糖类，可先用醇除去杂质，再用水提取。通过以上方法获得粗分糖提取液后，除去共同杂质后，常需要多种方法综合运用，分离混合糖。

（一）多糖的提取

多糖的提取，常用的溶剂是冷水、热水、热或冷的 0.1 ~ 1 mol/L NaOH 或 KOH 水溶液、热或冷的 1% HAc 水溶液或苯酚等。通常先用甲醇或 1 : 1 的乙醇、乙醚混合液脱脂，然后用水加热提取 2 ~ 3 次，每次 4 ~ 6 小时，最后再用 0.5 mol/L NaOH 水溶液提取两次，将多糖分为水溶和碱溶两部分。提取液经浓缩后以等量或数倍量的甲醇或乙醇、丙酮等沉淀，所获的粗多糖反复溶解与醇沉，进行提取。

为防止糖的水解，用稀酸提取时间宜短，温度最好不超过 5 ℃；用碱提取时，最好通入 N_2 或加入硼氢化钾，提取结束后要迅速中和或透析除去碱。

（二）多糖的分离纯化

1. 除蛋白　通过上述方法获得的多糖一般为粗多糖，含有较多蛋白质需要除去。常用的除蛋白质方法包括 Sevage 法、三氯乙酸法、酶解法、三氟三氯乙烷法等。

（1）Sevage 法：利用蛋白质在三氯甲烷中变性的特点，用三氯甲烷 : 正丁醇 = 5 : 1 或 4 : 1 的二元溶剂体系按 1 : 5 加入多糖提取液中，混合物经剧烈振摇后离心，蛋白质与三氯甲烷-正丁醇生成凝胶物而分离，分去水层和溶剂层交界处的变性蛋白质。

（2）三氯乙酸法：将三氯乙酸在低温下搅拌加入多糖提取液中，直到溶液不再继续浑浊为止，离心弃去沉淀，即可达到除去蛋白质的目的。存在于溶液中的三氯乙酸经中和后，通过透析或超滤等方法除去。

（3）酶解法：在样品溶液中加入蛋白质水解酶，如胃蛋白酶、胰蛋白酶、木瓜蛋白酶、链霉蛋白酶等，使样品中的蛋白质降解。

（4）三氟三氯乙烷法：将三氟三氯乙烷按1∶1比例加入多糖溶液中搅拌10分钟，离心得水层，水层再用上述溶剂处理两次即可得无蛋白多糖。

2. 多糖的分离纯化方法

（1）沉淀法。

①分级沉淀法：糖分子随着其聚合度的增大，在不同浓度的甲醇、乙醇、丙酮中具有不同的溶解度。因此在糖的浓水溶液中，逐次按比例加入甲醇（乙醇或丙酮），收集析出的沉淀，并反复溶解与沉淀，直到测得的比旋光度、电泳等物理常数恒定。此方法适用于分离溶解度相差较大的糖类。沉淀通常在中性体系中进行，但分离酸性多糖时，需控制体系的 pH 值，避免苷键水解。

②季铵盐沉淀法：酸性多糖的分离常用季铵盐沉淀法。季铵盐及其氢氧化物是一类乳化剂，能够与酸性多糖生产不溶性沉淀，通常不与中性多糖产生沉淀。但当增大溶液的 pH 值或加硼砂缓冲液增加糖的酸度时，季铵盐也会与中性多糖产生沉淀。常用的季铵盐有十六烷基三甲胺的溴化物（CTAB）及其氢氧化物（CTA-OH）、十六烷基吡啶氢氧化物（CP-OH）。

搅拌下在多糖溶液中加入 0.1% ~1%（V/V）的 CTAB 或 CP-OH，酸性多糖可从中性多糖中沉淀出来，因此可通过控制季铵盐的浓度分离各种不同的酸性多糖。分离多糖混合物溶液时，若溶液 pH<9，且无硼砂存在，则可沉淀出酸性多糖，反之，中性多糖也会被沉淀出来。

$$C_{16}H_{33}\!-\!\overset{CH_3}{\underset{CH_3}{\overset{|}{\underset{|}{N^+}}}}\!-\!CH_3\ \ OH^-$$

CTA-OH

CP-OH

（2）凝胶柱色谱法：凝胶柱色谱按分子大小和形状的不同可将多糖分离开，常用的固定相有葡聚糖凝胶（Sephadex G）、琼脂糖凝胶、聚丙烯酰胺凝胶（Bio-Gel P）等，常用的洗脱剂是各种浓度的盐溶液及缓冲液，但它们的离子强度最好不低于 0.02 mol/L。出柱的顺序是大分子先出柱，小分子后出柱。由于糖分子与凝胶间的相互作用，洗脱液的体积与蛋白质的分离有很大差别。在分离多糖时，通常用孔隙小的凝胶如 Sephadex G-25、G-50 等先脱去多糖中的无机盐及小分子化合物，然后再用孔隙大的凝胶 Sephadex G-200 等进行分离。凝胶柱色谱法不适合黏多糖的分离。

（3）纤维素柱色谱法：纤维素柱色谱分离多糖，通常以水和不同浓度的乙醇为洗脱剂，水溶性大的先出柱，水溶性小的后出柱。将离子交换色谱和纤维素色谱结合制成一系列离子交换纤维素，可以分离酸性多糖、中性多糖和黏多糖。其中最常用的是阴离子交换纤维素 DEAE 纤维素（即二甲氨基乙基纤维素）和 ECTEOLA 纤维素（即 3-氯-1,2-环氧丙烷三乙醇胺纤维素）。离子交换纤维素对多糖的吸附力与多糖的结构有关，通常多糖分子中酸性基团越多，亲和力越强；对于直线型多糖，在同系物中，分子量大的较分子量小的吸附力强；直链型多糖较支链型多糖吸附力强。

多糖提取分离实例

从商陆科植物商陆的根中经过脱脂、水提、醇沉、柱色谱等方法可提取到酸性杂多糖 PEP-Ⅰ和 PEP-Ⅱ,其中 PEP-Ⅰ有显著增强巨噬细胞产生肿瘤坏死因子和白细胞介素的能力。商陆具体分离过程为:取商陆,粉碎后用乙醇脱脂,后用水渗漉、浓缩。在浓缩液中加入2倍量乙醇,静置,滤取沉淀。将沉淀溶于水中,用 Sevage 法除去蛋白。水溶液用水透析除去无机盐及小分子化合物,加入2倍量乙醇沉淀,滤取沉淀物。依次用乙醇、无水乙醇、丙酮、乙醚洗涤,除去脂溶性成分和水分,干燥即得商陆粗多糖。取商陆粗多糖3g,溶于40 mL水中,用 DEAE 纤维素(乙酸型)柱色谱分离(4 cm×19 cm),依次用水,0.05 mol/L、0.1 mol/L 和 0.5 mol/L 乙酸钠水溶液洗脱,按每份20 mL收集。以苯酚-硫酸法比色检测,合并相同组分。用 0.1 mol/L 乙酸钠水溶液洗脱物进行超滤、浓缩,在浓缩液中加入2倍量乙醇,滤取沉淀物。依次用无水乙醇、丙酮洗涤,P_2O_5 干燥,得 PEP-Ⅰ 320 mg。0.5 mol/L 乙酸钠水溶液洗脱物用上法处理得 PEP-Ⅱ 470 mg。PEP-Ⅰ和 PEP-Ⅱ经乙酸纤维薄膜电泳和凝胶柱色谱检测均为单一组分。全水解后经薄层色谱和气相色谱检测,PEP-Ⅰ和 PEP-Ⅱ由半乳糖醛酸、半乳糖、阿拉伯糖和鼠李糖组成,其物质的量之比分别为 1∶0.18∶0.32∶0.16 和 1∶0.07∶0.12∶0.15。商陆分离流程如下:

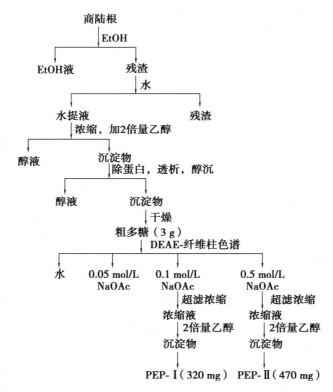

二、苷的提取与分离

苷的种类多,性质差异大,提取分离时应具体情况具体分析。苷类的一些共性,也可以看作苷类提取分离中的共性。因此,在设计从自然界提取分离苷类化合物的方案时,应充分考虑和应用这些共性。

(一)苷的提取

天然药物中,苷通常与能水解苷键的酶共存,若在潮湿的环境中碾碎原药材,或用冷水浸泡原料药粉末,会使苷与酶接触发生苷键的酶解反应,产生次级苷甚至苷元。所以,为了提取植物中存在的原生苷,在提取苷类时,需先设法抑制或破坏酶的活性。通常采用沸水、甲醇、60%以上乙醇作为提取溶剂,或在药材中加入一定量的碳酸钙拌匀后用沸水提取,可有效避免苷键酶解反应的发生。从药材中系统提取苷类化合物的一般流程如下:

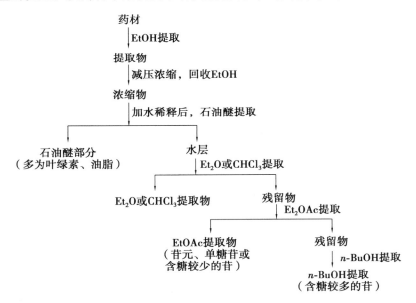

(二)苷的分离

通过提取获得的苷类化合物,是多种组分的混合物,需进一步分离纯化,除去混存杂质,常用的纯化分离方法有溶剂法、凝胶色谱法、柱色谱法等。

(1)溶剂法:利用苷类物质的溶解性差异,将浓缩提取液所得的提取物,用合适的溶剂溶出苷类成分。如某些酸性苷类用碱水萃取提取物后(如黄酮苷、蒽醌苷类),再于萃取液中加入酸,苷类即可沉淀析出,从而与其他成分分开。又如某些苷类可选用合适的溶剂通过重结晶的方法进行纯化分离。

(2)凝胶色谱法:根据苷类化合物分子大小不同可采用凝胶色谱法进行纯化。如葡聚糖凝胶、琼脂糖凝胶、聚丙烯酰胺凝胶广泛用于苷类的纯化。分离苷类一般选用孔隙小的凝胶,如 SephadexG-25、Sephadex G-50 等。

此外,羟丙基葡聚糖凝胶因具有一定程度的亲脂性,在许多有机溶剂中也能膨胀,可适用于某些亲脂性苷类成分的分离。如在黄酮苷的分离中,采用 Sephadex LH-20 作吸附剂,以甲醇洗脱时,黄酮的三糖苷先被洗下来,其次是二糖苷,单糖苷最后被洗下来。

(3)柱色谱法:经过初步纯化获得的苷类粗提混合物,通常需借助柱色谱才能获得苷的单体。利用苷类化合物分子结构上的差异性,用不同的色谱载体,如硅胶、聚酰胺、反相硅胶、纤维素等进行分离;对于组分复杂的苷类混合物的分离,仅采用一种色谱手段并不能获得理想的分离效果,往往需要多次反复色谱,或者几种色谱和分离技术相互配合使用,才能获得理想的分离效果。

任务 3.4　糖和苷的检识

一、糖的检识

（一）化学方法

1. Molish 反应　又称 α-萘酚-浓硫酸反应,用于鉴别糖与非糖。糖在浓硫酸或浓盐酸的作用下脱水形成糠醛及其衍生物,再与 α-萘酚反应形成紫红色复合物,在糖液与浓硫酸的液面间形成紫环。

取待检液 1 mL,加入 3% 的 α-萘酚乙醇溶液 1~3 滴,摇匀,然后沿试管壁缓慢加入浓 H_2SO_4,静置,若在两液面交界处出现紫红色环,说明待检液中含有糖。

2. Fehling 反应　用于检识还原性糖,含有醛基或酮基的还原性糖能使 Fehling 试剂还原,产生砖红色氧化亚铜沉淀。

3. Tollen 反应　也称为银镜反应,用于检识还原性糖。Tollen 试剂(银氨溶液)与还原性糖反应,析出的银在薄层板或滤纸上为褐斑,在试管壁上则呈光亮银镜。

非还原糖对 Fehling 反应和 Tollen 反应呈阴性。但将反应滤液酸水解后再进行 Fehling 反应或 Tollen 反应,如果为阳性反应,说明存在多糖或苷类。

4. Seliwanoff 反应　用于检识酮糖和醛糖。糖与浓盐酸反应后再与间苯二酚反应,酮糖显鲜红色,醛糖显淡红色。

5. 蒽酮-硫酸反应　用于多糖的检识。糖经浓 H_2SO_4 水解后,与蒽酮反应生成蓝绿色衍生物。

（二）色谱方法

1. 纸色谱法　因糖分子剂型较大,适合用纸色谱法进行检识。常用的展开剂为水饱和的有机溶剂,如正丁醇-乙酸-水(4∶1∶5 上层)、正丁醇-乙醇-水(4∶2∶1)和水饱和的苯酚等。常用的显色剂有硝酸银试剂、三苯四氮唑盐试剂,硝酸银试剂显色后产生棕褐色斑点,三苯四氮唑盐试剂使单糖或还原性低聚糖显红色。以纸色谱检识糖类通常需以标准品同时点样作为对照。

色谱过程中糖的比移值大小与其结构中的碳原子数和羟基数有关。在单糖中,一般碳原子数少,其比移值大,若碳原子数相同,则酮糖比移值大于醛糖,去氧糖比移值更大。

2. 薄层色谱法　通常选用硅胶色谱板作为固定相,用极性较大的含水溶剂作为展开剂,如正丁醇-乙酸-水(4∶1∶5 上层)、氯仿-甲醇-水(65∶35∶10 下层)、乙酸乙酯-正丁醇-水(4∶1∶5 上层)等三元溶剂系统。常用的显色剂除硝酸银试剂外,还有茴香醛-硫酸试剂、α-萘酚-浓硫酸试剂。喷显色剂后一般需在 100 ℃ 左右加热数分钟至斑点显现。

糖的极性大,为获得满意的分离效果,进行薄层色谱分析时,点样量不宜过大,否则会出现明显的拖尾现象,使比移值下降,进而使一些比移值相近的糖难以分离。

二、苷的结构检识

苷类的分子结构检识方法有质谱法、核磁共振法、酶解法、红外光谱法、分子旋光差法(Klyne 法)等。下面简要介绍两种较简单的方法。

1. Klyne 法　将苷和苷元的分子旋光差与组成该苷的糖的一对甲苷的分子旋光度进行比较,数值上相接近的一个便是与之有相同苷键的一个。

2. 红外光谱法　在苷类化合物的红外吸收光谱中,利用指纹区可区别糖端基碳的构型,常见吡喃糖端基碳的构型区别在 730~960 cm^{-1}。如 D-葡萄糖,苷键为 β-构型时在 890cm^{-1} 处附近会出现糖端基原子的 δ_{CH} 吸收(弱→中),可作为鉴定苷键构型的辅助手段。

三、苷元检识

在天然药物活性成分中,常见的苷元类型有黄酮、香豆素、蒽醌、萜类等。苷元部分的检识需根据苷元的具体结构类型进行,比如黄酮可利用盐酸-镁粉反应进行;蒽醌则可以用碱液的呈色反应进行。

案例 3.1　苦杏仁苷的提取分离

一、苦杏仁中的苦杏仁苷

苦杏仁为蔷薇科植物山杏、西伯利亚杏、东北杏的干燥成熟种子。夏季采收成熟果实,除去果肉和核壳,取出种子,晒干。苦杏仁具有降气止咳平喘,润肠通便的功效,用于咳嗽气喘、胸满痰多、肠燥便秘。现行版《中国药典》规定,苦杏仁含苦杏仁苷($C_{20}H_{27}NO_{11}$)不得少于

2.4%。

从苦杏仁中提取苦杏仁苷的流程如下：

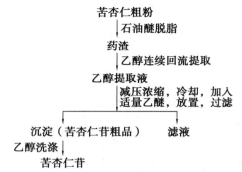

流程说明：苦杏仁苷为双糖苷，极性大，易溶于水，可溶于水、乙醇中，难溶于乙醚。药材中含有苦杏仁酶、樱叶酶等水解酶。因此，本流程采用乙醇作为溶剂进行提取。

苦杏仁为种子类药材，含有大量脂肪油，阻碍溶剂对苦杏仁苷的提取，因此在提取苦杏仁苷之前，可通过石油醚脱脂法除去油脂，从而提高提取效率。

二、相关知识

1. 苦杏仁中有效成分结构　苦杏仁中的有效成分为苦杏仁苷，其结构如下：

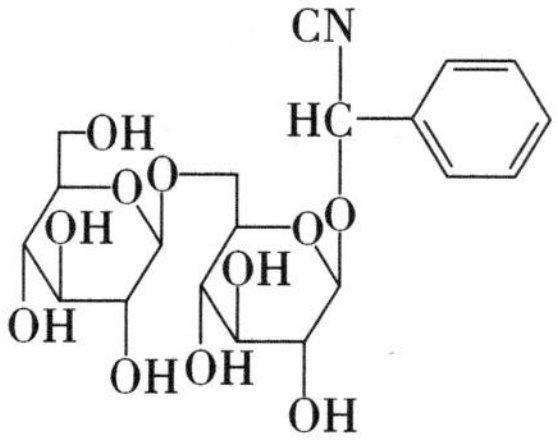

2. 苦杏仁中有效成分的理化性质　苦杏仁苷（维生素 B_{17}）是一种常见的具有重要生理活性和药用价值的 α-羟基腈衍生类物质。苦杏仁苷主要具有以下物理性质：熔点为 200 ℃，无水条件下熔点约为220 ℃，1 g 苦杏仁苷可溶解于 12 m L 水、900 m L 酒精或者 11 m L 沸腾酒精中，易溶于沸水，几乎不溶于乙醚。

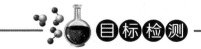目标检测

一、单项选择题

1. 芸香糖的组成是（　　　）。

A. 两分子葡萄糖　　　　　　　　　　　B. 一分子葡萄糖,一分子鼠李糖

C. 三分子葡萄糖　　　　　　　　　　　D. 一分子葡萄糖,一分子果糖

2.属于氰苷的化合物是(　　)。

　　A.苦杏仁苷　　　　　　B.红景天苷　　　　　　C.巴豆苷　　　　　　D.天麻苷

3.在水和其他溶剂中溶解度都很小的苷是(　　)。

　　A.氧苷　　　　　　　　B.氮苷　　　　　　　　C.硫苷　　　　　　　D.碳苷

4.酸水解速度最快的是(　　)。

　　A.葡萄糖苷　　　　　　B.鼠李糖苷　　　　　　C.2-去氧糖苷　　　　D.葡萄糖醛酸苷

5.最难被酸水解的是(　　)。

　　A.碳苷　　　　　　　　B.氮苷　　　　　　　　C.氧苷　　　　　　　D.硫苷

6.根据苷原子分类,属于硫苷的是(　　)。

　　A.山慈菇A　　　　　　B.萝卜苷　　　　　　　C.巴豆苷　　　　　　D.芦荟苷

7.水解碳苷常用的方法是(　　)。

　　A.缓和酸水解　　　　　B.强烈酸水解　　　　　C.酶水解　　　　　　D.氧化开裂法

8.麦芽糖酶能水解(　　)。

　　A.α-果糖苷键　　　　　　　　　　　　　B.α-葡萄糖苷键

　　C.β-果糖苷键　　　　　　　　　　　　　D.β-葡萄糖苷键

9.提取苷类成分时,为抑制或破坏酶,常加入一定量的(　　)。

　　A.硫酸　　　　　　　　B.酒石酸　　　　　　　C.碳酸钙　　　　　　D.氢氧化钠

10.若提取药材中的原生苷,除采用沸水提取外,还可以选用(　　)。

　　A.热乙醇　　　　　　　B.氯仿　　　　　　　　C.乙醚　　　　　　　D.冷水

11.Smith 裂解法属于(　　)。

　　A.缓和酸水解法　　　　　　　　　　　　B.强烈酸水解法

　　C.碱水解法　　　　　　　　　　　　　　D.氧化开裂

12.检查苦杏仁苷,常用的试剂是(　　)。

　　A.三氯化铁　　　　　　　　　　　　　　B.茚三酮

　　C.三硝基苯酚　　　　　　　　　　　　　D.亚硝酰铁氰化钠

13.用纸色谱法检识下列糖,以 BAW(4∶1∶5 上层)溶剂系统为展开剂,展开后其 R_f 值最大的是(　　)。

　　A.D-木糖　　　　　　　B.D-葡萄糖　　　　　　C.D-果糖　　　　　　D.L-鼠李糖

二、填空题

1.在糖或苷的_____中加入3%的 α-萘酚乙醇溶液混合后,沿器壁滴加_____,使_____层集于下层,有_____存在时则两液层交界处呈现_____,此反应为_____反应。

2.将样品溶于含少量 Fe^{3+} 的冰醋酸中,沿管壁滴加浓硫酸,观察界面和醋酸层的颜色变化。如有_____存在,醋酸层渐呈蓝色或蓝绿色。界面的颜色随_____不同而异。此反应为_____反应。

3.按苷键原子不同,苷类可分_____苷、_____苷、_____苷、_____

苷,最常见的是_____苷。这是最常见的苷类分类方式。

4.苷元与糖结合成苷后,其水溶性_____,挥发性_____,稳定性_____,生物活性或毒性_____。

5.苷类分子中含有糖基,大多数具有一定的_____性,而苷元一般呈_____性,可溶于_____、_____、_____、_____等溶剂中。苷类的溶解性与_____、_____、_____有密切的关系。

三、问答题

1.确定苷键构型的方法有哪些?

2.糖的检识方法有哪些?

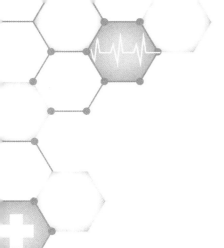

项目4
蒽醌的提取分离技术

项目4课件

【知识目标】

掌握蒽醌类化合物的结构分类、特点、理化性质、提取分离及检识;熟悉蒽醌类化合物各结构类型的代表性天然药物的质量控制成分,结构分类、理化性质、提取分离及应用;了解蒽醌类化合物的生物活性及在天然药物中的分布。

【能力目标】

熟练掌握蒽醌类化学成分的提取分离操作。

【素质目标】

具有敬业、诚信的职业操守与精益求精的工匠精神,严格要求规范操作,培养学生的责任担当与职业道德。

⊕ **案例导入**

结肠黑变病与蒽醌

【案例描述】蒽醌类药物致结肠黑变病（MC）是消化道黑变病的一种,指结肠黏膜固有层内有很多吞噬脂褐素样物质的巨噬细胞的一种黏膜色素沉着性病变,结肠镜下可见结肠黏膜呈棕褐色或黑色。MC 除可累及结肠外,食道、胃、十二指肠、回肠等,甚至结肠周围淋巴结和阑尾也会发生黑变。MC 临床多有腹胀、便秘、食欲不佳,甚至有腹部隐痛等症状。

【案例分析】MC 多见于便秘和长期服用蒽醌类药物的患者。蒽醌类药物主要是指蒽醌类泻剂,如番泻叶、大黄、芦荟、决明子等,由含有上述药味组成的中成药,如通便灵、复方芦荟胶囊、麻仁润肠丸,以及现在被广泛应用的减肥药排毒养颜胶囊等。有研究认为 MC 可能与蒽醌所致结肠上皮细胞凋亡关系密切,亦有研究指出 MC 与结肠肿瘤甚至恶变相关联。

【案例讨论】蒽醌类物质为什么具有泻下的作用? 泻下的药物能否长期使用?

课程导语:蒽醌类药物临床上作用很多,要利用这类药物治病和防病,就要充分掌握其结构。本章将学习蒽醌类药物的结构类型、理化性质、提取分离以及鉴定方法。

醌类化合物通常是指分子中具有不饱和环己二酮结构的天然药物化学成分。醌类化合物可分为苯醌、萘醌、菲醌、蒽醌等四种类型。在自然植物中能稳定存在的醌的基本结构有:

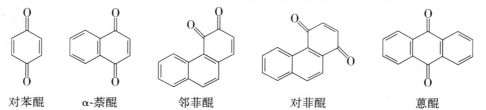

| 对苯醌 | α-萘醌 | 邻菲醌 | 对菲醌 | 蒽醌 |

醌类化合物在植物中的分布非常广泛,高等植物中的蓼科、茜草科、鼠李科、芸香科、豆科、唇形科等,低等植物中的地衣和菌类等都含有醌类化合物。该类化合物是大黄、虎杖、番泻叶、丹参、芦荟、紫草等药材的有效成分。另外,在动物及细菌中也发现有醌类化合物。

醌类化合物有导泻、抗菌、利尿、止血、抗癌、抗病毒等多方面的生物活性。

在醌类的四种结构类型中,以蒽醌及其衍生物最为多见,临床活性最为显著。

任务 4.1 蒽醌的结构类型

醌类化合物按芳香环的不同分为苯醌、萘醌、菲醌、蒽醌四大类,其中蒽醌类化合物在醌类化合物中数量最多,种类最丰富。

蒽醌类化合物广泛存在于植物界中,是中药大黄、何首乌、虎杖等的主要有效成分。蒽醌主要分布于茜草科、豆科、百合科,少量存在于真菌、地衣和动物中。蒽醌类化合物以9,10-蒽醌最为常见,其基本结构为:

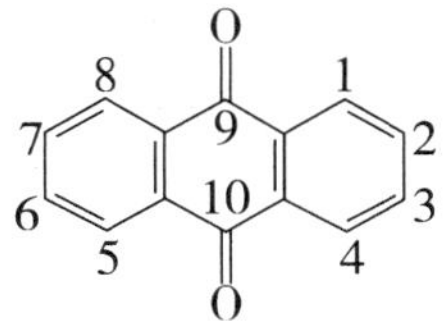

1,4,5,8位为α位;2,3,6,7位为β位;9,10位为meso位,又称中位。

蒽醌类化合物在植物体中多与糖结合,以蒽醌苷的形式存在;少数以游离蒽醌苷元的形式存在。蒽醌结构上最常见的取代基是羟基,其次是羧基、羟甲基、甲基、甲氧基等。

蒽醌类化合物按化学结构分为蒽醌类、蒽酚类、蒽酮类、二聚体类(二蒽酮、二蒽醌等)。

一、蒽醌类

(1)大黄素型:羟基分布在两侧苯环上,多数化合物呈黄色,如大黄素。大黄素来源于蓼科多年生草本植物掌叶大黄(Rheum palmatum L.)、唐古特大黄(Rheum tanguticum Maxim. ex Balf.)、药用大黄(Rheum officinale Baill)的干燥根及根茎,具有致泻、抑菌、利尿、抗肿瘤等作用。

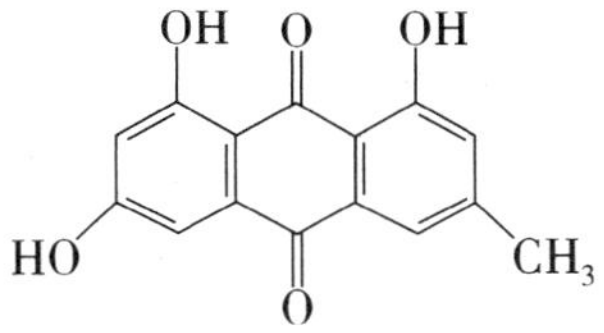

大黄素

(2)茜草素型:羟基集中分布在一侧苯环上,该类成分颜色较深,多为橙黄或橙红色,主要存在于茜草科的植物中,如茜草素。茜草素来源于茜草科植物茜草(Rubia cordifolia L.)的干燥根及根茎,具有凉血、止血,祛瘀,通经作用。

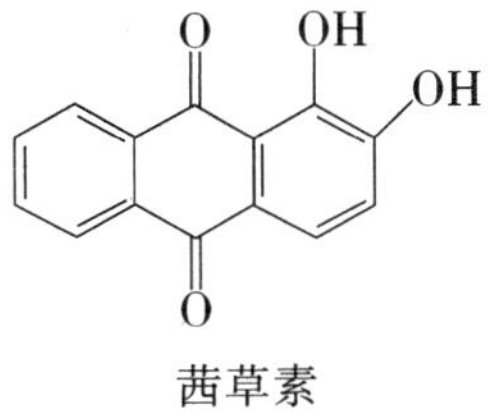

茜草素

二、蒽酚类（或蒽酮类）

蒽酚类是蒽醌类的还原衍生物,在氧化剂或还原剂的作用下与蒽醌可相互转换,一般存在于新鲜植物中,在加工过程中可逐步氧化成蒽醌类成分。蒽酚、蒽酮类物质有强烈的刺激性,内服易引起呕吐,该类药物在贮存过程中受光线、空气因素影响会逐渐氧化成蒽醌类。因此,新鲜的大黄须贮存两年后才可使用。

柯桠素是蒽酚类物质。柯桠素来源于鼠李科植物长叶冻绿（Rhamnus crenata Sieb. et Zucc）的根或根皮，具有消毒，杀菌作用，可外用治疗疥癣。

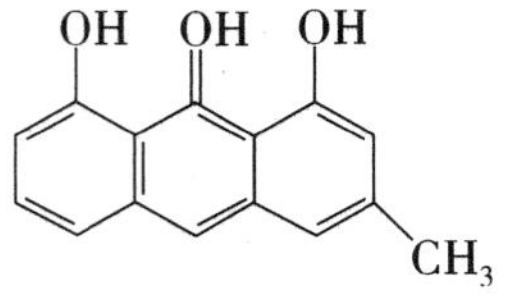

柯桠素

大黄酚蒽酮是蒽酮类物质。大黄酚蒽酮来源于蓼科多年生草本植物掌叶大黄、唐古特大黄、药用大黄的干燥根及根茎，具有致泻、活血化瘀等作用。

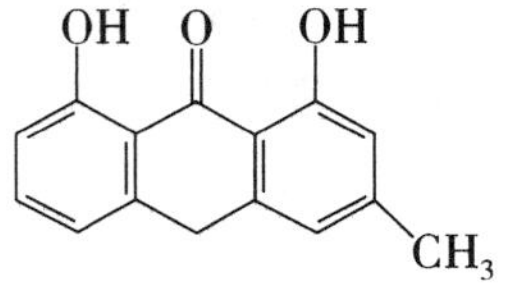

大黄酚蒽酮

三、二聚体类衍生物

二聚体类衍生物包括二蒽酮类、二蒽醌类、去氢二蒽酮类。

（1）二蒽酮类：两分子的蒽酮连接而成的化合物。最常见的连接方式是 C_{10} 与 C'_{10} 连接。该类物质多以苷的形式存在于植物中，如番泻苷 A。番泻苷 A 来源于豆科植物狭叶番泻（Cassia angustifolia Vahl）或尖叶番泻（Cassia acutifolia Delile）的干燥小叶，具有致泻、抑菌作用。

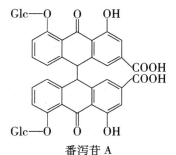

番泻苷 A

（2）二蒽醌类：可看成蒽醌类脱氢缩合而成或二蒽酮类氧化而成，如山扁豆双醌。

（3）去氢二蒽酮类：二蒽酮分子中再脱去一分子氢，进一步氧化而成的。该类成分多呈暗紫红色。

任务 4.2　蒽醌的理化性质

一、性状

蒽醌类化合物多为黄色至橙红色固体,随着助色团引入越多颜色越深,具有固定的熔点。游离蒽醌多有完好的结晶形状,但自然界中多数以蒽醌苷存在,较难得到完好的结晶体。蒽醌类化合物多具有荧光,并在不同的 pH 值下,荧光的颜色也不同。

二、升华性

游离蒽醌类化合物一般具有升华性,常压下加热可升华而不分解,常用于鉴别。如大黄酚与大黄素甲醚升华温度是 124 ℃左右,芦荟大黄素是 185 ℃左右,大黄素是 206 ℃左右,大黄酸是 210 ℃左右,一般升华的温度随酸性的增强而升高。

三、溶解性

游离蒽醌类为亲脂性化合物,可溶于苯、乙醚、三氯甲烷、乙酸乙酯、乙醇、甲醇中,微溶或不溶于水;但结合成苷后极性增大,易溶于甲醇、乙醇中,也能溶于水,热水中溶解度增大,几乎不溶于苯、乙醚、三氯甲烷等亲脂性有机溶剂。

蒽醌的碳苷在水中的溶解度都很小,也难溶于亲脂性有机溶剂,易溶于吡啶。羟基蒽醌苷及苷元,因具有酚羟基,可溶于碱性溶液中,加酸酸化后又可析出沉淀,常用于提取分离。具有羧基的蒽醌类化合物的酸性强于不具羧基的蒽醌类化合物,其具有芳香酸的一般性质,能溶于 $NaHCO_3$ 溶液。

四、酸性

蒽醌类化合物多具有羧基、酚羟基,故呈酸性,易溶于碱性溶剂。分子中酚羟基的数目及位置不同,酸性强弱也不一样。

α-羟基上的氢和相邻的羰基上有孤对电子的氧容易形成分子内氢键,相当于氢附近电子云密度升高,其酸性弱。β-羟基与吸电子基团羰基处于 p-π 共轭体系,使氢附近电子云密度降低,其酸性强。因此,β-羟基蒽醌的酸性大于 α-羟基蒽醌的酸性。

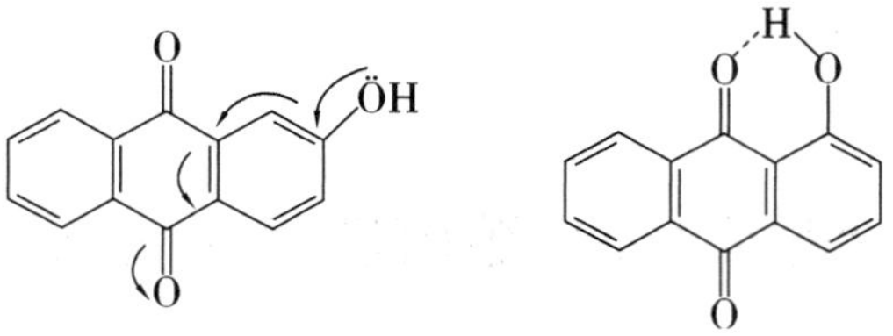

随着酚羟基数目的增多,酸性增强,但酸性大小也与羟基位置有关。

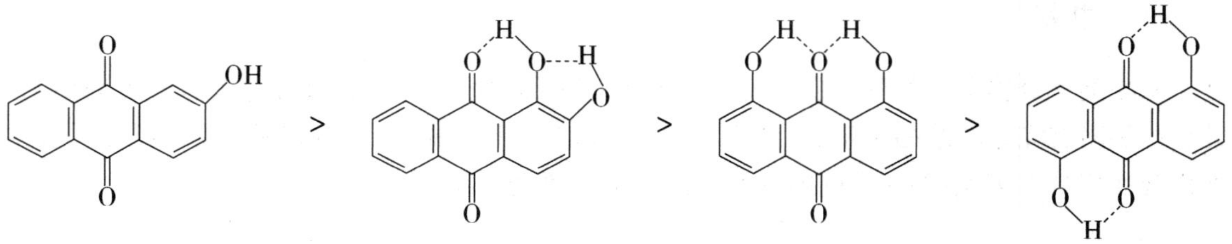

β-羟基蒽醌　　　　　1,2-二羟基蒽醌　　　　1,8-二羟基蒽醌　　　　1,5-二羟基蒽醌

综上所述,蒽醌类化合物的酸性强弱顺序为:

含—COOH>含多个 β-OH > 含一个 β-OH > 含多个 α-OH > 含一个 α-OH

在分离工作中,常采取碱梯度萃取法来分离蒽醌类化合物。如用碱性不同的水溶液5%碳酸氢钠溶液、5%碳酸钠溶液、1%氢氧化钠溶液、5%氢氧化钠溶液依次提取。

五、显色反应

1. 蒽醌类化合物颜色反应

(1)碱液呈色反应:游离羟基蒽醌及具有游离酚羟基的蒽醌苷类化合物遇碱液颜色会加深,多呈现红色,加酸后颜色红色消失,再加碱又显红色,其反应机理如下所示。

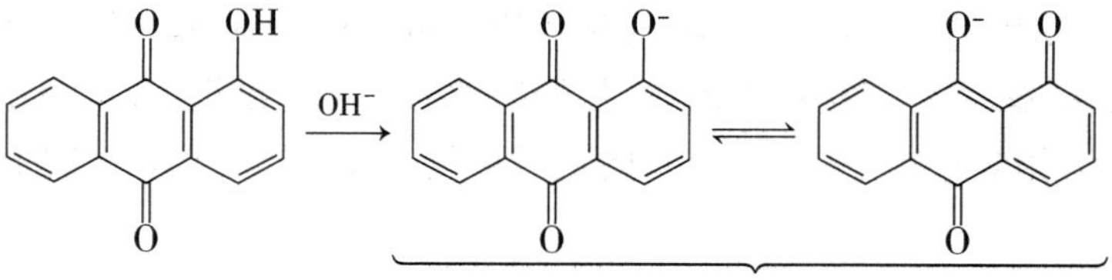

红色

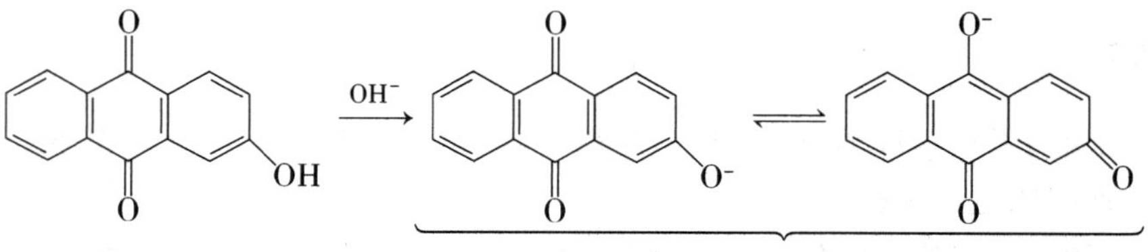

红色

该显色反应与形成共轭体系的酚羟基和羰基有关。所以,羟基蒽醌以及具有游离酚羟基的蒽醌苷均可以显色。蒽酚、蒽酮、二蒽酮类化合物遇碱液显黄色,但经过氧化后遇碱也显示红色。

(2)醋酸镁反应:羟基蒽醌能与0.5%醋酸镁甲醇或乙醇溶液生成稳定的橙红色、紫红色或紫色的络合物,反应很灵敏,生成的颜色随分子中羟基的位置不同而有所不同,可借此识别羟基在蒽醌环中的结合位置,并可作为蒽醌类成分色谱显色、定性定量的试剂。例如,当母核上只有一个 α-羟基时,络合物为一般为橙色;有邻二酚羟基时,呈蓝色至紫色。

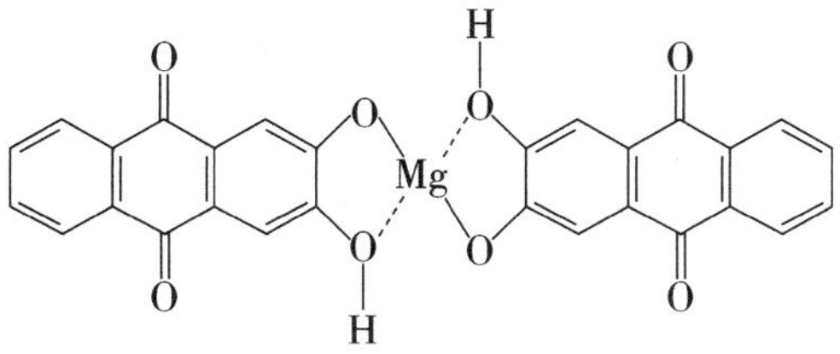

蒽醌镁络合物(蓝色)

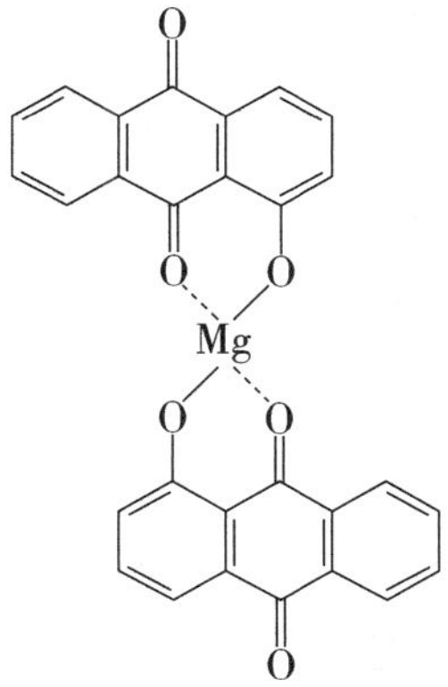

蒽醌镁络合物(橙色)

2. 蒽酮类化合物的颜色反应　与对亚硝二甲基苯胺反应:蒽酮类化合物,尤其是1,8-二羟基蒽酮及其衍生物,其酮基对位的亚甲基上的氢很活泼,可与0.1%对亚硝基二甲苯胺溶液反应缩合而成共轭体系较长的有色化合物,呈现出紫、绿、蓝、灰等颜色。

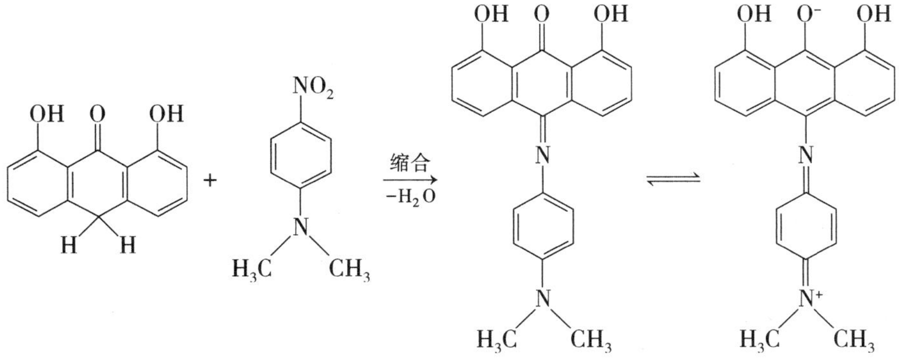

1,8-二羟基蒽酮

绿色

任务 4.3　蒽醌的提取分离

蒽醌类化合物在生物体内主要以苷和苷元的形式存在,由于蒽醌类化合物在植物体内存在形式的多样性、复杂性,以及各种类型之间在极性和溶解度上的不同,其提取方法也是多种多样。

提取原生苷时要破坏酶的活性,比如沸水提取或有机溶剂(甲醇或60%以上的乙醇)提取抑制酶的活性。提取次生苷或苷元时要利用酶的活性,比如温水30~40 ℃放置24小时,即可发生部分酶解,酶解不彻底还需要酸水解。

一、提取方法

(一)有机溶剂提取法

以乙醇或甲醇为溶剂提取时,蒽醌苷和游离蒽醌均可被提取出来。如用 60% 以上的乙醇回流,可提取出蒽醌苷和蒽醌苷元。

对于含脂质较多的干燥药材,提取前应先用石油醚脱脂。含糖高的药材应避免升温过高。一些极性较强的多羟基蒽醌或具有羧基的蒽醌,有时会以盐的形式存在,提取之前应先酸化使之变为游离状态,再用醇提取。对于醌苷的提取要考虑到水解的因素,尽量避免酶、酸和碱的作用。

(二)碱提酸沉法

该法用于提取显酸性的醌类化合物(结构中有羧基、酚羟基等酸性官能团)。蒽醌类母核上的酚羟基或羧基与碱成盐而溶于碱水溶液中,加酸酸化后重新游离而沉淀析出。这一方法在完成提取工作的同时也去除了水溶性杂质。对于蒽醌苷的提取要考虑到水解的因素,尽量避免酸长时间作用。

二、分离方法

(一)蒽醌苷与游离蒽醌衍生物的分离

蒽醌苷与游离蒽醌的乙醇提取浓缩液,用水分散,加与水不混溶的有机溶剂(如苯、三氯甲烷、乙醚等)反复萃取,游离蒽醌则转溶于有机溶剂中,而蒽醌苷在有机溶剂中不溶,仍留于水溶液中实现分离,再以正丁醇为溶剂进行萃取,蒽醌苷类则转移至正丁醇中而与水溶性杂质分离。

(二)游离蒽醌衍生物的分离

1. pH 梯度萃取法　分离游离蒽醌衍生物的经典方法,也是最常用的技术手段。即可用碱性强度由弱至强的不同水溶液,分别从有机溶剂中提取酸性由强到弱的游离蒽醌衍生物,但对于结构相似、酸性相差不大的羟基蒽醌混合物则很难分离开。

2. 色谱法　此方法对蒽醌衍生物的分离效果比较好。一般用经典的 pH 梯度萃取法对蒽醌类化合物进行初步分离后,再结合柱色谱或制备性薄层色谱做进一步的分离。

游离蒽醌衍生物多采用吸附柱色谱加以分离,因为羟基蒽醌能与氧化铝形成牢固的螯合物,很难洗脱,所以一般用硅胶或聚酰胺等作为吸附剂。

(三)蒽醌苷分离

蒽醌苷类分子极性大、水溶性强,分离精制较困难,常用色谱法进行分离,主要应用的是硅胶柱色谱。进行色谱分离之前,需用溶剂萃取或铅盐沉淀等经典分离手段预先处理提取物,除去大部分杂质,得到较纯的总蒽醌苷后再做色谱分离。

1.溶剂萃取法　使用正丁醇等极性较大溶剂将蒽醌苷类物质从水溶液中萃取出来,萃取液浓缩后做进一步的色谱分离。

2.铅盐沉淀法　先将水溶液中的游离蒽醌衍生物除去,然后在水溶液中加入醋酸铅溶液,铅与蒽醌苷结合生成沉淀。滤出沉淀,用水洗净,将沉淀悬浮于水中,通入硫化氢气体使沉淀分解,释放出溶于水的蒽醌苷类成分,滤除硫化铅沉淀,水溶液浓缩后可进行色谱分离。

任务 4.4　蒽醌的鉴定

一、薄层色谱法

吸附剂多采用硅胶、聚酰胺;游离蒽醌类可采用石油醚-乙酸乙酯(4∶1)等作展开剂;蒽醌苷可采用极性较大的溶剂系统,如三氯甲烷-甲醇(3∶1)等作为展开剂。

蒽醌及其苷类在可见光下多呈黄色,在紫外光下则呈黄棕、红、橙色等荧光,若用氨熏或1%~2%氢氧化钠溶液喷之,则颜色加深或变红。也可用0.5%醋酸镁甲醇溶液,喷后90 ℃加温5分钟,再观察颜色变化。

二、纸色谱法

蒽醌苷类具有较强亲水性,可采用含水量较大的溶剂系统展开。常用展开剂如三氯甲烷-甲醇-水(2∶1∶1,下层)、正丁醇-醋酸-水(4∶1∶5,上层)等;分离游离蒽醌常用石油醚-丙酮-水(1∶1∶3,上层)等。

显色剂一般用0.5%醋酸镁甲醇液,因羟基的不同位置可显不同颜色的斑点;也可用1%~2%氢氧化钠溶液喷雾,使呈红色斑点。

任务 4.5　蒽醌的结构测定

一、紫外光谱法（共 5 个特征峰）

蒽醌母核可划分成具有苯甲酰基结构的部分(A)和具有醌样结构的部分(B)。苯甲酰基结构部分给出第 Ⅱ 和 Ⅳ 峰,醌样结构部分给出第 Ⅲ 和 Ⅴ 峰。5 个吸收谱带范围大致如下:230 nm 左右(第 Ⅰ 峰)、240~260 nm(第 Ⅱ 峰)、262~295 nm(第 Ⅲ 峰)、305~389 nm(第 Ⅳ

峰）、400 nm 以上（第 V 峰）。

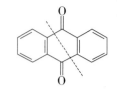 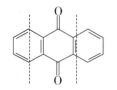

A（苯甲酰基引起的吸收）　　　B（苯醌基引起的吸收）

二、红外光谱法

蒽醌类化合物红外光谱的主要特征是羰基吸收峰以及双键和苯环的吸收峰。羟基蒽醌类化合物在红外区域的主要吸收峰有：$\gamma_{C=O}$（1 675 ～ 1 653 cm^{-1}）（羰基的伸缩振动），γ_{-OH}（3 600 ～ 3 130 cm^{-1}）（羟基的伸缩振动），$\gamma_{芳环}$（1 600 ～ 1 480 cm^{-1}）（苯核的骨架振动）。

羰基的伸缩振动约为 $\gamma_{C=O}$，未取代的蒽醌羰基因为两个羰基化学环境相同，只在 1 675 cm^{-1} 处出现一个羰基吸收。

当蒽醌母核上引入 α-酚羟基后，该羟基能与羰基发生氢键缔合，使得羰基吸收峰向高波数发生显著位移，且有一定的规律。这对推测结构中 α-酚羟基的取代情况有重要的作用。α-酚羟基蒽醌衍生物羰基红外光谱数据如表 4-1 所示。

表 4-1　α-酚羟基蒽醌衍生物羰基红外光谱数据

α-OH 数	羟基位置	游离 C＝O 频率（cm^{-1}）	缔合 C＝O 频率（cm^{-1}）	C＝O 频率（cm^{-1}）
0	无 α-OH	1678 ～ 1653	—	—
1	1-OH	1 675 ～ 1 647	1 637 ～ 1 621	24 ～ 38
2	1,4 或 1,5-OH	—	1 645 ～ 1 608	
2	1,8-二 OH	1 678 ～ 1 661	1 626 ～ 1 616	40 ～ 57
3	1,4,5-三 OH	—	1 616 ～ 1 592	
4	1,4,5,8-四 OH	—	1 592 ～ 1 572	

羟基蒽醌的羟基伸缩振动谱带与取代位置有关，其中 α-酚羟基与羰基发生氢键缔合，其吸收均在 3 150 cm^{-1} 以下，而 β-酚羟基则在 3 600 ～ 3 150 cm^{-1}。

三、核磁共振氢谱法

（一）蒽醌母核芳氢的核磁共振氢谱

蒽醌母核芳氢可分为 α-H 及 β-H 两类。其中 α-H 处于羰基的负屏蔽区，共振发生在较低磁场区，化学位移值较大，在 8.07 左右；β-H 受羰基的影响较小，化学位移值较小，在 6.67 左右。

取代蒽醌中,芳环上的孤立氢表现为单峰。有相邻芳氢时,应出现相互邻偶的两重峰($J=$ 6.0~9.4 Hz)。间位芳氢(两芳氢中间碳上的取代基为—OR、—OH 或—COOH 等)应有两个二重峰($J=0.8$ ~ 3.1 Hz)。中间碳上若为—CH$_3$,可与相邻芳氢发生丙烯耦合($J=0.6$ ~ 0.9 Hz),两个芳氢表现为两个宽峰。

(二)取代基质子的化学位移

1.甲基　在蒽醌核上,—CH$_3$ 质子的化学位移值为 2.1~2.9,为单峰或宽单峰,具体峰位与甲基在母核上的位置(α 或 β)有关,并受其他取代基的影响。

2.甲氧基　在芳环上,—OCH$_3$ 质子的化学位移值为 4.0~4.5,单峰。

3.羟甲基　与苯环相连的—CH$_2$OH,其—CH$_2$-质子的化学位移值为 4.6 左右,一般呈单峰,但有时因与羟基质子偶合而呈现双峰,羟基上的质子化学位移值一般在 4.0~6.0。

4.酚羟基及羧基　α-酚羟基会与 C ═O 形成氢键,其信号出现在最低场。当分子中只有一个 α-羟基时,其化学位移值大于 12.2。当两个羟基位于同一羧基的 α-位时,分子内氢键减弱,其信号在 δ=11.6~12.1。邻位无取代的 β-羟基质子出现在 δ=11.1~11.4,有取代时其化学位移值小于 10.9。—COOH 质子的化学位移也在此范围内。

四、质谱法

蒽醌类化合物的分子离子峰为基峰,其质谱裂解规律为依次脱去 2 分子 CO,形成 m/z 为 180(M-CO)及 152(M-2CO)的强峰,并在 m/z 为 90 及 76 处出现它们的双电荷离子峰。一羟基蒽醌和二羟基蒽醌衍生物除了有(M-OH)离子外,还分别有(M-3CO)和(M-4CO)等强峰。

m/z 208　　　　　m/z 180　　　　　m/z 152

案例4.1　大黄中游离蒽醌的提取分离与鉴定

一、化学成分

大黄中化学成分多样,主要成分为蒽醌类化合物,总含量达 2%~5%,以蒽醌苷、游离蒽醌、二蒽酮苷等形式存在。此外,大黄中还含有鞣质、脂肪酸、多糖等成分。

大黄中的游离蒽醌结构均属于大黄素型,主要有大黄酚、大黄素、大黄酸、芦荟大黄素、大黄素甲醚 5 种。

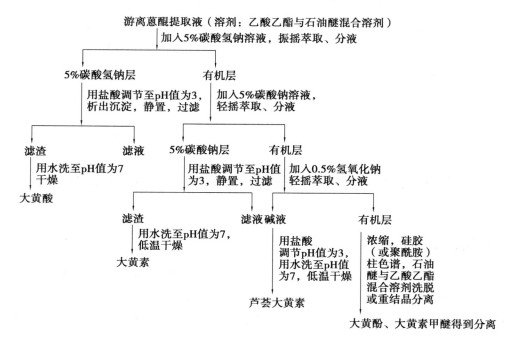

	—R₁	—R₂
大黄酸	—H	—COOH
大黄素	—CH₃	—OH
芦荟大黄素	—H	—CH₂OH
大黄素甲醚	—CH₃	—OCH₃
大黄酚	—CH₃	—H

二、游离蒽醌的提取分离

本流程为从大黄中提取分离游离蒽醌类成分,因此,首先用 H_2SO_4 进行水解,再根据羟基蒽醌化合物酸性强弱不同,采用 pH 梯度萃取法分离。

大黄中所含蒽醌化合物酸性强弱顺序:大黄酸>大黄素>芦荟大黄素>大黄素甲醚与大黄酚。

乙酸乙酯与石油醚混合溶剂中尚含酸性相当的大黄酚和大黄素甲醚,很难用萃取分得,必须用硅胶柱色谱分离。用乙酸乙酯与石油醚混合溶剂洗脱,可分别得到大黄酚、大黄素甲醚。提取分离流程如下:

三、鉴别

1. 显色反应

取上述分得的五种游离蒽醌各少许,分别加 3 mL 乙醇充分溶解,每个试管中的溶液再一分为二,即制成两份供试液,做下列实验,观察颜色变化,记录。

(1)在一组供试液中分别加 1% 氢氧化钠溶液两滴,各试液均显示红~紫红色。

(2)在另一组供试液中分别加入 0.5% 乙酸镁甲醇溶液两滴,大黄素试液显示蓝~蓝紫色,其他试液显示橙红~红色。

2. 薄层色谱鉴别

(1)样品:自制大黄酸、大黄素、芦荟大黄素、大黄素甲醚、大黄酚,分别用甲醇溶解制成 1% 的样品溶液。

(2)对照品:大黄酸、大黄素、芦荟大黄素、大黄素甲醚、大黄酚 1% 甲醇溶液。

(3)薄层板:硅胶 H-CMC-Na 板。

(4)展开剂:石油醚(30~60 ℃)-甲酸乙酯-甲酸(15：5：1,上层)。

(5)显色剂:可见光或紫外灯下观察;或喷 0.5% 乙酸镁甲醇液(喷后 90 ℃加热 5 分钟)等显色剂。

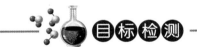 目标检测

一、单项选择题

1. 游离羟基蒽醌及具有游离酚羟基的蒽醌苷类化合物遇(　　)试液后颜色会加深,多呈现红~紫红色。

　　A. 酸液　　　　　　B. 碱液　　　　　　C. 甲醇　　　　　　D. 氯仿　　　　　　E. 乙醚

2. 醌类结构上多具有酚羟基和羧基,所以表现出一定(　　)。

　　A. 酸性　　　　　　B. 碱性　　　　　　C. 酸碱两性　　　　D. 中性　　　　　　E. 挥发性

3. 下列游离蒽醌衍生物中酸性最强的是(　　)。

　　A. 含—COOH 者　　　　　　　　B. 含 2 个 β-OH 者

　　C. 含 2 个 α-OH 者　　　　　　　D. 含 1 个 α-OH

　　E. 含 3 个 α-OH 者

4. 提取大黄中游离羟基蒽醌类化合物时,常用(　　)水解,将醌苷水解为蒽醌。

　　A. 酶　　　　　　　B. 酸　　　　　　　C. 碱　　　　　　　D. 乙醇　　　　　　E. 氨水

5. 大黄素型蒽醌母核上的羟基分布情况是(　　)。

　　A. 在 1 个苯环的 β 位　　　　　　　B. 在 2 个苯环的 β 位

C.在 1 个苯环的 α 或 β 位   D.在 2 个苯环的 α 或 β 位

E.都不是

6.茜草素型蒽醌母核上的羟基分布情况是(　　)。

    A.在 1 个苯环的 β 位   B.在 2 个苯环的 β 位

    C.在 1 个苯环的 α 或 β 位   D.在 2 个苯环的 α 或 β 位

    E.都不是

7.下列蒽醌类化合物中,酸性强弱顺序正确的是(　　)。

    A.大黄酸>大黄素>芦荟大黄素>大黄酚

    B.大黄酸>芦荟大黄素>大黄素>大黄酚

    C.大黄素>大黄酸>芦荟大黄素>大黄酚

    D.大黄酚>芦荟大黄素>大黄素>大黄酸

    E.大黄酸>大黄酚>大黄素>芦荟大黄素

8.下列条件中,蒽醌类化合物最不稳定的是(　　)。

    A.溶于有机溶剂中露光放置   B.溶于碱液中避光保存

    C.溶于碱液中露光放置   D.溶于有机溶剂中避光保存

    E.避光保存

9.具有升华性的化合物是(　　)。

    A.大黄酸葡萄糖苷   B.番泻苷

    C.大黄素   D.芦荟苷

    E.大黄素葡萄糖苷

10.若羟基蒽醌对醋酸镁试剂呈蓝紫色,则其羟基位置可能是(　　)。

    A.1,8-二羟基   B.1,5-二羟基

    C.1,2,3-三羟基   D.1,4,8-三羟基

    E.1,3-二羟基

11.在总游离蒽醌的乙醚液中,用 5% $NaOH$ 水溶液可萃取到(　　)。

    A.带 1 个 α-酚羟基的蒽醌   B.带 1 个 β-酚羟基的蒽醌

    C.带 2 个 α-酚羟基的蒽醌   D.带羧基的蒽醌

    E.以上都对

12.在总游离蒽醌的乙醚液中,用 5% Na_2CO_3 水溶液可萃取到(　　)。

    A.带 1 个 α-酚羟基的蒽醌   B.带 1 个 β-酚羟基的蒽醌

    C.带 2 个 α-酚羟基的蒽醌   D.不带酚羟基的蒽醌

    E.都不对

13.在总游离蒽醌的乙醚液中,用 5% $NaHCO_3$ 水溶液可萃取到(　　)。

    A.带 1 个 α-酚羟基的蒽醌   B.带 1 个羧基的蒽醌

    C.带 2 个 α-酚羟基的蒽醌   D.不带酚羟基的蒽醌

    E.都不对

14. 在蒽醌衍生物 UV 光谱中,蒽醌中苯甲酰结构可以给出(　　)组吸收峰。

    A. 1   B. 2   C. 3   D. 4   E. 5

15. 在蒽醌衍生物光谱中,带 1 个 α-酚羟基蒽醌有(　　)个羰基吸收峰。

    A. 1   B. 2   C. 3   D. 4   E. 5

二、多项选择题

1. 醌类化合物分为(　　)。

    A. 苯醌   B. 萘醌   C. 菲醌   D. 蒽醌   E. 苷醌

2. 根据羟基在蒽醌母核上分布情况的差异,羟基蒽醌类化合物分为(　　)。

    A. 大黄素型   B. 茜草素型   C. 蒽酚   D. 蒽酮   E. 二蒽酮

3. 在碳酸钠溶液中可溶解的成分有(　　)。

    A. 番泻苷 A   B. 大黄酸

    C. 大黄素   D. 大黄酚

    E. 大黄素甲醚

4. 下列天然药物中含有蒽醌类成分的有(　　)。

    A. 黄连   B. 大黄   C. 槐米   D. 虎杖   E. 番泻叶

5. 下列结构中具有 2 个 α-OH 羟基蒽醌的化合物有(　　)。

    A. 1,3-二羟基蒽醌   B. 2,3-二羟基蒽醌

    C. 1,3,4-三羟基蒽醌   D. 2,4,5-三羟基蒽醌

    E. 1,2,6-三羟基蒽醌

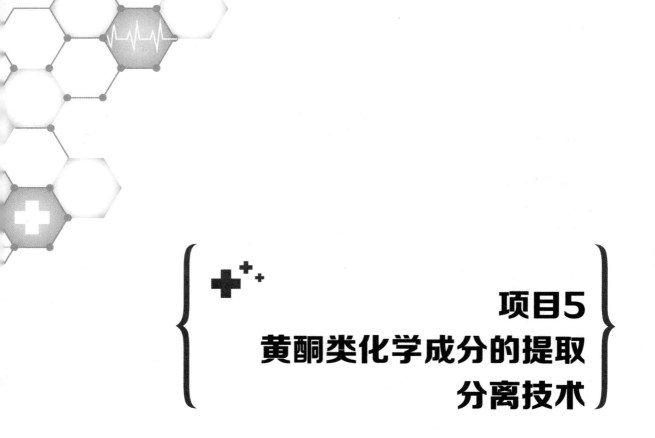

项目5
黄酮类化学成分的提取
分离技术

项目5课件

【知识目标】

掌握黄酮类化合物的结构分类、特点、理化性质、提取分离及检识;熟悉黄酮类化合物各结构类型的代表性天然药物的质量控制成分;了解黄酮类化合物的生物活性及在天然药物中的分布。

【能力目标】

会黄酮类化学成分的提取和分离。

【素质目标】

养成科学严谨、实事求是的学术作风和踏实肯干、吃苦耐劳的工作作风。

具有积极向上、认真端正的职业态度和勤于动脑、主动探究的学习习惯。

案例导入

黄　豆

【案例描述】黄豆,又叫大豆,在我国已有约5 000年的种植历史。以往人们只是将大豆当作普通食物,用于制作豆制品、饮料或榨油的原料。随着对大豆研究的不断深入,尤其是大豆异黄酮的发现和药理研究,大豆再次成为食品工业的研发热点,含有大豆异黄酮的保健食品,在市场上大受欢迎。

【案例分析】大豆异黄酮是黄酮类化合物,是大豆生长中形成的一类次级代谢产物,是一种生物活性物质。由于是从植物中提取的,与雌激素有相似结构,因此大豆异黄酮又称为植物雌激素。科学研究表明,大豆异黄酮具有美容养颜、预防心血管疾病、预防乳腺癌、预防潮热症和骨质疏松、防治前列腺癌的功效。

【案例讨论】自然界黄酮类物质分布广泛,这些物质中的黄酮成分相同吗? 作用一致吗?

课程导语:随着科学研究的不断深入,会有更多像大豆异黄酮这样的黄酮类化合物被发现,要利用这类药物防治疾病,就要充分掌握其结构、性质,才能科学地进行提取和分离,更好地服务于临床治疗。

黄酮类化合物广泛存在于自然界中,是数量最多的一类天然酚性化合物,也是一种重要的天然色素。由于这类化合物多呈黄色或淡黄色,且多含有酮基,故又称为黄酮。黄酮类化合物主要分布于高等植物,如豆科、芸香科、唇形科、玄参科等被子植物;其次分布于银杏科等裸子植物;在藻类、菌类、地衣类等低等植物中较为少见。许多天然药物,如黄芩、葛根、忍冬、槐花、补骨脂、红花等都含有黄酮类成分。在植物体内,黄酮类化合物大部分以与糖结合成苷的形式存在于花、叶、果实等组织中,少部分以游离形式存在于木质部坚硬组织中。

黄酮类化合物具有多种生物活性。槐米中的芸香苷(芦丁)、陈皮中的橙皮苷等具有抗毛细血管脆性作用;银杏中的银杏黄酮、葛根中的葛根素具有扩张冠状血管作用;黄芪中的黄芪苷、金银花中的木犀草素具有抗菌消炎作用;杜鹃中的杜鹃素具有镇咳祛痰和平喘作用;水飞蓟中的水飞蓟素具有护肝作用;大豆、苜蓿中的大豆素具有雌激素样作用;芡实中的芡实苷A有致泻作用。

 看一看

黄酮类化合物

黄酮类化合物分布广泛,具有多种生物活性,如心血管系统活性、抗菌及抗病毒活性、抗肿瘤活性、抗氧化自由基活性、抗炎镇痛活性及保肝活性。此外,大量研究表明,黄酮类化合物还具有降压、降血脂、抗衰老、提高机体免疫力、泻下、镇咳、祛痰、解痉及抗变态等药理活性。

因此,黄酮类化合物的研究已经成为国内外医药领域的热门研究话题,是一类在医药及食品等领域具有巨大开发应用前景的天然化合物。

一、黄酮类化学成分的结构类型

黄酮类化合物是指以2-苯基色原酮为基本母核的一类化合物,现在泛指两个苯环(A环与B环)通过中央三碳链相互连接而成的一系列化合物,大多具有 $C_6—C_3—C_6$ 基本骨架。

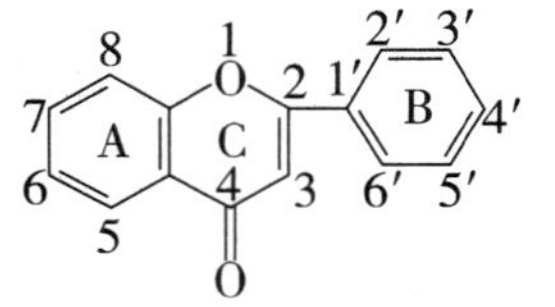

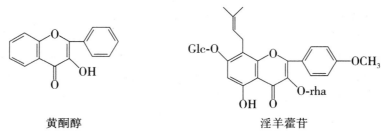

2-苯基色原酮(基本母核) 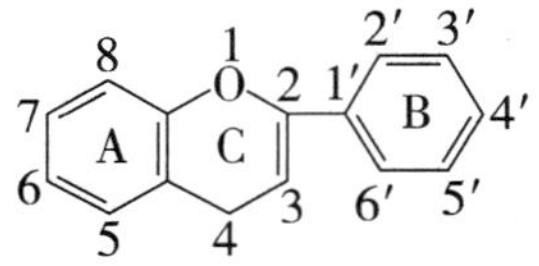　　　　　$C_6—C_3—C_6$(基本骨架)

根据中央三碳链的氧化程度、是否成环、B环的连接位置(2位或3位)、3位有无羟基、4位有无酮基等情况,可将黄酮类化合物主要分为以下几类。

(一)黄酮类

黄酮类是指以2-苯基色原酮为基本母核,3位无含氧基团取代的一类化合物。其结构特点是:C环为γ-吡喃酮结构,B环与 C_2 位相连。

常见的黄酮类:黄芩中的黄芩素和黄芩苷;忍冬藤、菊花、金银花中的木犀草素;芫花中的芹菜素。

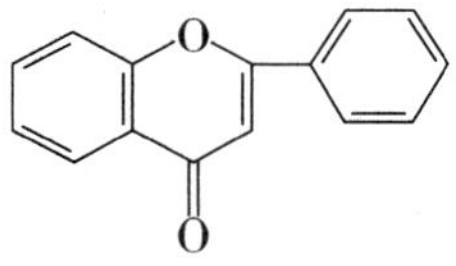

黄酮 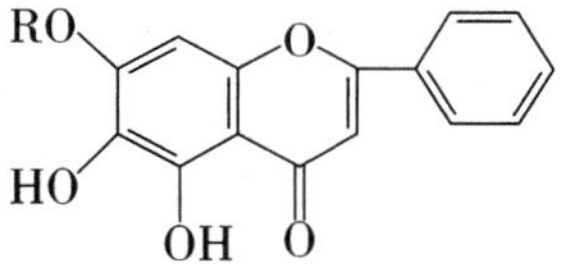　　　　　　　　　　　黄芩素　R=H

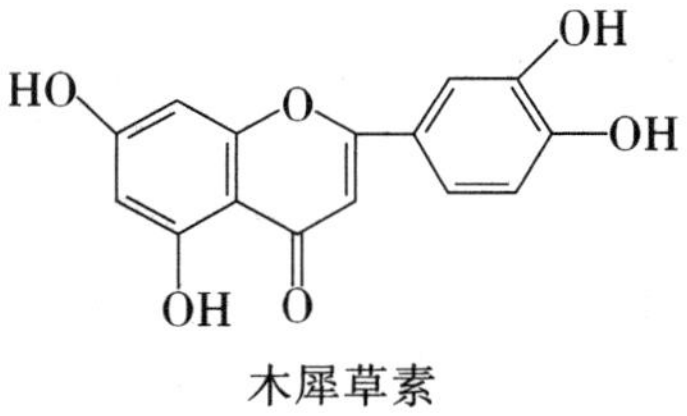

木犀草素 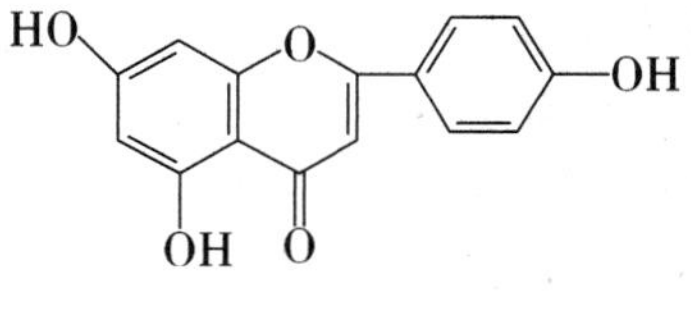　　　　　　　　　　芹菜素

(二)黄酮醇类

黄酮醇类是指在黄酮基本母核的3位上有羟基或其他含氧基团取代的一类化合物。其结构特点:C环为γ-吡喃酮结构,B环与 C_2 位相连, C_3 位连羟基。

常见的黄酮醇类:淫羊藿中的淫羊藿苷;槐米、荞麦叶中的芦丁、槲皮素;山奈中的山奈酚。

黄酮醇　　　　　　　　　　　淫羊藿苷

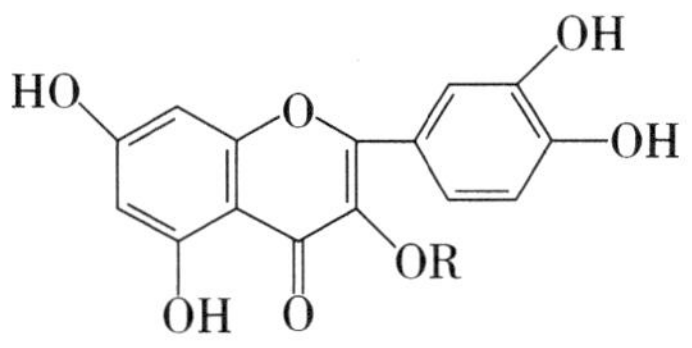

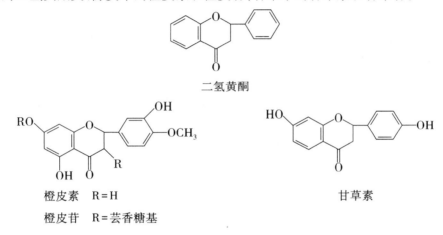

芦丁　　R＝芸香糖基

槲皮素　　R＝H

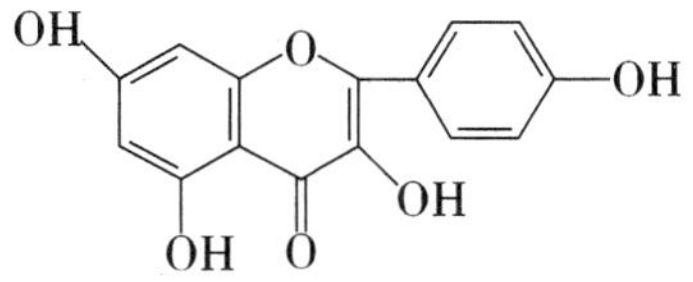

山奈酚

（三）二氢黄酮类

二氢黄酮类是指黄酮基本母核 2,3 位间的双键被氢化饱和的一类化合物。其结构特点：B 环与 C_2 相连，C 环 C_2、C_3 位双键被氢化还原。

C_2，C_3 位饱和，C_2 位是手性碳。

常见的二氢黄酮类：陈皮中的橙皮素和橙皮苷；甘草中的甘草素和甘草苷。

二氢黄酮

橙皮素　　R＝H

橙皮苷　　R＝芸香糖基

甘草素

（四）二氢黄酮醇类

二氢黄酮醇类是指二氢黄酮基本母核的 3 位上有羟基或其他含氧基团取代的一类化合物。其结构特点：C 环 C_2、C_3 位双键被氢化还原，C_3 位连羟基。

常见的二氢黄酮醇类：桑枝中的二氢桑色素；落叶松中的二氢槲皮素；满山红中的杜鹃素。

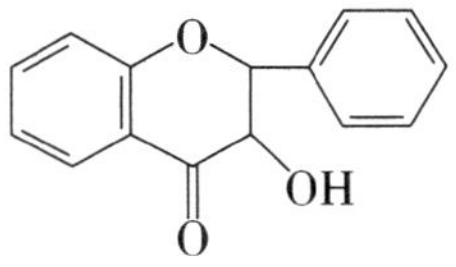

二氢黄酮醇

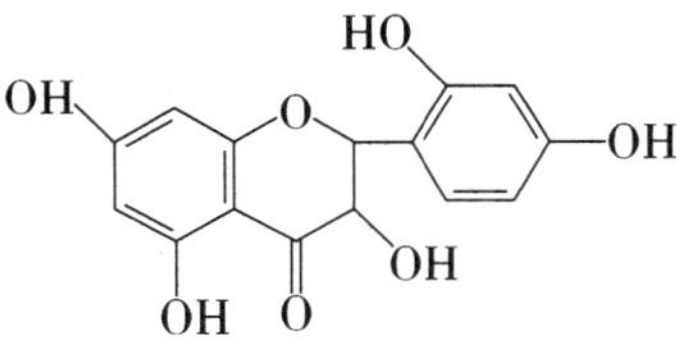

二氢桑色素

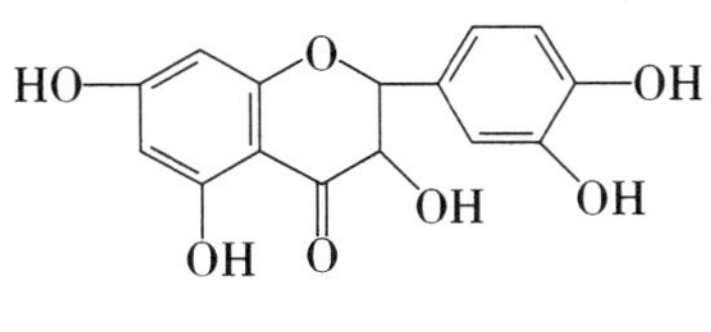

二氢槲皮素

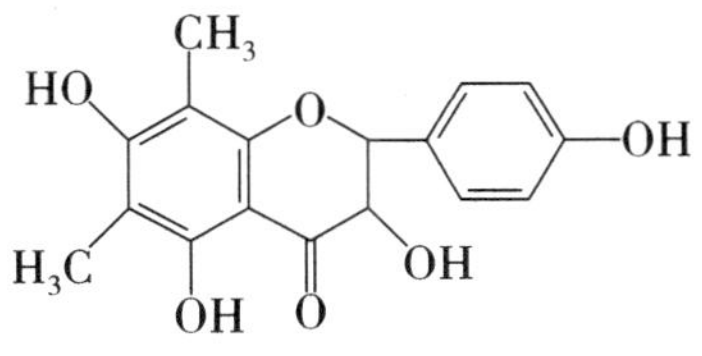

杜鹃素

（五）异黄酮类

异黄酮类是指以3-苯基色原酮为基本母核，3位无含氧取代基的一类化合物。其结构特点：C_3位连苯环，为3-苯基色原酮。

常见的异黄酮类：葛根中的葛根素；大豆中的大豆素、大豆苷。

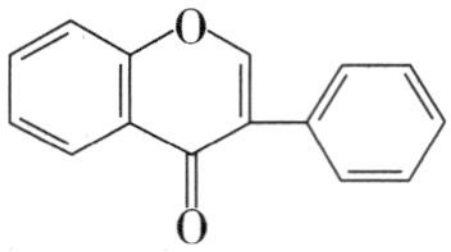

3-苯基色原酮

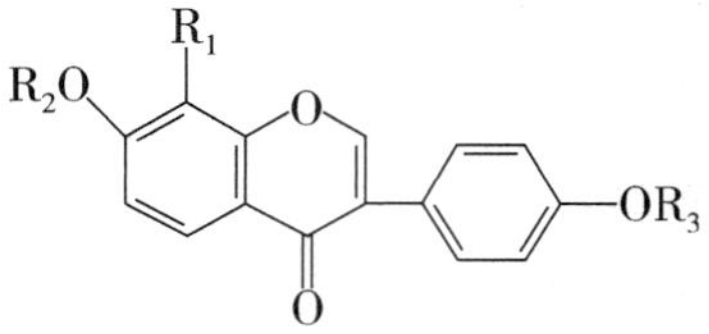

葛根素　$R_2 = R_3 = H, R_1 = Glc$
大豆素　$R_1 = R_2 = R_3 = H$
大豆苷　$R_1 = R_3 = H, R_2 = Glc$

（六）二氢异黄酮类

二氢异黄酮类是指异黄酮基本母核2,3位间的双键被氢化饱和的一类化合物。其结构特点：C_3位连苯环，为3-苯基色原酮，C_2、C_3位双键被氢化还原。

常见的二氢异黄酮类：毛鱼藤中的鱼藤酮；美丽崖豆藤、金雀根等中的高丽槐素；苦参中的三叶豆紫檀苷；广豆根中的紫檀素。

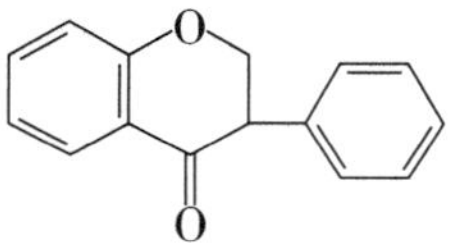

二氢异黄酮

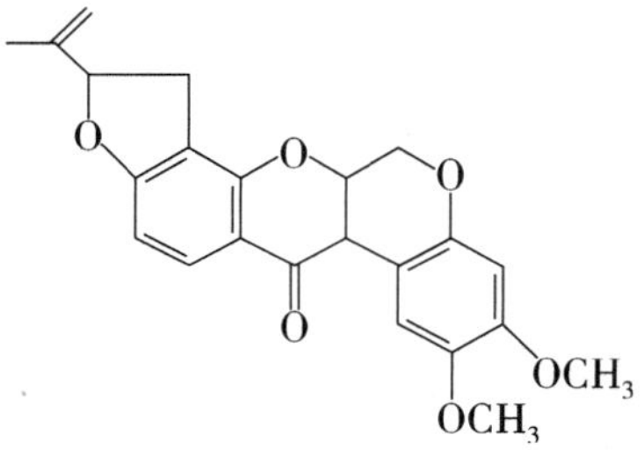

鱼藤酮

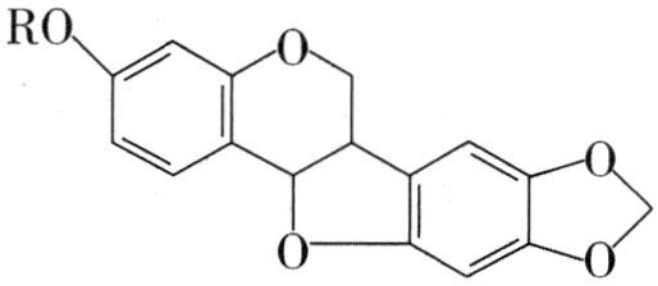

高丽槐素　　　$R = H$
三叶豆紫檀苷　$R = Glc$
紫檀素　　　　$R = CH_3$

（七）查耳酮

查耳酮是指黄酮基本母核中1,2位断键生成的开环衍生物，三碳链没有成环。其结构特点：C环开环，碳原子编号也与其他黄酮类不同。

常见的查耳酮：红花中的红花苷；甘草中的异甘草素。

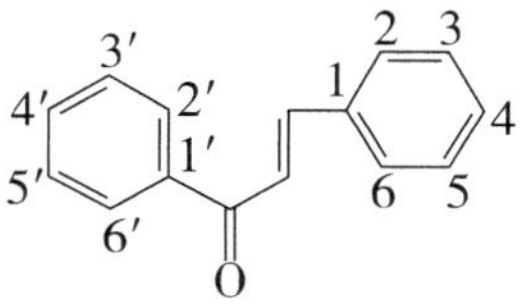

查耳酮 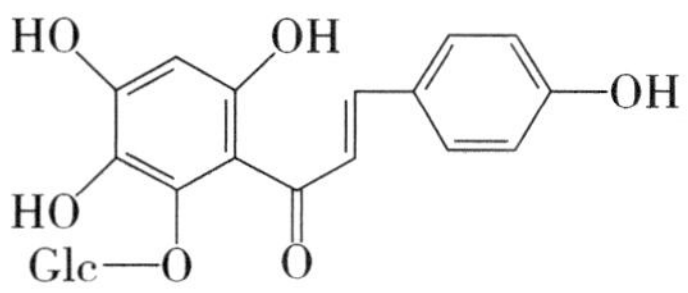 红花苷

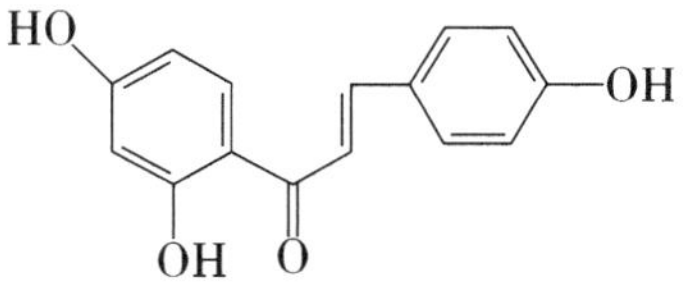

异甘草素

（八）二氢查耳酮

二氢查耳酮是指查耳酮基本母核三碳链结构的双键被氢化饱和的一类化合物。其结构特点：与查耳酮相比，α，β 位双键被氢化还原。

常见的二氢查耳酮：存在于苹果、梨等植物根皮中的根皮苷。

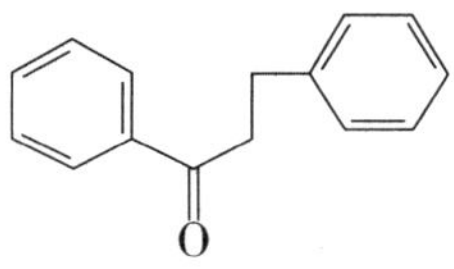

二氢查耳酮 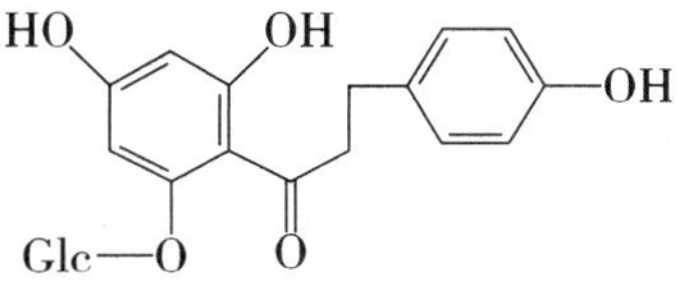 根皮苷

（九）花色素类

花色素又称花青素，是一类以离子形式存在的色原烯衍生物，在植物中花色素类多与糖结合形成花色苷类。其结构特点：C 环无羰基，在分子中含有氧正离子。

常见的花色素类：天竺葵素、飞燕草素、矢车菊素。

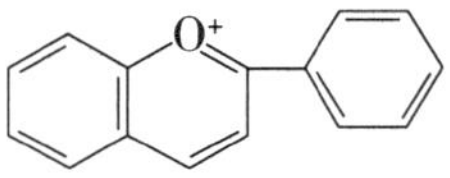

花色素 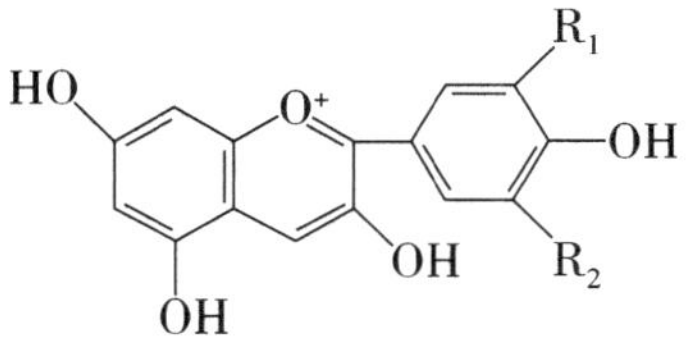 天竺葵素 $R_1 = R_2 = H$
飞燕草素 $R_1 = R_2 = OH$
矢车菊素 $R_1 = OH, R_2 = H$

（十）黄烷醇类

黄烷醇类是由二氢黄酮醇类还原而来的，可看成是脱去 C_4 位羰基氧原子后的二氢黄酮醇类。其结构特点：2，3 位饱和，C_3 位连羟基，4 位无酮基。

常见的黄烷醇类：儿茶、罗布麻中的儿茶素和表儿茶素。

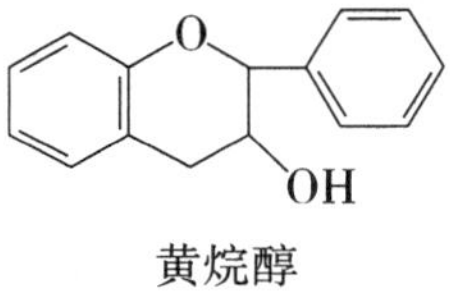

黄烷醇

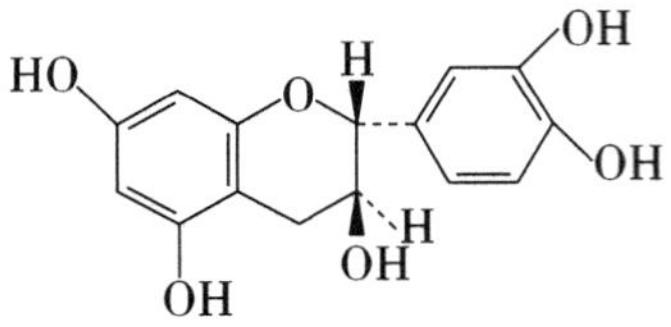

（+）儿茶素 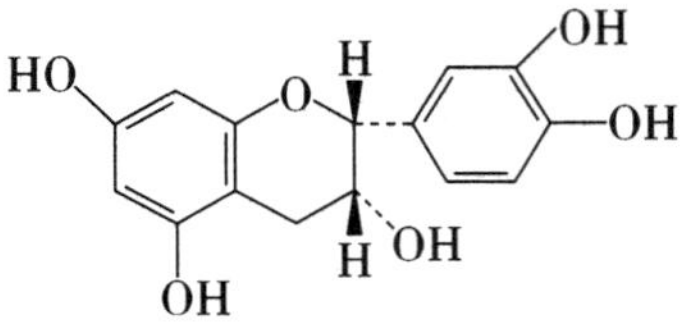　　　　　　　　　　（-）表儿茶素

（十一）橙酮类

橙酮类又称噢哢类,是黄酮的同分异构体,属于苯骈呋喃的衍生物。其结构特点是:C 环是含氧五元环。

常见的橙酮类:黄波斯菊中的硫磺菊素。

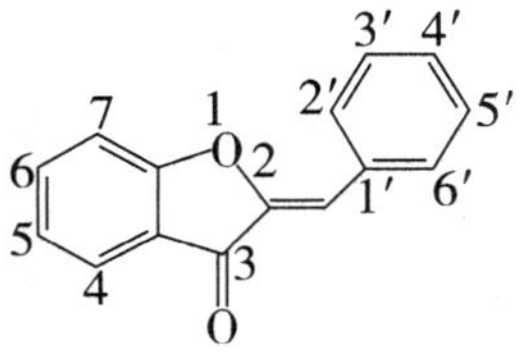

橙酮 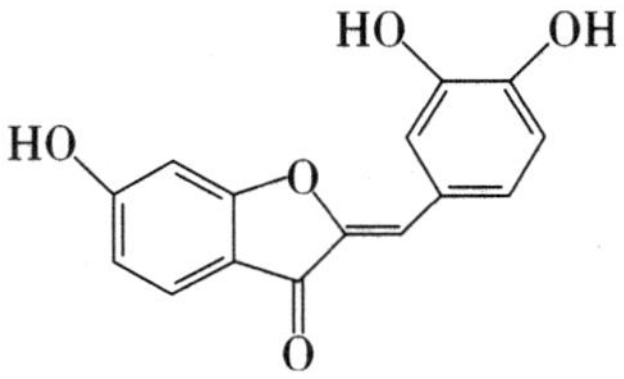　　　　　　　　　　　硫磺菊素

（十二）双黄酮类

双黄酮类是指由二分子黄酮或其衍生物聚合而成二聚物。其结构特点是:以 C—C 或 C—O—C 键缩合。

常见的双黄酮类:银杏叶中的银杏素、异银杏素和白果素。

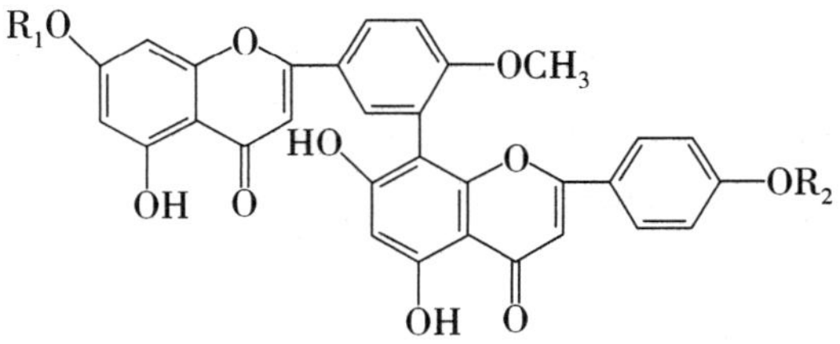

银杏素　　　$R_1 = CH_3$　　$R_2 = H$

异银杏素　　$R_1 = H$　　　$R_2 = CH_3$

白果素　　　$R_1 = H$　　　$R_2 = H$

想一想

黄酮类化学成分的分类依据是什么?

二、黄酮类化学成分的理化性质

（一）性状

1. 形态　黄酮类化合物多为结晶性固体,少数(如黄酮苷类)为无定形粉末。

黄酮的物理性质

2. 颜色 黄酮类化合物多数为黄色,其颜色的深浅与分子中是否存在交叉共轭体系及助色团(—OH、—OCH₃)的类型、数目及取代位置有关。一般情况下,黄酮的色原酮部分原本无色,但在2位上引入苯基后,即形成交叉共轭体系,并通过电子转移、重排,使共轭链延长而呈现颜色。交叉共轭体系是指两双键互不共轭,但分别与第三双键共轭的化学结构。在7位或4′位引入供电子基(—OH、—OCH₃等助色团),形成p-π共轭,具有推电子作用,促进电子转移、重排,从而使化合物的颜色加深。但—OH、—OCH₃等供电子基引入其他位置则影响较小。通常,具有交叉共轭体系的黄酮类化合物颜色较深,如黄酮、黄酮醇及其苷类多显灰黄至黄色,查耳酮为黄色至橙黄色;异黄酮类因交叉共轭体系较短,颜色较浅,显微黄色;无交叉共轭体系的黄酮类化合物不显色,如二氢黄酮、二氢黄酮醇、黄烷醇类不显色。花色苷及其苷元具有交叉共轭体系,且以锌盐的形式存在,颜色最深,其颜色随pH值不同而改变,一般显红色(pH<7)、紫色(pH=8.5)、蓝色(pH>8.5)等颜色。

想一想

黄酮类化合物为什么呈现不同的颜色?

3. 旋光性 黄酮苷由于结构中引入了糖基,含有手性碳原子,因此具有旋光性,多为左旋。无交叉共轭体系的黄酮苷元,如二氢黄酮、二氢黄酮醇、二氢异黄酮及黄烷醇中,含有手性碳原子,因此具有旋光性,其他有交叉共轭体系的黄酮苷元不具有旋光性。

(二)溶解性

黄酮类化合物的溶解性因其结构、存在形式不同而有较大差异。

一般情况下,游离黄酮类化合物(黄酮苷元)难溶或不溶于水,易溶于甲醇、乙醇、乙酸乙酯、乙醚等有机溶剂及稀碱液中。黄酮苷元在水中的溶解度,受其分子平面性的影响。黄酮、黄酮醇、查耳酮等分子中存在交叉共轭体系,为平面型分子,分子排列紧密,分子间引力较大,难溶于水;二氢黄酮、二氢黄酮醇因2、3位的双键被氢化饱和,成为近似半椅式结构,分子平面性被破坏,分子排列不紧密,分子间引力降低,在水中溶解度稍大;异黄酮类B环由于受4位羰基的阻碍,分子平面性降低,亲水性也比平面型分子增加;花色素类虽是平面型结构,但因以离子形式存在,具有盐的通性,故亲水性较强,水溶度较大。

黄酮苷元的溶解性还与取代基的种类、数目和位置有关。结构中羟基数目多则水溶性增强,羟基甲基化则脂溶性增强。

黄酮苷元与糖结合成苷后,水溶性增强。黄酮苷一般易溶于热水、甲醇、乙醇、乙酸乙酯等极性较大的溶剂,难溶或不溶于三氯甲烷、乙醚、苯等极性小的溶剂。黄酮苷中糖基的数目和结合位置对溶解性有一定影响。一般多糖苷的水溶度大于单糖苷;单糖苷的糖链越长,水溶性越强;C_3-羟基苷比相应的 C_7-羟基苷水溶性强。如槲皮素-3-O-葡萄糖苷的水溶性大于槲皮素-7-O-葡萄糖苷,这是因为 C_3-O-糖基与 C_4-羰基的空间位阻使分子的平面性降低了。

(三)酸碱性

1. 酸性 黄酮类化合物分子中多具有酚羟基,显一定酸性,但酸性比羧酸弱,可溶于碱性水溶液、吡啶、甲酰胺及二甲基甲酰胺中。由于酚羟基的数目及位置不同,酸性强弱也不同。以黄酮为例,其酚羟基酸性强弱顺序依次为:

黄酮的酸碱性

$$7,4'\text{-二羟基黄酮} > 7\text{-或 } 4'\text{-羟基黄酮} > \text{一般酚羟基黄酮} > 5\text{-羟基黄酮}$$

C_7 或 C_4'-酚羟基处于 4-位羰基的对位,在 p-π 共轭效应和 4-羰基吸电子诱导效应的影响,C_7 与 C_4'-酚羟基解离度大,酸性较强;一般酚羟基与羰基互为间位,仅受吸电子诱导效应的影响,酸性较弱;C_5-位酚羟基在羰基的邻位,虽受 p-π 共轭效应和吸电子诱导效应的影响,但因与羰基形成分子内氢键,所以酸性最弱。利用黄酮类化合物具有酸性且酸性强弱不同,可进行提取和 pH 梯度萃取分离,其对应溶解的碱溶液依次为 5% $NaHCO_3$,5% Na_2CO_3,0.2% NaOH,4% NaOH 溶液。

2. 碱性 黄酮类化合物分子中 γ-吡喃酮环上的 1-位氧原子,因有未共用电子对,故表现出微弱的碱性,可与强无机酸,如浓硫酸、盐酸等生成𬭸盐,但该𬭸盐性质极不稳定,遇水即分解。黄酮类化合物因溶于浓酸中生成的𬭸盐,常表现出特殊的颜色,可用于鉴别。

$$\xrightarrow[\mathrm{H_2O}]{\mathrm{HCl}}$$

(四)显色反应

黄酮类化合物的呈色反应多与分子中的酚羟基及 γ-吡喃酮环有关。

黄酮的显色反应1

黄酮的显色反应2

黄酮的显色反应——还原性

1. 还原反应

(1)盐酸-镁粉(或锌粉)反应:该反应是鉴别黄酮类化合物最常用的显色反应。

方法:将试样溶于 1 mL 甲醇或乙醇中,加入少许镁粉(或锌粉)振摇,滴加几滴浓盐酸,必要时可微微加热,1~2 分钟即可显色。多数黄酮、黄酮醇、二氢黄酮及二氢黄酮醇类化合物显橙红~紫红色,少数显紫~蓝紫色。当黄酮 B-环上有—OH 或—OCH 取代时,颜色加深;查耳酮、橙酮、儿茶素类无该显色反应;异黄酮除少数外均不显色;由于花青素及部分橙酮、查耳酮等在单纯浓盐酸中也会发生色变,故须预先做空白对照实验(在供试液中仅加入浓盐酸进行观察),若显红色,则表明该试样溶液中含有花色素类、某些橙酮类或查耳酮类化合物。

（2）四氢硼钠（钾）反应：该反应是鉴别二氢黄酮和二氢黄酮醇类化合物的专属反应。

方法：将试样溶于甲醇液中，加入等量2% NaBH$_4$的甲醇液，1分钟后，加浓盐酸或浓硫酸数滴，显红~紫红色。二氢黄酮和二氢黄酮醇类化合物的这一显色反应呈阳性，其他黄酮类化合物均为阴性，可用于区别。

2. **与金属盐类试剂的络合反应**　黄酮类化合物分子中若具有C$_3$-羟基、C$_4$-羰基或C$_5$-羟基、C$_4$-羰基或邻二酚羟基，可与许多金属盐类试剂如铝盐、铅盐、锆盐、镁盐等反应，生成有色络合物或有色沉淀而用于鉴别。

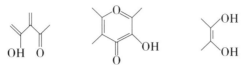

黄酮络合反应

（1）铝盐反应：常用试剂为1%三氯化铝乙醇液。该反应常用于黄酮类化合物的定性和定量分析。将黄酮类化合物样品的乙醇溶液和1%三氯化铝乙醇液反应，置紫外灯下显黄绿色荧光。

（2）铅盐反应：常用试剂为1%醋酸铅及碱式醋酸铅水溶液。该反应可生成黄色~红色沉淀。由于黄酮类化合物羟基数目及位置不同，与铅盐反应生成沉淀的色泽有所差异。其中，醋酸铅只能与分子中具有C$_3$-羟基、C$_4$-羰基或C$_5$-羟基、C$_4$-羰基或邻二酚羟基的化合物反应，但碱式醋酸铅与一般酚类化合物均可反应形成沉淀。

（3）锆盐反应：常用试剂为2%二氯氧锆甲醇溶液。该反应可用于鉴别黄酮类化合物分子中是否存在C$_3$-羟基或C$_5$-羟基。方法是取样品0.5~1 mg，用甲醇10 mL溶解，加2%二氯氧锆（ZrOCl$_2$）甲醇溶液1 mL，若出现黄色（反应生产黄色的锆络合物），说明黄酮类化合物分子中存在C$_3$-羟基或C$_5$-羟基。两种锆络合物对酸的稳定性不同，C$_5$-羟基、C$_4$-羰基与锆盐生成的络合物稳定性没有C$_3$-羟基、C$_4$-羰基锆络合物稳定，容易被弱酸分解，加入2%枸橼酸甲醇溶液，C$_5$-羟基黄酮的黄色溶液显著褪色，而C$_3$-羟基溶液仍呈鲜黄色。

（4）镁盐反应：常用试剂为醋酸镁甲醇溶液。该反应用于区别二氢黄酮、二氢黄酮醇类化合物与其他黄酮类化合物。反应常在纸上进行，方法是在纸上滴加一滴供试液，喷以醋酸镁的甲醇溶液，加热干燥，在紫外光灯下观察，二氢黄酮、二氢黄酮醇类呈天蓝色荧光，若有C$_5$-羟基，荧光加深。黄酮、黄酮醇、异黄酮类等则显黄色~橙黄色~褐色。

（5）氯化锶反应：常用试剂为氨性氯化锶甲醇溶液。该反应用于鉴别具有邻二酚羟基的黄酮类化合物。这类黄酮可在氨性甲醇液中，与氯化锶（SrCl$_2$）反应生成绿色至棕色乃至黑色沉淀。方法是取试样约1 mg置于小试管中，加入1 mL甲醇溶解，必要时可在水浴上加热，加入3滴0.01 mol/L氯化锶的甲醇溶液和3滴已用氨蒸气饱和的甲醇溶液，产生绿色~棕色~黑色沉淀，表示有邻二酚羟基存在。

（6）三氯化铁反应：常用试剂为三氯化铁水溶液或醇溶液等酚类显色剂。

黄酮类化合物中含有氢键缔合的酚羟基（C$_3$-羟基，C$_5$-羟基，邻二酚羟基）时，可与三氯化铁水溶液或醇溶液发生显色反应，显红、绿等较明显的颜色。

3. **硼酸显色反应**　黄酮类化合物分子中若有C$_5$-羟基黄酮及2′-羟基查耳酮类结构，在酸性条件下,可与硼酸反应,生成亮黄色,以便与其他类型的黄酮区别。

4.碱性试剂的显色反应　将黄酮类化合物溶液滴于滤纸上,用氨蒸气或碳酸钠水溶液处理,能产生颜色变化。例如氨蒸气熏后能使黄酮、黄酮醇类转变为亮黄色,紫外光下更为明显。氨熏放置后,颜色因氨挥发而褪色,故变色是可逆的;碳酸钠显色的颜色则较稳定。

黄酮与硼酸的
显色反应

该反应可帮助鉴别分子中某些结构特征。如二氢黄酮在碱液中开环,转变成相应异构体查耳酮而呈现橙色或黄色;黄酮醇类在碱液中先呈黄色,通入空气后变为棕色;黄酮类化合物分子中有邻二酚羟基取代或3,4′-二羟基取代时,在碱液中不稳定,易被氧化,产生黄色→深红色→绿棕色沉淀。

黄酮与碱性
试剂的显色反应

三、黄酮类化学成分的提取分离

(一)黄酮类化学成分的提取技术

黄酮类化合物的提取,主要根据被提取物的性质及伴存的杂质选择合适的溶剂进行提取。在植物体内,黄酮类化合物大部分以与糖结合成苷的形式存在于花、叶、果实等组织中,少部分以游离苷元形式存在于木质部坚硬组织中。黄酮苷类和极性较大的苷元(如羟基黄酮、双黄酮、橙酮、查耳酮等),一般可用水、甲醇、乙醇、丙酮、乙酸乙酯或极性较大的混合溶剂如甲醇-水(1∶1)进行提取。一些多糖苷类可用沸水提取。大多数苷元可用极性较小的溶剂如乙醚、三氯甲烷、乙酸乙酯等提取。多甲氧基黄酮苷元由于具有较强的亲脂性,可用苯进行提取。黄酮类化合物常用的提取方法有醇提取法、水提取法、碱溶酸沉法等。

黄酮的提取原理1

黄酮的提取原理2

黄酮的提取方法1

黄酮的提取方法2

1.醇提取法　醇提取法最常用的提取溶剂是乙醇和甲醇,黄酮苷与苷元均可溶出。一般采用60%左右的醇溶液提取黄酮苷类,90%～95%的醇溶液提取黄酮苷元。由于醇的溶解范围较大,醇提取液中常伴存较多杂质,影响后续步骤中黄酮类的结晶析出,可将提取液浓缩后用不同的溶剂进行萃取,以达到纯化的目的。如植物叶子的醇提取液,常含有叶绿素、胡萝卜素、树脂等脂溶性杂质,可用石油醚萃取除去这类杂质。

2.水提取法　黄酮苷类具有亲水性,可用热水提取,如从槐米中提取芦丁等。热水提取法仅用于提取黄酮苷类,成本低,设备简单,适合工业化生产。由于热水提出的水溶性杂质较多,故不常使用。如热水提取液中含有较多的多糖、蛋白质等杂质,影响精制和分离,可将水提取液浓缩后加入多倍量的乙醇溶液,将其沉淀除去。在提取花色苷类化合物时,可加入少量酸(如0.1%盐酸)。但提取一般黄酮苷类成分时,应谨慎使用,避免发生水解反应。

3.碱溶酸沉法　黄酮类化合物结构中多数具有酚羟基,故显酸性而易溶于碱水,可用碱水进行提取。碱水提取液加酸酸化后,黄酮类化合物即可沉淀析出。此法经济、安全、方便,在生产中应用广泛,适用于具有酸性而又难溶于冷水的黄酮类化合物的提取,如黄芩苷、橙皮苷、芦丁等。常用的碱液有5%碳酸钠水溶液、饱和石灰水溶液或稀氢氧化钠溶液等。当药材为果实或花类时,宜用石灰水提取,可使药材中含羧基的果胶、黏液质等水溶性杂质生成钙盐沉淀留在药材内部而不被溶出。用碱溶酸沉法提取黄酮类化合物时,应当注意所用碱液浓度不宜过高,以免在强碱条件下,尤其加热时破坏黄酮母核。在加酸酸化时,酸性也不宜过强,以免形成锌盐,降低产品得率。当提取成分含有邻二酚羟基时,需加硼酸进行保护。

(二)黄酮类化学成分的分离技术

黄酮类化合物的分离主要根据其极性差异、酸性强弱、分子质量大小和有无特殊结构等采用适宜的分离方法,黄酮单体的分离以色谱法为主。

1. 溶剂萃取法　本方法适用于极性大小不同的黄酮类化合物的分离。黄酮类化合物的水提取液或醇提取液中成分复杂,往往不能直接析出黄酮类化合物,可先将提取液适当浓缩,然后用不同极性的溶剂(按照极性由小到大的顺序)分别萃取。如用石油醚除去叶绿素、胡萝卜素等脂溶性杂质,用乙醚萃取黄酮苷元,用乙酸乙酯萃取黄酮苷。乙醚萃取液回收溶剂后,进一步用极性小的溶剂分步重结晶,可得到不同极性的苷元。

黄酮的分离

2. pH梯度萃取法　本方法适用于酸性强弱不同的黄酮苷元的分离。由于黄酮酚羟基的数目及位置不同,酸性强弱也不同,酸性强弱的顺序:7,4′-二羟基黄酮>7-或4′-羟基黄酮>一般酚羟基黄酮>5-羟基黄酮。将混合物溶于有机溶剂(如乙醚、苯),分别用5% NaHCO₃(萃取7,4′-二羟基黄酮)、5% Na₂CO₃(萃取7-羟基黄酮或4′-羟基黄酮)、0.2% NaOH(萃取一般酚羟基黄酮)、4% NaOH(萃取5-羟基黄酮)依次萃取,从而达到分离的目的。

3. 柱色谱法　分离黄酮类化合物常用的吸附剂或载体有硅胶、氧化铝、氧化镁、聚酰胺、硅藻土、纤维素等,其中以硅胶、聚酰胺最常用。

(1)硅胶柱色谱:此方法分离范围最广,主要适用于二氢黄酮、二氢黄酮醇、异黄酮及高度甲基化(或乙酰化)的黄酮及黄酮醇类苷元的分离,一般采用不同比例的三氯甲烷-甲醇混合溶剂作为洗脱剂。分离黄酮苷类时,需增加洗脱剂极性,常用含水的溶剂系统进行洗脱,如三氯甲烷-甲醇-水或乙酸乙酯-丙酮-水等。

(2)聚酰胺柱色谱:聚酰胺是目前较为理想的分离黄酮类化合物的吸附剂,对各种黄酮类化合物均有较好的分离效果,可用于制备性分离。聚酰胺色谱的分离原理是根据氢键吸附差异,即黄酮类化合物分子上的酚羟基与聚酰胺色谱中酰胺基形成氢键缔合能力的差异进行分离。黄酮类化合物在聚酰胺柱上的洗脱顺序受分子中酚羟基的数目、位置、洗脱剂的种类与极性大小的影响,一般有如下规律:

①酚羟基数目:黄酮类化合物的母核相同时,其分子中能形成氢键的游离酚羟基越多,吸附力越强,越难被洗脱。

②酚羟基位置:黄酮类化合物分子中能形成氢键的游离酚羟基数目相同时,酚羟基位置对吸附力也有影响。羰基邻位的酚羟基由于形成分子内氢键,吸附力弱于处于羰基间位或对位的酚羟基,容易被洗脱。

③共轭双键：分子中芳香核、共轭双键多，吸附力越强。如查耳酮结构中的共轭双键较二氢黄酮多，故查耳酮比相应的二氢黄酮难洗脱。

④苷元相同：连糖基越多，吸附力越弱，洗脱顺序一般是三糖苷、双糖苷、单糖苷、苷元。因为苷元相同时，黄酮母核的酚羟基数目相同，所以糖基数目越多，糖基上的羟基与洗脱剂形成氢键的能力越强，与聚酰胺的吸附能力越弱。

⑤苷元不同：不同类型的黄酮类化合物，洗脱先后顺序一般是异黄酮、二氢黄酮、黄酮、黄酮醇。

聚酰胺柱色谱分离黄酮类化合物时，常用不同浓度的甲醇或乙醇作梯度洗脱。

（3）葡聚糖凝胶柱色谱：分离黄酮类化合物时，常用的凝胶有 Sephadex G 型及 Sephadex LH-20 型两种型号。葡聚糖凝胶柱色谱分离化合物的结果是分子筛和吸附双重作用。分离黄酮苷时，主要靠分子筛作用，黄酮类化合物的分子量越大，越容易被洗脱。分离黄酮苷元时，主要靠吸附作用，黄酮类化合物中游离酚羟基的数目越多，吸附力越强，越难被洗脱。分离黄酮苷和苷元的混合物时，先靠分子筛作用，按照分子量由大到小洗脱下黄酮苷，再靠吸附作用，按照极性由小到大洗脱下黄酮苷元。

葡聚糖凝胶柱色谱分离黄酮类化合物时，常用的洗脱剂：碱性水溶液（如 0.1 mol/L NH_4OH），含盐水溶液（0.5 mol/L NaCl 等），醇及含水醇，如甲醇、甲醇-水（不同比例）、叔丁醇-甲醇（3∶1）、乙醇等；其他溶剂，如含水丙酮、甲醇-氯仿等。

四、黄酮类化学成分的检识

黄酮类化合物的检识方法很多，有化学方法、色谱法、光谱法等。这里主要介绍基本的理化检识和色谱检识。

（一）理化检识

1. 物理方法　主要依据化合物的形态、颜色、熔点、比旋度等物理性质进行检识。

2. 化学方法　可通过显色反应，用于检识黄酮母核和取代基团，如利用盐酸-镁粉（或锌粉）反应、四氢硼钠（钾）反应、与金属盐类试剂的络合反应、硼酸显色反应、碱性试剂的显色反应等进行黄酮类化合物的检识。

（二）色谱检识

1. 硅胶薄层色谱法　硅胶薄层色谱主要用于分离和检识大多数黄酮苷元，也可用于分离黄酮苷。分离鉴别黄酮苷元时，一般选用亲脂性溶剂系统，如甲苯-甲酸甲酯-甲酸（5∶4∶1），可根据待分离成分的极性大小调整甲苯与甲酸的比例。分离黄酮苷元的甲醚化（或乙酰化）衍生物时，可选用苯-丙酮（9∶1）、苯-乙酸乙酯（7.5∶2.5）等弱极性的展开剂。分离鉴别黄酮苷时，一般选用极性较大的溶剂系统，如正丁醇-乙酸-水（3∶1∶1）等。

2. 聚酰胺薄层色谱　聚酰胺薄层色谱适用范围较广，特别适合分离鉴定具有游离酚羟基的黄酮苷及苷元。由于聚酰胺色谱对黄酮类化合物吸附能力较强，因此展开剂需要较强的极性,多采用含有醇、酸或水的极性溶剂。分离鉴别黄酮苷元时,一般选用有机溶剂为展开剂,如三氯甲烷-甲醇(94∶6)、三氯甲烷-甲醇-正丁醇(12∶2∶1)、苯-甲醇-丁酮(3∶1∶1)等。分离鉴别黄酮苷时,一般选用含水的有机溶剂为展开剂,如甲醇-水(1∶1)、丙酮-水(1∶1)、丙酮-95%乙醇-水(2∶1∶2)等。聚酰胺薄层色谱中,黄酮类化合物吸附规律与聚酰胺柱色谱相同。

3.纸色谱法　纸色谱适用于分离鉴定各种黄酮类化合物,包括黄酮苷和黄酮苷元,可采用单向或双向纸色谱进行展开。

展开剂的极性与被分离成分的极性相似。分离鉴别黄酮苷元时,一般采用极性相对较小的"醇性"展开剂,如正丁醇-醋酸-水(4∶1∶5 上层,BAW)或叔丁醇-醋酸-水(3∶1∶1,TBA)等。分离鉴别黄酮苷时,一般采用极性较大的"水性"展开剂,如2%～5%醋酸水溶液、3%氯化钠溶液等。检识花色苷及花色苷元,可用含盐酸或醋酸的水溶液进行展开。分离鉴别黄酮苷和苷元混合物,一般采用双向纸色谱进行展开,第一向通常用"醇性"展开剂展开,第二向用"水性"展开剂展开。

应用纸色谱分离鉴定各种黄酮类化合物时,R_f 值与结构之间的关系如下。

(1)醇性展开剂:为正相分配色谱,极性大的化合物比极性小的化合物 R_f 值小。

①同一类型苷元的黄酮苷,R_f 值大小一般为:苷元>单糖苷>双糖苷。如在 BAW 系统中,多数黄酮苷元(花色苷元除外)的 R_f 值>0.70,而苷的 R_f 值<0.70。

②同一类型的黄酮苷元,分子中羟基数目越多,极性越大,R_f 值越小,而羟基甲基化后,极性降低,R_f 值增大。

(2)水性展开剂:为反相分配色谱,极性大的化合物比极性小的化合物 R_f 值大。

①同一类型苷元的黄酮苷,R_f 值大小一般为:双糖苷>单糖苷>苷元,与在醇性展开剂中相反。苷类 R_f 值>0.5,且糖链越长,R_f 值越大,而苷元几乎留在原点不动。

②不同类型的黄酮苷元,平面型分子如黄酮、黄酮醇、查耳酮、橙酮等,用2%～5%乙酸展开时,几乎停留在原点不动,R_f 值<0.02;而非平面型分子如二氢黄酮、二氢黄酮醇、二氢查耳酮、异黄酮等,因亲水性较强,R_f 值较大(0.10～0.30)。

黄酮类化合物大多具有颜色,斑点易于观察,在紫外光下还能呈现出不同颜色的荧光,氨蒸气熏蒸后常产生明显的颜色变化,也可喷 2% 三氯化铝甲醇溶液、10% Na_2CO_3 水溶液等。黄酮类化合物的薄层色谱鉴别亦可采用同样的显色方法。

🖱 **学以致用**

橙皮苷是中药陈皮的主要有效成分,具有维生素 P 样作用。橙皮苷可溶于热醇,在冷水和甲醇中溶解度小,可用热乙醇进行提取,得到橙皮苷粗品。再用碱溶酸沉法,以碱性乙醇为溶剂溶解,放置待沉淀完全后滤过,去除杂质,滤液酸化后,橙皮苷即沉淀析出。

案例 5.1 黄芩中黄酮类化学成分的提取分离

一、黄芩中黄芩苷的提取

黄芩为唇形科植物黄芩的干燥根,具有清热燥湿、泻火解毒、止血、安胎的功效,为常用的清热解毒药,用于湿温、暑温、胸闷呕恶、湿热痞满、泻痢、黄疸、肺热咳嗽、高热烦渴、血热吐衄、痈肿疮毒、胎动不安等的治疗。黄芩主要含有黄芩苷、黄芩素、汉黄芩素及其苷等黄酮类化合物,以及挥发油、氨基酸、甾醇、糖类等成分。黄芩苷为其主要成分,具有抗菌、消炎的作用,对革兰氏阳性菌和阴性菌都有抑制作用,是中成药"双黄连注射液""银黄片"的主要成分。现行版《中国药典》以黄芩苷为指标成分进行定性鉴定和含量测定,药材测定黄芩苷不得少于9.0%,饮片测定黄芩苷不得少于8.0%。此外,黄芩苷还有降转氨酶、利尿、利胆、抗病毒等作用,黄芩苷元(黄芩素)的磷酸酯钠盐可用于治疗过敏、喘息等疾病。

黄芩苷分子中有羧基和酚羟基,具有很强的酸性,在植物体内一般以镁盐形式存在,水溶性较大,因此采用水煎煮进行提取。提取液加盐酸酸化,黄芩苷的镁盐转化成游离羧基的黄芩苷,因其难溶于水,沉淀析出,初步与杂质分离;再经碱溶酸沉处理,得到黄芩苷粗品;最后经乙醇重结晶进一步精制。黄芩苷的提取分离流程如下:

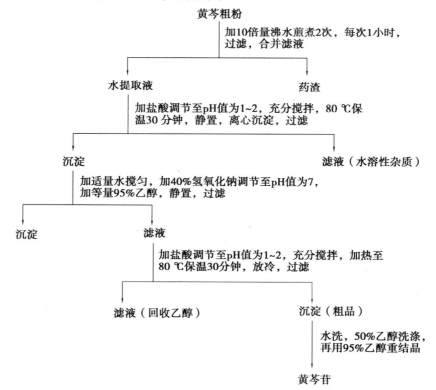

黄芩粗粉
加10倍量沸水煎煮2次,每次1小时,过滤,合并滤液

水提取液 / 药渣

加盐酸调节至pH值为1~2,充分搅拌,80℃保温30分钟,静置,离心沉淀,过滤

沉淀 / 滤液(水溶性杂质)

加适量水搅匀,加40%氢氧化钠调节至pH值为7,加等量95%乙醇,静置,过滤

沉淀 / 滤液

加盐酸调节至pH值为1~2,充分搅拌,加热至80℃保温30分钟,放冷,过滤

滤液(回收乙醇) / 沉淀(粗品)

水洗,50%乙醇洗涤,再用95%乙醇重结晶

黄芩苷

流程说明:黄芩苷在植物体内一般以镁盐形式存在,水溶性较大,因此采用水煎煮提取。黄芩中存在可水解黄芩苷的酶,因此用沸水破坏酶的活性,防止苷的酶解。黄芩苷的水提取液中杂质较多,加入盐酸酸化,调节 pH 值至 1~2,可使黄芩苷的镁盐转化成游离羧基的黄芩苷,因其难溶于水,沉淀析出,初步与杂质分离。酸化时,在 80 ℃条件下保温 30 分钟,使析出的黄芩苷沉淀细粒凝集成大的颗粒沉降,易于过滤。碱化时,加入 40% 氢氧化钠,调节 pH 值不能超过 7,否则黄芩苷的钠盐在 50% 左右的乙醇中溶解度降低,沉淀析出,造成黄芩苷的损失,影响得率。在碱液中加入等量 95% 乙醇,使溶液中乙醇浓度控制在 50% 左右,可降低杂质的溶解度,利于过滤除杂。在用酸、碱提取分离黄芩苷时,应当注意温度和溶剂的 pH 值都不宜过高,以免破坏黄酮母核。酸化时,溶液的 pH 值也不宜过小,否则酸会与黄芩苷成盐溶解,降低产品的得率。

二、必备知识

(一)主要有效成分结构

黄芩中主要有效成分为黄芩苷,为 C_7 位羟基与葡萄糖醛酸结合成的苷,黄芩素为黄芩苷水解后的苷元。两者均属于黄酮类,以 2-苯基色原酮为基本母核。

黄芩苷   黄芩素

(二)主要有效成分性质

1.黄芩苷 淡黄色针晶,分子式为 $C_{21}H_{18}O_{11}$,分子量 446.35,熔点 222~223 ℃,易溶于二甲基甲酰胺、吡啶等碱性溶液,可溶于热醋酸,难溶于甲醇、乙醇、丙酮,几乎不溶于水。黄芩苷遇三氯化铁显绿色,遇乙酸铅生成橙红色沉淀,溶于碱及氨水中初显黄色,不久又变为黑棕色。黄芩苷不易被酸水解,但容易被植物体内的黄芩酶水解,生成苷元黄芩素。

2.黄芩素 黄色针状结晶,分子式为 $C_{15}H_{10}O_5$,分子量 270.23,熔点 268~272 ℃,易溶于甲醇、乙醇、丙酮、乙酸乙酯,微溶于乙醚、三氯甲烷。黄芩素分子中具有邻三酚羟基,性质不稳定,易被氧化成醌式结构而显绿色,这是炮制或储存不当时黄芩药材外观变绿的原因。黄芩变绿后,有效成分受到破坏,药材质量随之降低,因此在加工炮制、贮藏及提取分离过程中应注意防止黄芩苷的酶解和氧化。

黄芩苷的酶解和氧化反应过程如下所示。

黄芩苷   黄芩苷酶   黄芩素(黄色)   [O]   醌式结构(绿色)

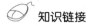

知识链接

黄芩的炮制方法及原理

中药黄芩有浸、烫、煮、蒸等多种炮制方法。过去南方地区与北方地区对黄芩的炮制采用不同的方法。南方地区认为黄芩具有小毒,须先用冷水浸泡至颜色变绿去毒后,再进行切制,名"淡黄芩"。北方地区认为黄芩遇水后颜色变绿会影响药材质量,须先用热水煮后,再进行切制,以色黄者为佳。研究表明,黄芩的有效成分黄芩苷在冷水浸泡的过程中,可被药材中的酶水解成黄芩素,黄芩素稳定性较差,在空气中易被氧化成醌类化合物(显绿色)。药理研究表明,生黄芩、淡黄芩的抑菌活性比烫、煮、蒸的黄芩低。可见用冷水浸泡炮制黄芩,会造成黄芩有效成分损失,降低抑菌活性;用烫、煮、蒸等方法炮制黄芩,高温破坏酶的活性,避免黄芩苷水解,抑菌活性较高,且药材软化易于切片。因此,应采用北方地区蒸或用沸水略煮的方法炮制黄芩。

案例 5.2 葛根中黄酮类化学成分的提取分离

一、葛根中黄酮类成分的提取

葛根为豆科植物野葛 *Pueraria lobata*(Willd.)Ohwi 的干燥根,习称"野葛",具有解肌退热、生津止渴、透疹、升阳止泻、通经活络、解酒毒的功效,用于外感发热头痛、项背强痛、口渴、消渴、麻疹不透、热痢、泄泻、眩晕头痛、中风偏瘫、胸痹心痛、酒毒伤中等的治疗。葛根主要含有葛根素(C-苷)、大豆素、大豆苷、大豆素-7,4′-二葡萄糖苷及葛根素-7-木糖苷等异黄酮类化合物。其中葛根素、大豆素、大豆苷是主要有效成分,葛根素对高血压、高血脂、高血糖和心脑血管疾病有一定疗效,大豆素具有类似罂粟碱的解痉作用,大豆苷能缓解高血压患者的头痛症状,葛根总黄酮具有扩张冠状动脉、增加冠状动脉血流量以及降低心肌耗氧量等作用。现行版《中国药典》以葛根素为指标成分进行定性鉴定和含量测定,药材中含葛根素不得少于2.4%。

葛根中的异黄酮类化合物均溶于乙醇,因此采用醇提法将总黄酮提取出来。因其结构中没有邻二酚羟基、C_5羟基或羧基,只能与碱式醋酸铅产生铅盐沉淀,而部分杂质可能被醋酸铅沉淀,因此与杂质分离。因其极性不同,吸附能力存在差异,因此可用氧化铝柱色谱法分离,从而得到各异黄酮。葛根中黄酮类成分的提取分离流程如下:

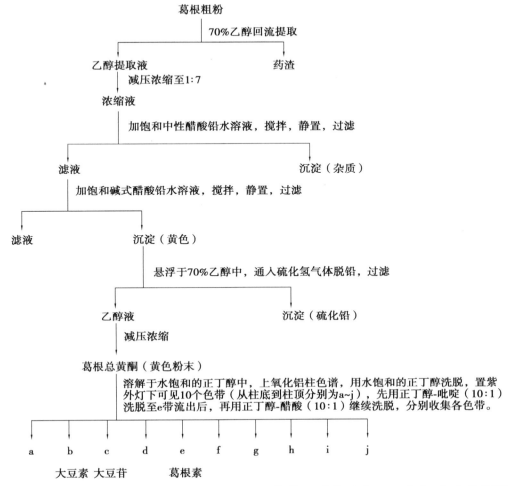

流程说明:用70%的乙醇回流提取葛根粗粉,使葛根异黄酮溶于乙醇液,完成总黄酮的提取。采用铅盐沉淀法除去醇提液中的杂质,得到纯化的葛根总黄酮。葛根总黄酮不具有3-羟基、5-羟基或邻二酚羟基,不会和氧化铝络合而难以洗脱,故可通过氧化铝柱色谱进行分离,最终得到各种异黄酮。

二、必备知识

(一)主要有效成分结构

葛根中主要有效成分为葛根素、大豆素、大豆苷。三者均属于异黄酮类,B环连接在 C_3 位置上,为3-苯基色原酮。大豆苷和葛根素为葡萄糖苷,大豆素为水解后的苷元。

	R_1	R_2	R_3
大豆素	H	H	H
大豆苷	H	葡萄糖	H
葛根素	葡萄糖	H	H

（二）主要有效成分性质

葛根中异黄酮苷具有亲水性,易溶于甲醇、乙醇,溶于水。

异黄酮苷元具有亲脂性,易溶于甲醇、乙醇,易溶于苯、乙醚、三氯甲烷等亲脂性有机溶剂,难溶于水。

1. 大豆素　无色针晶,265 ℃升华,320 ℃分解,易溶于乙醇,不溶于热水、三氯甲烷、苯。
2. 大豆苷　无色针晶,熔点为 239～240 ℃,易溶于乙醇、热水,不溶于三氯甲烷、苯。
3. 葛根素　白色针状结晶,分子式为 $C_{21}H_{20}O_9$,分子量 416.37,易溶于乙醇。

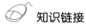 知识链接

葛粉被称为"长寿粉"的缘由

葛根粉,也称葛粉、葛根淀粉。在《本草纲目》《神农本草经》《证类本草》等中医经典中均有详细介绍。葛根的药用价值极高,国际上享有"亚洲人参"的美誉,又有"长寿粉"之称,在日本还被誉为"皇室特供食品"。现代研究表明,葛根具有防癌抗癌和雌激素样作用,可帮助女性丰胸、养颜,对中年妇女和绝经期妇女养颜保健作用更为明显;葛根素对高血压、高血脂、高血糖和心脑血管疾病有一定疗效。常食葛粉能有效调节人体机能,具有抗疲劳、抗衰老、延年益寿的作用。

案例 5.3　槐米中黄酮类化学成分的提取分离

一、槐米中芸香苷的提取

槐米为豆科植物槐的干燥花蕾,具有凉血止血、清肝泻火的功效,用于便血、痔疮出血、血痢、尿血、吐血、高血压症等的治疗。槐米主要含有芸香苷、槲皮素、槐米甲素等黄酮类化合物,以及皂苷、白桦脂醇、槐二醇和黏液质等成分。其中芸香苷(即芦丁)是主要有效成分,有维生素 P 的作用,能保持和恢复毛细血管的正常弹性,临床上常作为治疗高血压的辅助药和毛细血管脆性所致出血的止血药。现行版《中国药典》采用高效液相色谱法以芦丁为指标成分进行定性鉴定和含量测定,槐花含总黄酮,以芦丁计不得少于 8.0%,槐米含芦丁不得少于 20.0%。

芸香苷结构中含多个酚羟基,呈弱酸性,能与碱作用生成盐而溶于碱水,加酸酸化后可沉淀析出,因此可用碱溶酸沉法进行提取。芸香苷在热水(或热乙醇)中溶解度大,在冷水(或冷乙醇)中溶解度小,因此可用水(或乙醇)作溶剂进行重结晶精制。

槐米中芸香苷的提取分离流程如下:

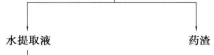

槐米粗粉

↓ 加约6倍量已煮沸的0.4%硼砂水溶液，在搅拌下加入石灰乳调至pH值为8~9。在保持该pH值条件下，微沸30分钟，随时补充失去的水分，趁热抽滤，药渣加4倍量水，同法提取两次，合并滤液

水提取液　　　　药渣

↓ 在60~70 ℃下，用浓盐酸调至pH值为3~4，静置，抽滤，不溶物用水洗至洗液呈中性，60 ℃干燥

芸香苷粗品

↓ 溶于热水或热乙醇中，趁热抽滤，滤液冷却后析出结晶，进行重结晶

精制芸香苷

流程说明：加入石灰乳调节 pH 值至 8 ~ 9，可使提取过程在碱性条件下进行，与芸香苷反应生成盐溶解，从而提高芸香苷的产量；同时又可以与槐米中的多糖类成分（黏液质、果胶等）生成钙盐沉淀，除去水溶性杂质；但碱性不宜过高，pH 值一般不超过 10，如碱性太强，加热可使芸香苷水解，结构被破坏，降低得率。加入 0.4% 硼砂水是因为芸香苷分子中含有邻二酚羟基，性质不稳定，在空气中被氧化变为暗褐色，在碱性条件下更容易被氧化分解，硼砂可以与邻二羟基络合，保护邻二羟基不被氧化；同时又避免了石灰乳中钙离子与酚羟基、羰基形成难溶于水的螯合物，降低得率，保护不与钙离子络合，使芸香苷不受损失。用浓盐酸酸化时，调节溶液 pH 值至 3 ~ 4，pH 值不能过低，否则会使析出的芸香苷沉淀与酸生成盐而重新溶解，降低得率。

二、必备知识

（一）主要有效成分结构

槐米中的主要有效成分为芸香苷（即芦丁）。芸香苷为 C_3 位羟基与芸香糖（1 分子葡萄糖和 1 分子鼠李糖组成的寡聚糖）脱水缩合形成的苷，槲皮素为芸香苷水解后的苷元。以芸香苷为原料，可制备槲皮素。两者均属于黄酮醇类，黄酮基本母核的 3 位上有含氧基团或羟基。

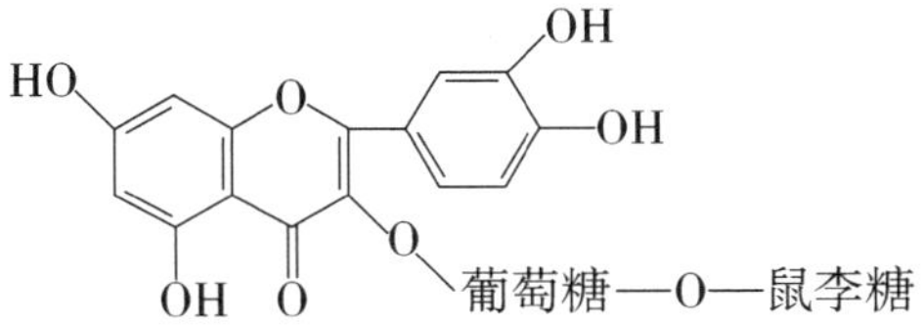

芸香苷

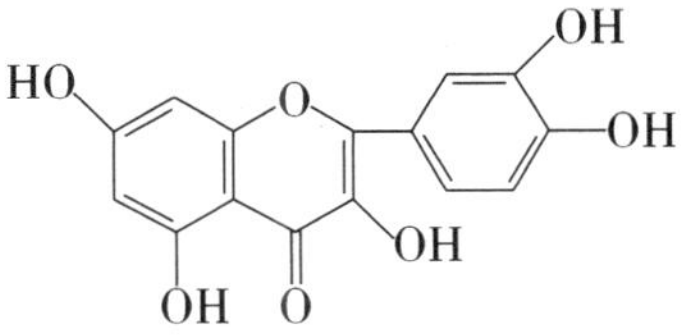

槲皮素

（二）主要有效成分性质

1. 芸香苷　浅黄色粉末或细针晶，分子式为 $C_{27}H_{30}O_{16}$，常含 3 分子结晶水，分子量 610.51（无水物）。含结晶水熔点 177 ~ 178 ℃，无水物熔点 188 ℃。芸香苷溶于醇类溶液，在热乙醇中溶解度为 1 ∶ 60，在冷乙醇中溶解度为 1 ∶ 650；可溶于热水，在热水中溶解度为 1 ∶ 200，难溶于冷水，在冷水中溶解度为 1 ∶ 8 000；可溶于丙酮、乙酸乙酯、吡啶及碱液中，不溶于三氯甲烷、

乙醚、苯及石油醚。

2. **槲皮素** 黄色针状结晶(稀乙醇),分子式为 $C_{15}H_{10}O_7$,常含 2 分子结晶水,分子量为 302.23(无水物),熔点 314 ℃(分解)。槲皮素溶于醇类溶液,在热乙醇中溶解度为 1∶23,在冷乙醇中溶解度为 1∶300;可溶于甲醇、丙酮、乙酸乙酯、吡啶与冰醋酸等,不溶于水、三氯甲烷、乙醚、苯与石油醚等。

在盐酸-镁粉反应中,芸香苷及槲皮素溶液均由黄色渐变为红色;在三氯化铝反应中,芸香苷及槲皮素溶液均显鲜黄色;在醋酸镁反应中,芸香苷及槲皮素溶液均显黄色荧光。在 α-萘酚-浓硫酸反应中,芸香苷溶液呈现出紫色环现象,槲皮素无现象;在锆盐-枸橼酸反应中,芸香苷溶液先显黄色后褪色,槲皮素溶液显黄色不褪色;在盐酸-锌粉反应中,芸香苷溶液由黄色渐变为红色,而槲皮素无变化。

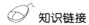
知识链接

槐米的临床功效

槐米味苦、性微寒,归肝、大肠经,具有凉血止血、清肝泻火的功效,用于便血、痔血、血痢、崩漏、吐血、衄血、肝热目赤、头痛眩晕等症。槐米能显著增强毛细血管抵抗力,降低血管通透性,恢复脆性血管弹性功能,从而有效降血脂及预防血管硬化。槐米中的主要成分芦丁能够明显改善微循环,降低毛细血管脆性,因此槐米常用于糖尿病、高血压及高血脂等疾病的辅助治疗,可改善症状,提高患者生活质量。此外,槐米还具备良好的止血作用、抗氧化活性作用及增强机体免疫功能作用。

案例 5.4　银杏叶中银杏总黄酮的提取分离

一、银杏叶中黄酮苷的提取

银杏叶为银杏科植物银杏的干燥叶,具有活血化瘀、通络止痛、敛肺平喘、化浊降脂的功效,用于瘀血阻络、胸痹心痛、中风偏瘫、肺虚咳喘、高脂血症等的治疗。银杏叶主要含有黄酮类和萜内酯类化合物,以及多糖类等成分。其中黄酮类化合物是主要有效成分,可以扩张血管,增加冠脉及脑血管流量,降低血黏度,改善脑循环,是治疗心脑血管疾病的有效药物。银杏中黄酮类化合物根据其结构可分为三种结构类型:单黄酮类、双黄酮类和儿茶素类。单黄酮类主要包括山奈素及其苷、槲皮素及其苷、异鼠李素及其苷等;双黄酮类主要包括银杏双黄酮(银杏素)、异银杏双黄酮、去甲银杏双黄酮、穗花杉双黄酮、金松双黄酮等;儿茶素类主要包括儿茶素、表儿茶素、没食子酸儿茶素和表没食子酸儿茶素等。目前,多将山奈素及其苷、槲皮素及其苷、木犀草素及其苷类作为银杏黄酮质量的控制标准。

银杏叶中黄酮类化合物能溶于高浓度乙醇，因此采用乙醇加热提取。将提取液浓缩加水，可沉淀水不溶性杂质，滤液上大孔吸附树脂柱后，先用水洗脱除去水溶性杂质，再用相应浓度的醇洗脱得到所需的黄酮类化合物。

银杏叶中黄酮苷的提取分离流程如下：

银杏叶粗粉
在50 ℃下，70%乙醇回流提取3次，
合并滤液
乙醇提取液
药渣
减压浓缩至1:1后，加等体积水，冷却，静置，过滤
沉淀
滤液
上D101柱色谱，先水洗，
再用70%乙醇洗脱
乙醇洗脱液
浓缩至干
银杏总黄酮（含25%黄酮苷）

流程说明：银杏叶中的黄酮苷类、黄酮苷元等成分在70%乙醇中有较好的溶解性，因此采用70%乙醇在50 ℃条件下进行提取。滤液上大孔吸附树脂柱，利用大孔树脂的吸附及分子筛作用，先用水洗脱，除去水溶性杂质，再用70%的乙醇洗脱所需的黄酮类成分。

二、必备知识

银杏叶中主要双黄酮类成分为二分子黄酮衍生物通过C—C键聚合而成的二聚物，其结构如下。

R4
R2O
O
OR1
OH
O
HO
O
OR3
OH
O

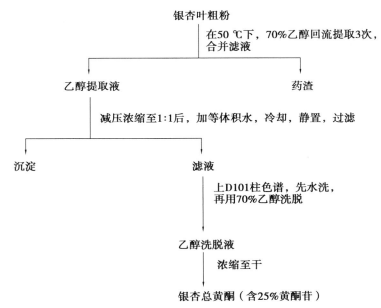

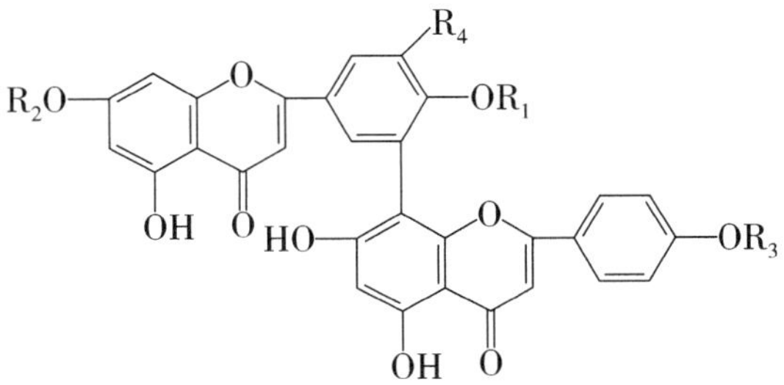

	R_1	R_2	R_3	R_4
穗花杉双黄酮	H	H	H	H
去甲银杏双黄酮	CH_3	H	H	H
银杏双黄酮	CH_3	CH_3	H	H
异银杏双黄酮	CH_3	H	CH_3	H
金松双黄酮	CH_3	CH_3	CH_3	H

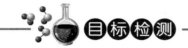知识链接

银杏叶的临床功效

银杏叶性味甘、苦、涩、平,归心、肺经,具有活血化瘀、通络止痛、敛肺平喘、化浊降脂的功效,用于瘀血阻络、胸痹心痛、中风偏瘫、肺虚咳喘、高脂血症等的治疗。

银杏叶能够降低人体血液中胆固醇水平,防止动脉硬化;通过增加血管通透性和弹性而降低血压,有较好的降压功效;消除血管壁上的沉积成分,改善血液流变性,增进红细胞的变形能力,降低血液黏稠度,使血流通畅,可预防和治疗脑出血和脑梗死;银杏叶制剂与降糖药合用治疗糖尿病有较好疗效,可用于糖尿病的辅助药;能明显减轻经期腹痛及腰酸背痛等症状;用于支气管哮喘的治疗,也有较好疗效。

银杏叶不能与茶叶和菊花一同泡茶喝。银杏叶含有毒成分,用其泡茶喝可引起阵发性痉挛、神经麻痹、瞳孔放大、过敏和其他副作用。孕妇、幼儿、老人要慎用。

目标检测

一、单项选择题

1. 黄酮类化合物的基本骨架为(   )。
   A. C_6—C_6—C_6　　　　　　　　　B. C_3—C_3—C_3
   C. C_6—C_3—C_6　　　　　　　　　D. C_6—C_3—C_3

2. 花色素水溶性较大的原因是花色素分子(   )。
   A. 属于平面型分子　　　　　　　B. 属于非平面型分子
   C. 属于离子型分子　　　　　　　D. 有羟基和羧基

3. 在下列溶剂中,黄酮苷元难溶的是(   )。
   A. 水　　　　　B. 氯仿　　　　　C. 乙醚　　　　　D. 甲醇

4. 下列物质中,酸性最强的黄酮是(   )。
   A. 一般酚羟基黄酮　　　　　　　B. 4′-羟基黄酮
   C. 7-羟基黄酮　　　　　　　　　D. 7,4′-二羟基黄酮

5. 能同时提取黄酮苷和黄酮苷元的溶剂是(   )。
   A. 乙醇　　　　　B. 水　　　　　C. 乙酸乙酯　　　　　D. 苯

6. 常用于区别3-OH黄酮和5-OH黄酮的反应是(   )。
   A. 盐酸-镁粉反应　　　　　　　B. 四氢硼钠反应
   C. 三氯化铝反应　　　　　　　　D. 锆盐-枸橼酸反应

7. 四氢硼钠反应可用于鉴别(　　　)。

  A. 黄酮类　　　　B. 黄酮醇类　　　　C. 二氢黄酮类　　　D. 查耳酮类

二、多项选择题

1. 黄酮苷元按结构分类,主要依据的是(　　　)。

  A. 中间三碳链的氧化程度　　　　B. 是否形成 C 环

  C. B 环的连接位置　　　　　　　D. 3 位有无羟基

  E. 4 位有无酮基

2. 黄酮苷元易溶于(　　　)。

  A. 甲醇　　　　B. 乙醇　　　　C. 乙酸乙酯　　　D. 氯仿　　　　E. 乙醚

3. 下列方法中,可用于提取总黄酮的有(　　　)。

  A. pH 梯度萃取　　　　　　　　B. 硅胶柱色谱

  C. 碱溶酸沉法　　　　　　　　　D. 热水提取法

  E. 醇提法

4. 分离黄酮类化合物的常用方法有(　　　)。

  A. 聚酰胺色谱法　　　　　　　　B. pH 梯度萃取法

  C. 溶剂萃取法　　　　　　　　　D. 硅胶柱色谱法

  E. 碱溶酸沉法

5. 影响聚酰胺柱色谱分离黄酮类化合物难易程度的因素有(　　　)。

  A. 酚羟基数目　　　　　　　　　B. 酚羟基位置

  C. 芳香核、共轭双键多少　　　　D. 黄酮类型

  E. 洗脱剂种类

三、名词解释

黄酮醇类;异黄酮类

四、判断题

1. 黄酮基本母核的 3 位上有羟基或含氧基团的化合物为黄酮醇类。　　　　　　(　　　)

2. 在游离黄酮的母核上引入羟基后,其水溶性降低,脂溶性增加。　　　　　　(　　　)

3. 热水提取法是提取黄酮类化合物最常用的方法。　　　　　　　　　　　　　(　　　)

4. 高浓度的醇溶液(90% ~95%)适用于提取黄酮苷。　　　　　　　　　　　　(　　　)

五、简答题

1. 黄酮类化学成分结构类型的分类依据可分为哪几类?

2. 黄酮类化合物在聚酰胺柱上的洗脱顺序有什么规律?

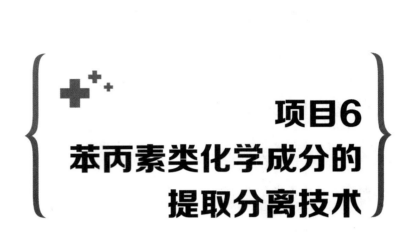

项目6
苯丙素类化学成分的
提取分离技术

项目6课件

【知识目标】

掌握香豆素类化合物的结构分类、特点、理化性质、提取分离及检识;熟悉香豆素类化合物各结构类型的代表性天然药物的质量控制成分;熟悉木质素类化合物的结构分类、理化性质、提取分离及其应用;了解香豆素、木质素类化合物的生物活性及在天然药物中的分布。

【能力目标】

熟练掌握香豆素类化合物的鉴别方法;熟练掌握秦皮中香豆素类化学成分的提取分离操作;能够针对具有香豆素成分的中药材,独立设计提取路线,并实现分离纯化。

【素质目标】

培养认真细致的工作作风;具备良好的团队协作能力;培养勇于创新,开拓进取的科学素养。

案例导入

【案例描述】1923 年,在美国北达科他州和加拿大亚伯达州的农场里,农场主们发现了一个奇怪的现象,那就是牧民们对牛羊做一些很平常且不足以威胁它们生命的小手术时,牛羊很容易因为伤口无法凝血而不停出血,最后死亡。当地兽医认为这是食用了发霉的首蓿草所致。直到 1940 年,卡尔·保罗·林克教授分离出具有抗凝血作用的"双香豆素"成分,农场的这场灾难才得以结束。

【案例分析】首蓿草中含有无毒性的单个香豆素,香豆素腐烂变质后在霉菌的作用下可生成双香豆素。双香豆素分子结构与维生素 K 相似,会与维生素 K 产生竞争,干扰后者在肝脏合成凝血因子过程而发挥抗凝作用。因此,首蓿草进入牛羊体内后会导致其伤口出血不止而死亡。

【案例讨论】香豆素类的生物活性与其结构有何关联?

课程导语:苯丙素类药物的临床作用很多,其代表物是香豆素和木脂素。要利用这类药物治病和防病,就要充分掌握其结构、性质,才能科学地进行提取和分离,更好地服务于临床治病的需要。苯丙素类(phenylpropanoids)是一类广泛存在于药物中的天然成分,基本母核含有一个或几个 C_6—C_3 单元,具有多种生物活性。苯丙素类化合物包括简单苯丙素类、香豆素类、木脂素类和木质素类等。本章重点学习香豆素类和木脂素类。

任务 6.1　香豆素类化学成分的提取分离

香豆素(coumarin)又称香豆精,是一类具有苯骈 α-吡喃酮母核的天然产物的总称,因最早从豆科植物香豆中获得并有香味而得名,是一类重要的天然药物化学成分。香豆素类成分广泛分布于植物界,在伞形科、豆科、芸香科、茄科、菊科、木犀科、瑞香科等植物中分布更为广泛,少数来自动物和微生物。在植物体内,香豆素类一般以游离态或与糖结合成苷的形式存在于叶、花、茎、果实中,通常在幼嫩的叶芽中含量较高。

香豆素类成分具有多方面的生物活性,是一类重要的有效成分。如秦皮中的七叶内酯(esculetine)和七叶苷(esculin)具有抗菌作用,可治疗痢疾;茵陈中滨蒿内酯(scoparone)具有解痉、利胆作用;蛇床子中蛇床子素具有杀虫止痒作用;补骨脂中补骨脂素具有光敏作用,可用于治疗白斑病;前胡中的香豆素具有扩张血管作用;胡桐中香豆素(+)calanolide A 是活性很强的 HIV-1 逆转录酶抑制剂,美国食品药品监督管理局(FDA)已批准将其作为抗艾滋病药进入临床试验;然而,并不是所有的香豆素类对人体都有利,比如粮食霉变后产生的香豆素类化合

物黄曲霉素 B_1 就具有致癌作用。

👆 看一看

香豆素类成分是重要的香料来源,具有香茅草的香气,可用作食品、香烟、医疗制剂等的矫味剂或增香剂。但部分香豆素类化合物对肝脏有一定的毒性,在极低浓度下就可以引起肝损害并导致癌变,因此,必须规定香豆素类化合物的安全使用剂量。香豆素类成分对植物还有调节生长的作用,低浓度的香豆素类成分可以刺激植物发芽和生长,而高浓度时则作用相反。

一、香豆素类成分的结构与分类

香豆素类成分的基本母核是苯骈 α-吡喃酮,在结构上可以看成顺式邻羟基桂皮酸脱水形成的内酯化合物。

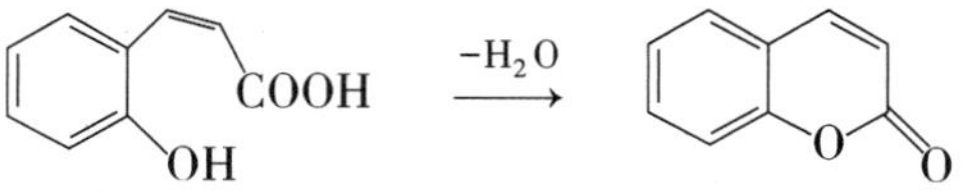

顺式邻羟基桂皮酸   苯骈 α-吡喃酮

(一)简单香豆素类

简单香豆素是指仅在苯环一侧有取代的香豆素。常见的取代基有羟基、甲氧基、亚甲二氧基、异戊烯基等。大多数天然香豆素类成分在 7 位连有含氧基团,所以 7—OH 香豆素即伞形花内酯,常被视为香豆素类成分的母体。

常见的简单香豆素:秦皮中的七叶内酯和七叶苷;茵陈中的滨蒿内酯;蛇床子中的蛇床子素;独活中的当归内酯等。

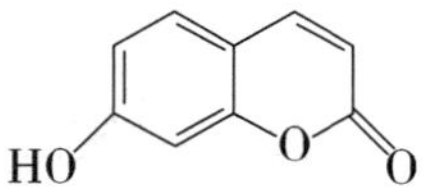

伞形花内酯 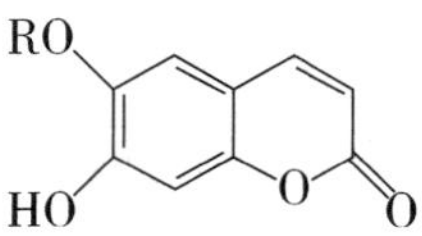   七叶内酯　R＝H   滨蒿内酯
               七叶苷　R＝Glc

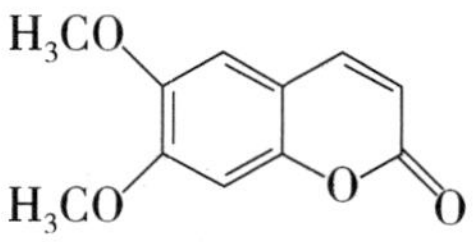

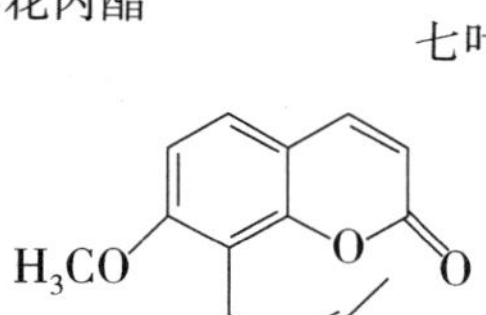

蛇床子素 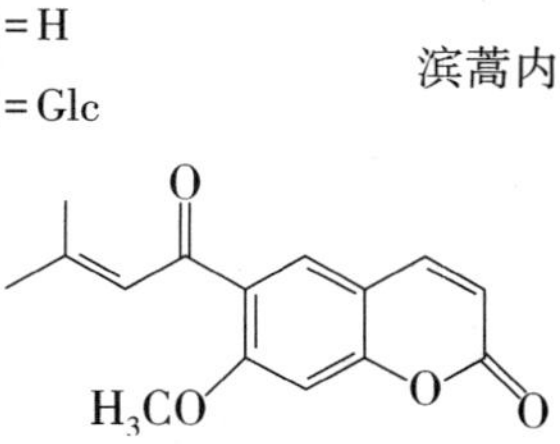   当归内酯

(二)呋喃香豆素类

呋喃香豆素是指香豆素母核苯环上 7 位羟基与 6(或 8)位取代异戊烯基缩合形成呋喃环,成环后常因降解而失去 3 个碳原子。根据稠合位置可分为线型与角型。

1.6,7-呋喃香豆素（线型） 6 位异戊烯基与 7 位羟基缩合形成呋喃环,则呋喃环与苯环、α-吡喃酮环处在一条直线上,称为线型呋喃香豆素。补骨脂内酯、花椒毒内酯、紫花前胡内酯等均属线型呋喃香豆素。

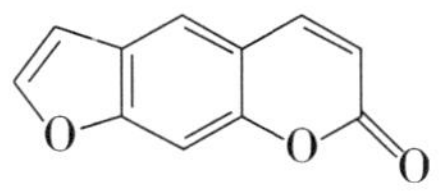

补骨脂内酯 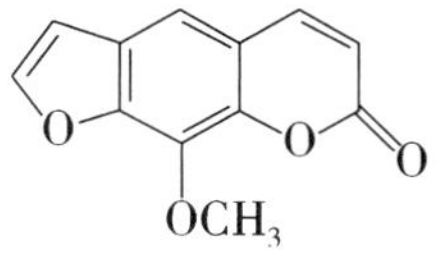　　　　　　花椒毒内酯 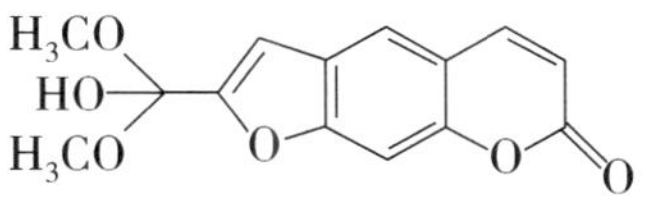　　　　　　紫花前胡内酯

2.7,8-呋喃香豆素（角型） 8 位异戊烯基与 7 位羟基缩合形成呋喃环,则呋喃环与苯环、α-吡喃酮环处在一条折线上,称为角型呋喃香豆素。异补骨脂内酯、茴芹内酯、异佛手内酯等均属角型呋喃香豆素。

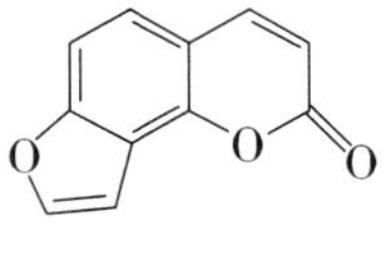

异补骨脂内酯 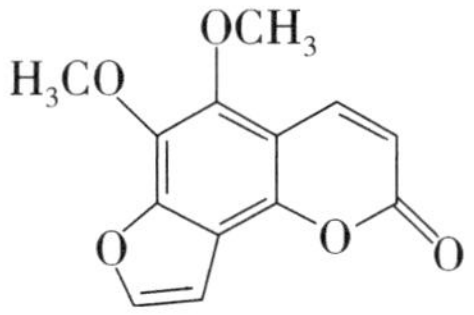　　　　　　茴芹内酯 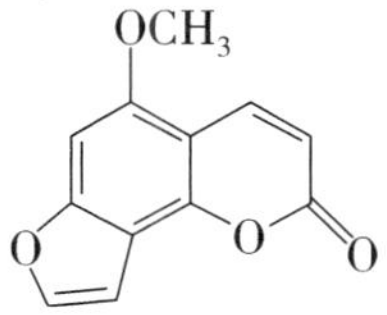　　　　　　异佛手内酯

（三）吡喃香豆素类

吡喃香豆素是指香豆素母核苯环上 7 位羟基与 6（或 8）位取代异戊烯基缩合形成吡喃环,根据稠合位置也可分为线型与角型。

1.6,7-吡喃香豆素（线型） 6 位异戊烯基与 7 位羟基缩合形成吡喃环,称为线型吡喃香豆素。花椒内酯、美花椒内酯等均属线型吡喃香豆素。

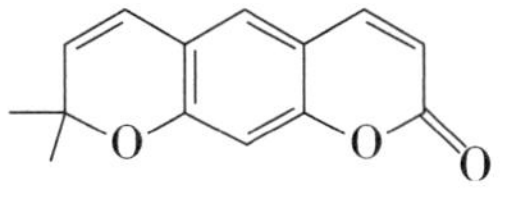

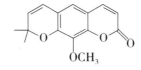

花椒内酯　　　　　　美花椒内酯

2.7,8-吡喃香豆素（角型） 8 位异戊烯基与 7 位羟基缩合形成吡喃环,称为角型吡喃香豆素。邪蒿内酯、黄曲霉素 B_1 等均属角型吡喃香豆素。

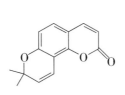 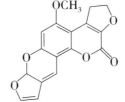

邪蒿内酯　　　　　　黄曲霉素 B_1

（四）其他香豆素类

凡不具有以上三类结构特点的香豆素衍生物均归属于其他香豆素类化合物。其中包括在α-吡喃酮环上有取代的香豆素类,如从胡桐中得到的(+)Calanolide A 在 4 位是烷基取代,具有显著的抗 HIV-1 逆转录酶作用;某些香豆素成分还可通过碳碳键或醚键相连生成双香豆素

类,如具有抗凝血作用的紫苜蓿酚;以及异香豆素类,如茵陈炔。

紫苜蓿酚　　　　　　　　　　　(+)Calanolide A　　　　　　　　茵陈炔

二、香豆素类成分的理化性质

(一)性状

游离香豆素类成分大多为无色至淡黄色结晶状的固体,有比较敏锐的熔点。分子量小的游离香豆素多具有芳香气味与挥发性,能随水蒸气蒸馏,并能升华。香豆素苷类一般呈粉末状或晶体状,多数无香味和挥发性,也不能升华。

(二)溶解性

游离香豆素类成分可溶于三氯甲烷、乙醚、醋酸乙酯、丙酮、乙醇、甲醇等有机溶剂,也能溶于沸水,但不溶于冷水。香豆素苷类易溶于甲醇、乙醇,可溶于水,难溶于乙醚、三氯甲烷、醋酸乙酯等有机溶剂。

(三)荧光性

香豆素母核本身无荧光,但羟基香豆素类化合物在紫外光下大多显蓝色或蓝绿色荧光,在碱液中更加显著。尤其是7-羟基香豆素,甚至在日光下也可辨认。6,7-二羟基香豆素荧光则较弱;7,8-二羟基香豆素荧光极弱或不显荧光。若羟基被甲基化,则荧光减弱,色调变紫。荧光和结构之间的关系目前尚不完全清楚,但香豆素的荧光性质可用于香豆素成分的检识鉴别。

香豆素类荧光
特性

(四)内酯的碱水解

香豆素类化合物分子中具有内酯结构,在稀碱性条件下加热可水解开环,生成易溶于水的顺式邻羟基桂皮酸盐。加酸酸化至中性或酸性后顺式邻羟基桂皮酸盐又闭环恢复为亲脂性的内酯结构,从而沉淀析出。这一性质常用于香豆素等内酯类化合物的提取分离和鉴别。但如果与碱液长时间加热,顺式邻羟基桂皮酸盐则发生双键构型的异构化,转变为稳定的反式邻羟基桂皮酸盐,此时,再经酸化也不能环合为内酯。

香豆素　　　　　　　顺式邻羟基桂皮酸盐　　　　　　反式邻羟基桂皮酸盐

香豆素类成分与浓碱共同煮沸,内酯环往往被破坏,裂解为酚类或酚酸类。因此,在用碱液提取香豆素类成分时,必须注意碱液的浓度和加热的时间,以防内酯环被破坏。

(五)显色反应

香豆素的显色反应1

1.内酯的颜色反应(异羟肟酸铁反应) 香豆素类成分具有内酯结构,在碱性条件下内酯开环,与盐酸羟胺合成异羟肟酸,在酸性条件下再与 Fe^{3+} 络合生成异羟肟酸铁而显红色。

红色

2.酚羟基的颜色反应 香豆素类成分大多具有酚羟基,可与许多酚类检识试剂发生颜色反应。

香豆素的显色反应2

(1)三氯化铁反应:羟基香豆素可与三氯化铁溶液反应显绿色至墨绿色。

(2)重氮化反应:当酚羟基邻位或对位无取代时,可与重氮化试剂反应显红色至紫红色。

(3)Gibbs 反应:香豆素类成分在碱性条件(pH=9~10)下内酯环水解生成酚羟基,如果其对位(6位)无取代,与2,6-二氯苯醌氯亚胺(Gibbs 试剂)反应显蓝色。

(4)Emerson 反应:与 Gibbs 反应类似,香豆素类成分如在6位无取代,内酯环在碱性条件下开环后与4-氨基安替比林和铁氰化钾(Emerson 试剂)显红色。利用 Gibbs 反应或 Emerson 反应可判断香豆素分子中 C6 位是否有取代基存在。

三、香豆素类成分的提取分离技术

(一)香豆素类成分的提取技术

1.溶剂提取法 游离香豆素类成分大多极性较小或亲脂性较强,可以用低极性的有机溶剂如乙醚、乙酸乙酯等提取,香豆素苷类极性较大,可以用甲醇、乙醇、水等溶剂加热提取。一般药材中往往存在几种香豆素类成分,提取时可采用系统溶剂法,依次用石油醚、苯、乙醚、乙酸乙酯、丙酮和甲醇提取;也可先用甲醇(乙醇)或水提取,再用溶剂或大孔吸附树脂法将其分为脂溶性部分和水溶性部分。

2.碱溶酸沉法 香豆素类成分具有内酯结构,能溶于稀碱液开环成盐,酸化后内酯环合,香豆素类成分即可游离析出。可以利用此性质进行香豆素类成分的提取分离和纯化。常用0.5%的氢氧化钠水溶液加热提取,提取液冷却后用乙醚萃取去除杂质,然后加酸调节溶液至中性,适当浓缩,再酸化,则香豆素类及其苷类即可析出。但必须注意碱液的浓度、加热时间及温度,防止内酯环被破坏。

想一想

碱溶酸沉法提取分离香豆素类成分的依据是什么?

---

3. 水蒸气蒸馏法　小分子的香豆素类成分因具有挥发性,可采用水蒸气蒸馏法提取。

4. 超临界流体提取法　超临界流体提取技术已被广泛应用于香豆素类成分的提取。极性小的游离香豆素类成分可直接提取,而香豆素苷类可通过加入乙醇等极性溶剂作夹带剂来提取。

(二)香豆素类成分的分离技术

1. 溶剂法　香豆素类成分的分离可利用混合物中各成分的溶解性不同进行的,也可利用不同溶剂分步结晶法进行的;弱酸性与中性香豆素类成分的混合物,可用碱水萃取法分离。

2. 柱色谱法　柱色谱法用于分离结构和性质相似的香豆素类成分。最常用的吸附剂为硅胶,其次是氧化铝与纤维素,也可用葡聚糖凝胶 Sephadex G-25、LH-20 等进行分离。硅胶柱色谱洗脱系统的选择,需要利用薄层色谱进行筛选,如以偏酸性或中性的溶剂系统为展开剂,甲苯-乙酸-甲酸(5∶4∶1)、三氯甲烷-乙酸-水(4∶1∶1)、苯-丙酮(9∶1)等。中性或酸性氧化铝也可用于分离香豆素类成分。常用洗脱剂为石油醚、三氯甲烷、乙酸乙酯等。

除上述常用方法外,气相色谱、高效液相色谱、逆流分溶法都可用于香豆素类成分的分离。

四、香豆素类成分的检识

通过一定方法提取分离获得天然药物中的香豆素类成分,需要继续使用化学方法或色谱法进行检识,以增加后期利用光谱等技术进行结构测定的可靠性。此外,检识也可用于含香豆素类成分药物的真伪鉴别。

(一)理化检识

1. 物理方法　利用香豆素的形态、颜色等物理性质及熔点、比旋度等物理常数对香豆素类成分进行检识。

2. 化学方法　利用异羟肟酸铁反应、三氯化铁反应、Gibbs 反应等显色反应对香豆素类成分进行检识。通常要采用 3 种以上显色试剂进行检识。这是因为香豆素类成分对各种显色试剂的灵敏度不同。

(二)色谱检识

1. 薄层色谱法　香豆素薄层色谱常用的吸附剂是硅胶,其次是纤维素和氧化铝。香豆素及其苷多呈弱酸性或中性,展开剂可采用中等极性的混合溶剂或偏酸性的混合溶剂。此外,展开剂的极性还应与香豆素成分的极性相适应。如简单香豆素可用甲苯-甲酸乙酯-甲酸(5∶4∶1)、苯-丙酮(9∶1)展开;呋喃香豆素类可用正己烷-醋酸乙酯(7∶3)、乙醚-苯(1∶1)展开;香豆素苷可用极性较大的展开剂,如正丁醇-醋酸-水(4∶1∶5,上层)。R_f 值与母核上羟基数目有关,羟基数目越多,极性越大,R_f 值越小;羟基若被甲基化,极性减小,则 R_f 值增大;苷比相应的苷元 R_f 值小。

显色方法:首选观察荧光,或用氨熏、喷 10% 氢氧化钠后再观察。其次可选用三氯化铁、盐酸羟胺-三氯化铁、重氮化试剂、Gibbs 试剂或 Emerson 试剂等化学显色剂显色。

2.纸色谱法　简单香豆素类常用水饱和的正丁醇、异戊醇、三氯甲烷为展开剂;具有邻二酚羟基或 1,2-二元醇结构的香豆素类,滤纸先用 0.5% 硼砂溶液预处理,使其络合成硼酸酯,再以水饱和的正丁醇或醋酸乙酯展开;对亲脂性较强的呋喃香豆素类可用二甲基甲酰胺为固定相、己烷-苯(8∶2)为移动相展开。

展开剂的 pH 值可影响酸性香豆素类成分的 R_f 值:在碱性展开剂中,香豆素类成分以离子形式展开,其极性增大,R_f 值减小;在中性展开剂中,弱酸性香豆素类成分可产生电离,易造成拖尾现象;在酸性展开剂中(如 BAW 系统),香豆素类成分以分子形式展开,R_f 值增大,展开效果较好。纸色谱的显色方法同薄层色谱。

任务 6.2　木脂素类化学成分的提取分离

木脂素类化合物广泛存在于植物体的木质部或树脂中,故又称木脂体,是一类由苯丙素衍生物(C_6—C_3)氧化聚合而成的天然化合物,多数为二聚体,少数为三聚体或四聚体。木脂素类化合物主要分布在伞形科、小檗科、菊科、木兰科和木犀科等植物中,多数以游离的形式存在,少数与糖结合成苷。结构中多取代有羟基、甲氧基或亚甲二氧基、内酯和羧基等基团。

木脂素类成分具有多方面的生物活性。如小檗科鬼臼属及其近缘植物中的鬼臼毒素类木脂素具有抗肿瘤作用,可抑制癌细胞增殖;五味子果实中的多种联苯环木质素,具有保肝和降低血清谷丙转氨酶的作用,可治疗慢性肝炎;海风藤中的新木脂素海风藤酮,具有血小板活化因子拮抗作用,可抑制缺血后的血小板聚集。

一、木脂素类化合物的结构与分类

木脂素类化合物结构比较复杂,按照基本骨架和缩合情况可将木脂素类分为简单木脂素类、环木脂素类、联苯木脂素类和聚木脂素类。

(一)简单木脂素类

简单木脂素类来源于菊科植物牛蒡的干燥成熟果实,具有扩张血管,降低血压的作用。苯环上常见羟基、甲氧基、亚甲二氧基或氧糖基等取代基。牛蒡子苷元和牛蒡子苷是简单木脂素的典型代表。

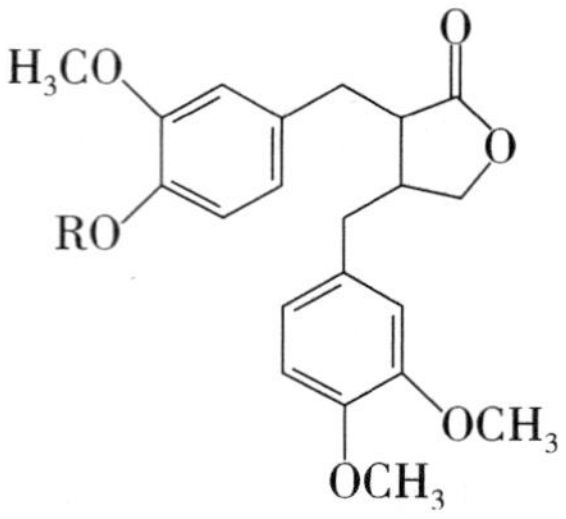

R = H   牛蒡子苷元
R = Glc   牛蒡子苷

（二）环木脂素类

环木脂素类主要来源于小檗科植物桃儿七的干燥根茎,具有抗小细胞肺癌、淋巴癌、白血病、睾丸肿瘤的作用。环木脂素类的典型代表是鬼臼毒素。

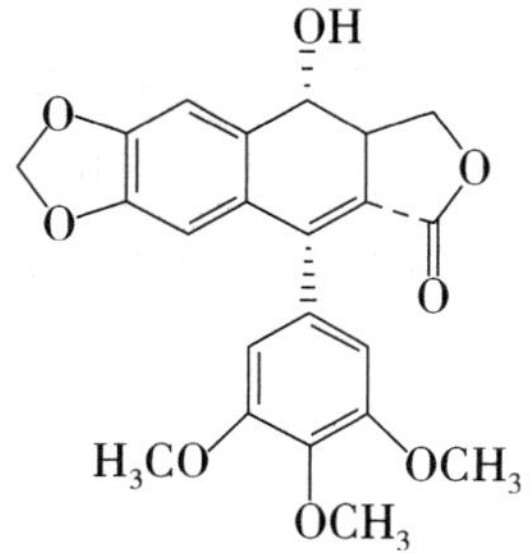

鬼臼毒素

（三）联苯木脂素类

联苯木脂素类主要来源于木兰科植物五味子的干燥成熟果实,具有抗肝炎的作用。五味子酯甲和厚朴酚均属联苯木脂素类。

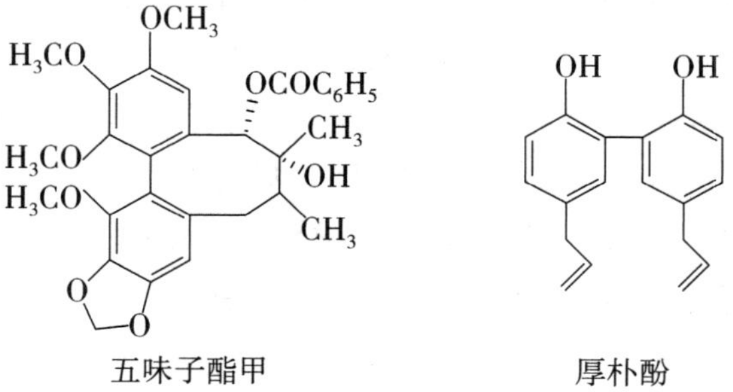

五味子酯甲   厚朴酚

（四）聚木脂素类

聚木脂素类来源于唇形科植物丹参干燥根及根茎,具有清除自由基、溶解纤维蛋白、增加冠脉血流的作用。丹参酸乙是聚木脂素类的典型代表。

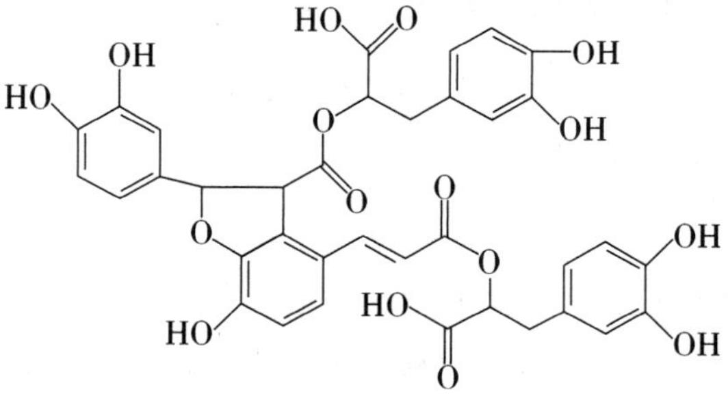

丹参酸乙

香豆素的取代基上有双键,能发生加成反应。所以发霉的大米、花生、玉米等食物霉变后易产生黄曲霉菌,黄曲霉素是黄曲霉菌的代谢产物,具有高毒性,加成变成黄曲霉素 B_2 后,毒性降低。黄曲霉素有剧毒,可致癌、致畸、致突变。

二、木脂素类的结构与分类

(一)性状及溶解性

木脂素类化合物一般为无色或白色结晶,无挥发性,少数可升华。

游离木脂素类亲脂性较强,难溶于水,易溶于乙醚、苯、三氯甲烷、乙酸乙酯、乙醇等有机溶剂。

木脂素苷类水溶性较大,具有酚羟基的木脂素类可溶于碱水。

(二)光学活性与异构化作用

木脂素分子中常有多个手性碳原子,具有光学活性,遇酸或碱易发生异构化,从而改变其光学活性和生物活性。如左旋鬼臼毒素在碱性溶液中内酯环构型转型,转变为右旋的苦鬼臼脂素,失去抗癌活性。

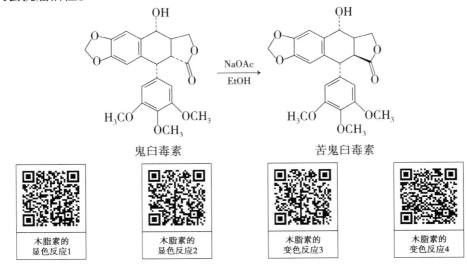

鬼臼毒素　　　　　　　　苦鬼臼毒素

木脂素的显色反应1　木脂素的显色反应2　木脂素的变色反应3　木脂素的变色反应4

(三)显色反应

(1)颜色反应:木脂素类结构中含有酚羟基、亚甲二氧基和内酯环等,可发生相应的颜色反应。

(2)酚羟基的反应:可发生三氯化铁、重氮化试剂反应。

(3)亚甲二氧基的反应:具有亚甲二氧基的木脂素类可与 Labat 试剂、Ecgrine 试剂反应。Labat 试剂(没食子酸硫酸试剂)反应:样品加浓硫酸后,再加没食子酸,可产生蓝绿色。

（4）Ecgrine 试剂（变色酸硫酸试剂）反应：样品加浓硫酸后，再加变色酸，并保持温度在70～80 ℃ 20 分钟，溶液呈蓝紫色。

（5）异羟肟酸铁反应：含有内酯环的木脂素类可发生异羟肟酸铁反应，溶液变为紫红色。

三、木脂素类的提取与分离

（一）提取

1. 溶剂法　利用木脂素苷类和游离木脂素类均可溶于亲水性有机溶剂的原理，提取时先采用甲醇或丙酮等亲水性溶剂提取，浓缩成浸膏后，再用石油醚、三氯甲烷、乙醚、乙酸乙酯等依次萃取，根据游离木脂素类易溶于乙醚、三氯甲烷，木脂素苷类可溶于甲醇、乙醇等极性较大的溶剂，而得到极性不同的部位。

2. 碱溶酸沉法　具有酚羟基或内酯结构的木脂素类，在碱液中酚羟基成盐或内酯环开环成盐而溶于水，与其他脂溶性成分分离。但碱液易使木脂素类异构化，从而失去或降低生物活性，故此法不宜用于有旋光活性的木脂素类，以免构型改变。

（二）分离

色谱法是分离木脂素类最有效的方法。

常用吸附剂是硅胶，以石油醚-乙酸乙酯、石油醚-乙醚、苯-乙酸乙酯、三氯甲烷-甲醇等逐级增加极性洗脱，分离效果较好。

木脂素类也可用大孔树脂色谱、高速逆流色谱等进行分离。

四、色谱鉴定

木脂素类的色谱鉴定可用纸色谱和薄层色谱。

纸色谱一般将滤纸浸以甲酰胺作为固定相，苯作为流动相展开，用盐酸重氮盐或 SbCl$_3$、SbCl$_5$ 试剂使木脂素显色。

薄层色谱常以硅胶为吸附剂，以苯-甲醇、三氯甲烷-甲醇、石油醚-甲酸乙酯-甲酸等为展开剂，利用木脂素类在紫外光下呈暗斑显色，也可使用通用显色剂，如：①1% 茴香醛浓硫酸试剂，110 ℃加热 5 分钟；②5% 磷钼酸乙醇溶液，120 ℃加热至斑点明显出现；③10% 硫酸乙醇溶液，110 ℃加热 5 分钟；④用硅胶 GF$_{254}$ 板色谱。

案例 6.1　秦皮中香豆素类化学成分的提取分离

一、秦皮中七叶苷和七叶内酯

秦皮为木犀科植物苦枥白蜡树 *Fraxiuus rhynchophylla* Hance. 、白蜡树 *Fraxiuus chinensis*

Roxb.、尖叶白蜡树 *Fraxiuus szaboana* Lingelsh. 或宿柱白蜡树 *Fraxiuus stylosa* Lingelsh. 的干燥枝皮或干皮,具有清热燥湿、收涩、明目等功效,临床主治慢性菌痢,对慢性支气管炎亦有一定疗效。秦皮含有七叶内酯、七叶苷、秦皮素以及秦皮苷等香豆素类化合物,此外还有鞣质、皂苷、树脂和脂溶性色素等成分。七叶内酯和七叶苷为其主要成分,具有抗炎、镇痛、止咳、祛痰与平喘等功效。

秦皮中的七叶苷为单糖苷,七叶内酯为苷元,七叶苷的极性强于七叶内酯,因此可以利用七叶苷和七叶内酯在醋酸乙酯中的溶解度差异进行分离。

秦皮中七叶苷和七叶内酯的提取分离工艺流程如下:

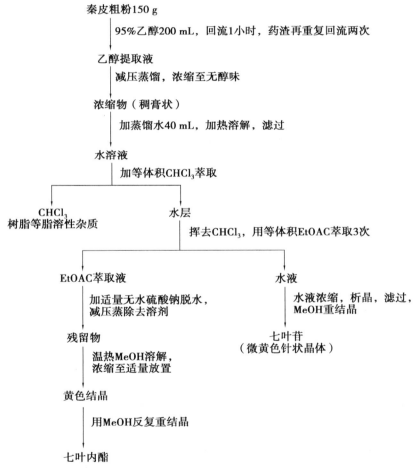

流程说明:乙醇提取液中除含有香豆素外,还有鞣质、树脂及脂溶性色素等杂质。乙醇提取液浓缩后,先加水温热溶解,再加等体积的三氯甲烷萃取去除树脂和脂溶性色素等杂质。水层用醋酸乙酯萃取,七叶内酯极性小,转入乙酸乙酯层,用无水硫酸钠除去水分,有利于蒸干溶剂。水层中含有七叶苷及鞣质,由于鞣质在水中或甲醇-水中溶解度较七叶苷大,因此可用重结晶法分离精制七叶苷。

二、相关知识

（一）秦皮中主要有效成分的结构类型

秦皮中主要有效成分为香豆素类，包括七叶苷、七叶内酯、秦皮苷、秦皮素和紫丁香苷等。

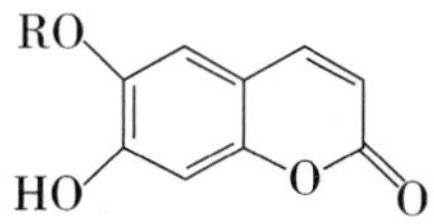

七叶内酯　R＝H
七叶苷　　R＝Glc

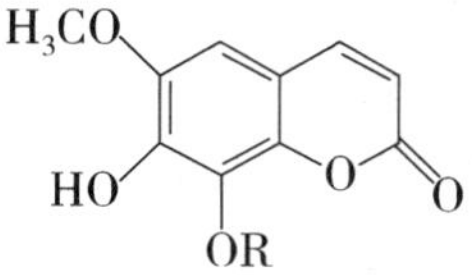

秦皮素　R＝H
秦皮苷　R＝Glc

（二）秦皮中主要有效成分的理化性质

1. 七叶苷　无色或浅黄色针状结晶（热水），分子式 $C_{15}H_{16}O_9$，相对分子质量 340.28，熔点 204～206 ℃；难溶于冷水，可溶于沸水、热乙醇、甲醇、吡啶、醋酸和醋酸乙酯；具有明显的蓝色荧光。

2. 七叶内酯　无色或淡黄色针状结晶（冰醋酸），分子式 $C_9H_6O_4$，相对分子质量 178.14，熔点 268～270 ℃；溶于稀碱，显蓝色荧光；易溶于热乙醇及冰醋酸，几乎不溶于乙醚和沸水；具有明显的蓝色荧光。

3. 秦皮素　片状结晶（乙醇水溶液），分子式 $C_{10}H_8O_5$，相对分子质量 208.16；熔点 227～228 ℃；溶于乙醇及盐酸水溶液，微溶于乙醚和沸水。

4. 秦皮苷　水合物为黄色针状结晶（水或稀乙醇溶液），分子式 $C_{16}H_{18}O_{10}$，相对分子质量 370.30；无水物熔点 205 ℃；微溶于冷水，易溶于热乙醇及热水。

案例 6.2　从南五味子中提取分离五味子酯甲

南五味子为木兰科植物中华五味子 *Schisandra sphenanthera* Rehd. et wils. 的干燥成熟果实，具有收敛固涩、益气生津、补肾宁心等功效，用于久咳虚喘、梦遗滑精、久泻不止、自汗盗汗、津伤口渴、内热消渴、心悸失眠等的治疗。

五味子所含的化学成分主要有木脂素类（约5%）、有机酸类、挥发油和鞣质等。木脂素类多为联苯木脂素，主要有五味子酯甲、乙、丙、丁、五味子素，五味子甲、乙、丙素，五味子酚等。

五味子中的木脂素类能明显降低血清谷丙转氨酶（SGPT）的水平，对肝有很好的保护作用，五味子酯甲是其中的主要有效成分。从南五味子中提取分离五味子酯甲的工艺流程如下：

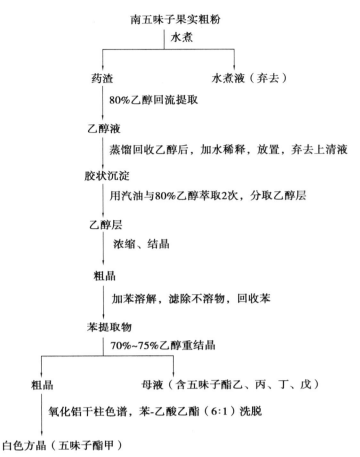

五味子酯甲主要存在于南五味子中,因此,提取原料选择南五味子果实。五味子酯甲为长方形结晶(乙醇中),易溶于苯、三氯甲烷和丙酮等溶剂,可溶于甲醇、乙醇,难溶于石油醚,不溶于水。用水煎煮主要是首先除去鞣质等水溶性杂质。

根据溶解性,采用乙醇提取,汽油萃取除去脂溶性杂质,乙醇重结晶得到五味子酯甲。

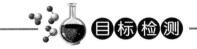 目标检测

一、单项选择题

1. 香豆素的基本母核为(　　　　)。

    A. 苯骈 α-吡喃酮   B. 对羟基桂皮酸

    C. 反式邻羟基桂皮酸   D. 顺式邻羟基桂皮酸

2. 七叶内酯的结构类型为(　　　　)。

    A. 简单香豆素   B. 简单木脂素

    C. 呋喃香豆素   D. 异香豆素

E. 吡喃香豆素

3. 异羟肟酸铁反应的作用基团是(　　　)。

A. 亚甲二氧基　　　　　　　　B. 内酯环

C. 芳环　　　　　　　　　　　D. 酚羟基

E. 酚羟基对位的活泼氢

4. 游离香豆素可溶于热的氢氧化钠水溶液是由于其结构中存在(　　　)。

A. 甲氧基　　　　　　　　　　B. 亚甲二氧基

C. 内酯环　　　　　　　　　　D. 酚羟基对位的活泼氢

E. 酮基

5. 下列化合物中,可用水蒸气蒸馏法提取的是(　　　)。

A. 七叶内酯　　　　　　　　　B. 七叶苷

C. 厚朴酚　　　　　　　　　　D. 五味子素

E. 牛蒡子苷

6. 五味子素的结构类型为(　　　)。

A. 简单木脂素　　　　　　　　B. 单环氧木脂素

C. 木脂内酯类　　　　　　　　D. 联苯木脂素类

E. 其他木脂素类

7. Gibbs 反应呈阳性时通常呈(　　　)。

A. 蓝色　　　　B. 红色　　　　C. 黄色　　　　D. 绿色　　　　E. 紫色

二、多项选择题

1. 小分子游离香豆素具有的性质包括(　　　)。

A. 有香味　　　　　　　　　　B. 有挥发性

C. 能升华　　　　　　　　　　D. 能溶于沸水

E. 能溶于冷水

2. 提取游离香豆素的方法有(　　　)。

A. 酸溶碱沉法　　　　　　　　B. 碱溶酸沉法

C. 乙醚提取法　　　　　　　　D. 热水提取法

E. 乙醇提取法

3. 区别 6,7-呋喃香豆素和 7,8-呋喃香豆素时,可将它们分别加碱水解后再进行(　　　)。

A. 异羟肟酸铁反应　　　　　　B. Gibbs 反应

C. Emerson 反应　　　　　　　D. 三氯化铁反应

E. 醋酐-浓硫酸反应

4. 含木脂素类成分的中药有(　　　)。

A. 五味子　　　B. 牛蒡子　　　C. 鬼臼　　　D. 厚朴　　　E. 补骨脂

5. 组成木脂素的单体有(　　　)。

A. 桂皮醛　　　B. 桂皮酸　　　C. 桂皮醇　　　D. 丙烯苯　　　E. 烯丙苯

三、名词解释

碱溶酸沉法；异羟肟酸铁反应

四、判断题

1. 利用碱溶酸沉法提取香豆素类化合物时，碱液的浓度和加热时间对提取无影响。

（　　）

2. Gibbs 反应和 Emerson 反应的共同特点是：结构中含有游离酚羟基且羟基对位没有取代的化合物，上述反应呈阳性。　　　　　　　　　　　　　　　　　（　　）

3. 大多数木脂素分子中含有手性碳原子或手性中心，故具有光学活性。　（　　）

4. 香豆素类化合物可以用 CO_2 超临界流体提取法提取。　　　　　　（　　）

五、简答题

为什么可用碱溶酸沉法提取分离香豆素类成分？分析说明提取分离时应注意什么问题？

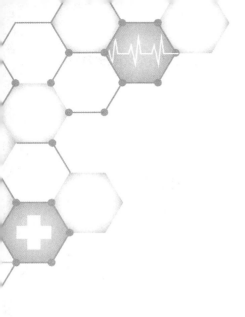

项目7
皂苷类化学成分的
提取分离技术

项目7课件

【知识目标】

掌握皂苷类化合物的基本母核、理化性质及提取分离技术;熟悉皂苷类化合物的结构类型与分类特点;了解皂苷类化合物的来源、分布及生物活性。

【能力目标】

能运用所学知识从天然药物中提取、分离皂苷类化合物;能根据皂苷类化合物的结构和理化性质,选择恰当的方法进行检识。

【素质目标】

通过皂苷类化合物检识、提取、分离等操作,养成规范操作的意识。

人参皂苷

【案例描述】人参作为补气药,最早收载于我国药学典籍《神农本草经》中,言其"主补五脏,安精神,定魂魄,止惊悸,除邪气,明目,开心益智,久服轻身延年"。现行版《中国药典》中人参的功能与主治为"大补元气,复脉固脱,补脾益肺,生津养血,安神益智。用于体虚欲脱,肢冷脉微,脾虚食少,肺虚喘咳,津伤口渴,内热消渴,气血亏虚,久病虚羸,惊悸失眠,阳痿宫冷"。现代药理学研究认为人参具有"适应原样"的多方面药理作用,如具有增强免疫、抗癌、抗老年痴呆以及心血管保护等作用,属名贵中药材。

【案例分析】人参皂苷(ginsenoside,GS)为人参主要功效成分之一,现已明确单体结构的GS有40余种,占人参皂苷总量的4%,具有较高的抗肿瘤活性,对正常细胞无毒副作用,与其他化疗药物(如顺铂)联合应用有协同作用。

【案例讨论】含皂苷的天然物质,其水溶液容易起泡,能否用此性质鉴别皂苷类物质?

课程导语:皂苷类化合物(saponins)是一类存在于人参、柴胡、牛膝、桔梗、木通等植物中的较为复杂的苷类化合物,其水溶液易起肥皂样泡沫,且多数具有溶血等特性。

任务7.1　皂苷类化学成分的结构类型

皂苷是一类结构复杂的糖苷,包括甾体皂苷和三萜皂苷两类。甾体皂苷大部分分布于百合科、薯蓣科、石蒜科和玄参科等植物中,而三萜皂苷大部分分布于五加科、豆科、桔梗科、远志科、毛茛科和伞形科等植物中。

一、甾体皂苷结构类型

甾体皂苷由甾体皂苷元和糖基组成,分子结构中不含羧基,呈中性,因此又称为中性皂苷。该类化合物广泛存在于薯蓣科、百合科、玄参科、龙舌兰科等植物中,至目前为止,发现的甾体皂苷类化合物达一万多种。

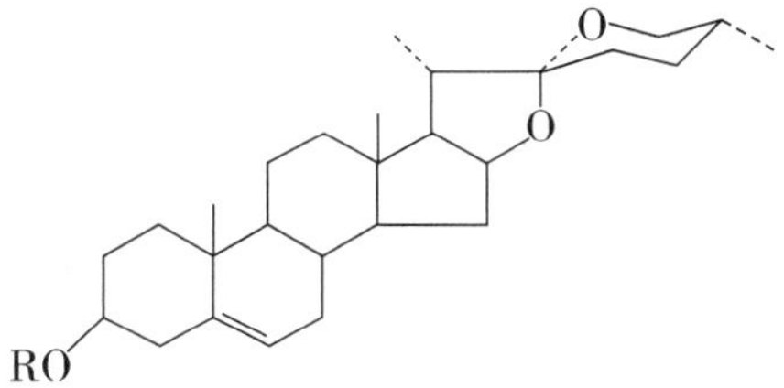

甾体皂苷 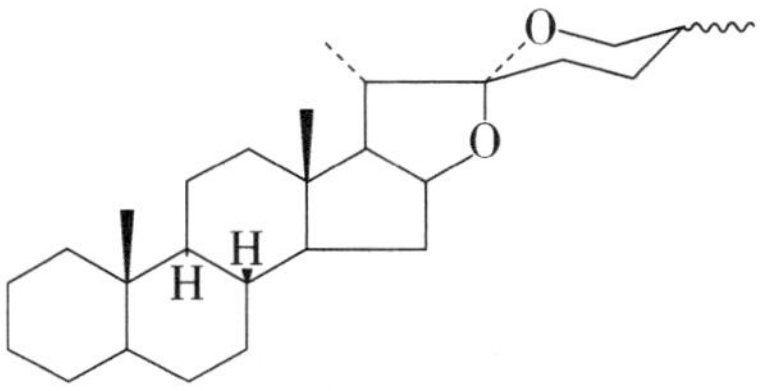　　　　　　　　　　　　　螺甾烷

甾体皂苷元基本骨架为含有 27 个碳原子的螺甾烷衍生物,分子中含有 A、B、C、D、E、F 六个环,A、B、C、D 环为甾体母核环戊烷多氢菲。根据 C-25 的构型及 F 环的环合状态,甾体皂苷元可分为 4 种类型,如表 7-1 所示。

表 7-1   甾体皂苷元的分类

类型	结构特征	分子结构
螺甾烷醇类	C-25 为 S 构型	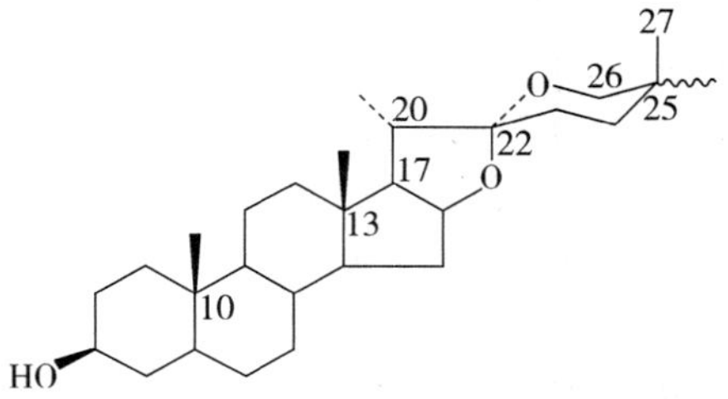
异螺甾烷醇类	C-25 为 R 构型	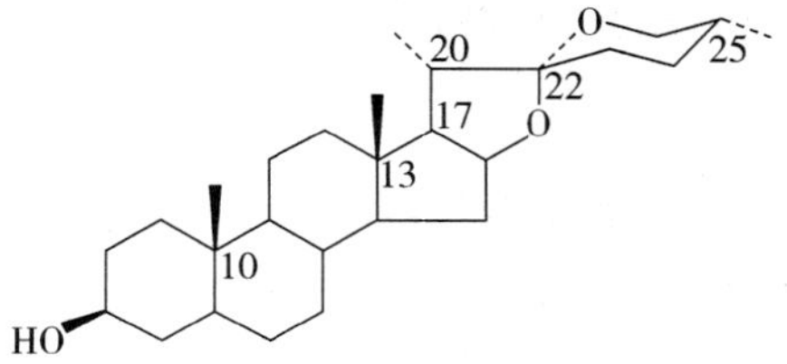
呋甾烷醇类	F 环为开链型衍生物	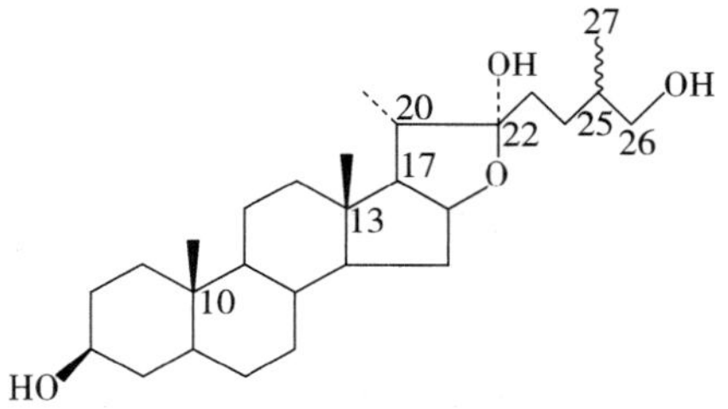
变形螺甾烷醇类	F 环为五元四氢呋喃	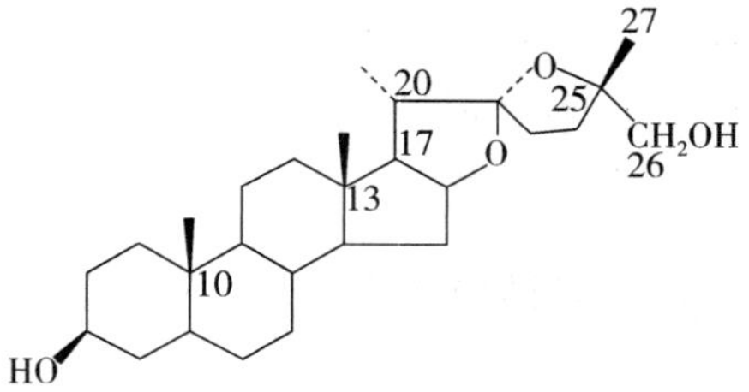

二、三萜皂苷结构类型

三萜皂苷广泛存在于豆科、五加科、葫芦科、毛茛科等植物中,由三萜皂苷元和糖组成,常见的三萜皂苷元为四环三萜和五环三萜,常见的糖有葡萄糖、半乳糖、木糖、阿拉伯糖、鼠李糖、葡萄糖醛酸等。三萜皂苷元由 6 个异戊二烯单位、30 个碳原子构成。早年由于皂苷的化学结构尚未完全清楚,人们按其水溶液的性质将皂苷大致分为中性和酸性两大类。现知酸性皂苷主要指三萜皂苷,中性皂苷包括甾体皂苷和某些三萜皂苷。

(一)四环三萜皂苷

四环三萜(tetracyclic triterpenoids)主要有达玛烷型、羊毛脂烷型、环阿屯烷型、甘遂烷型、葫芦烷型。

1. 达玛烷型　达玛烷型四环三萜的结构是 A/B、B/C、C/D 环均为反式稠合,8 位有角甲基,且为 β-构型;此外,有 10β-CH$_3$ 和 14α-CH$_3$,17 位有 β-侧链,C-20 为 R 构型或 S 构型。五加科植物人参中的活性皂苷 Rb$_1$ 等就属于达玛烷型四环三萜。

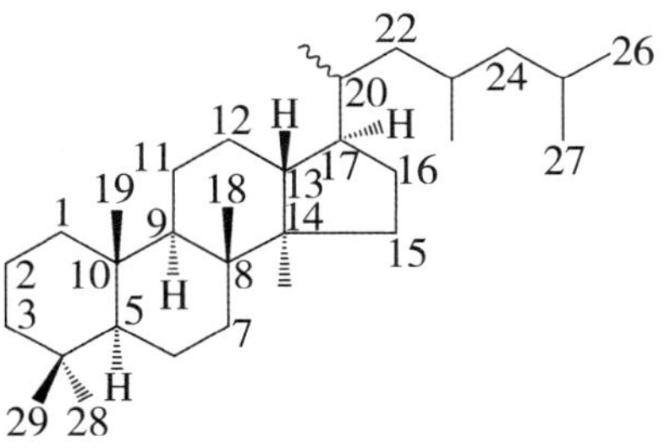

达玛烷

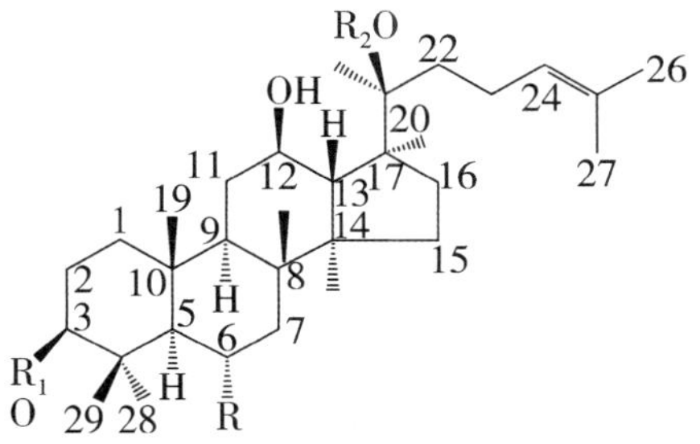

原人参二醇　　　R＝H,R$_1$＝R$_2$＝H
原人参三醇　　　R＝OH,R$_1$＝R$_2$＝H
人参皂苷 Rb$_1$　　R＝H,R$_1$＝Glc$\overset{2}{-}$Glc,R$_1$＝Glc$\overset{6}{-}$Glc

2. 羊毛脂烷型　羊毛脂烷型四环三萜的结构是 A/B、B/C、C/D 环均为反式稠合,10、13、14 位分别连有 β、β、α-CH$_3$,17 位为 β-侧链,C-20 为 R 构型。多孔菌科灵芝中分离得到的灵芝酸 C 等就属于此类。

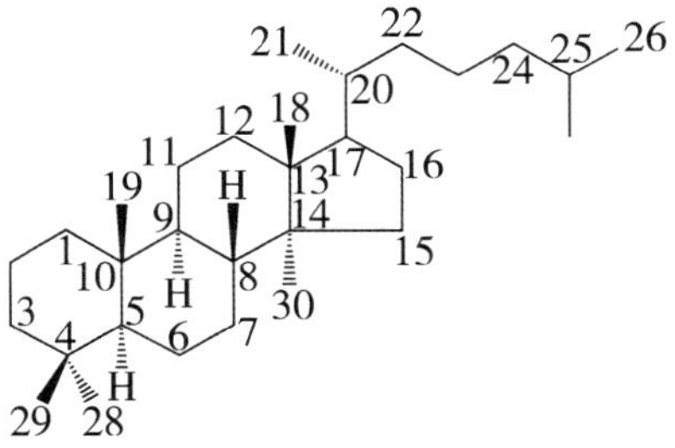

羊毛脂烷

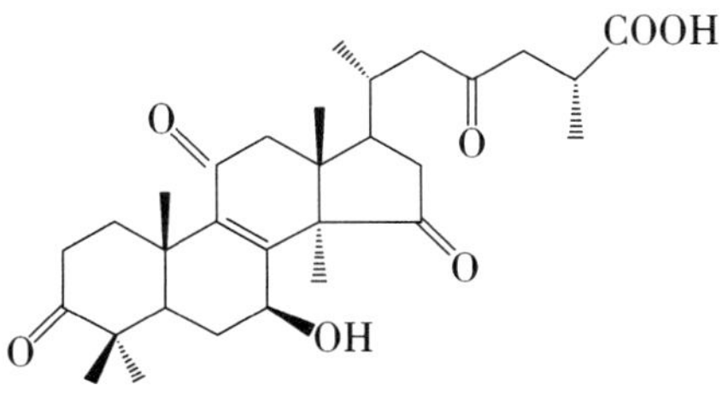

灵芝酸 C 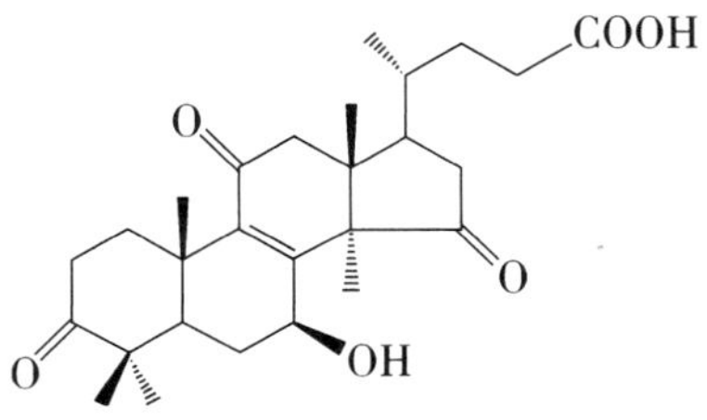　　　　　　　赤芝酸 A 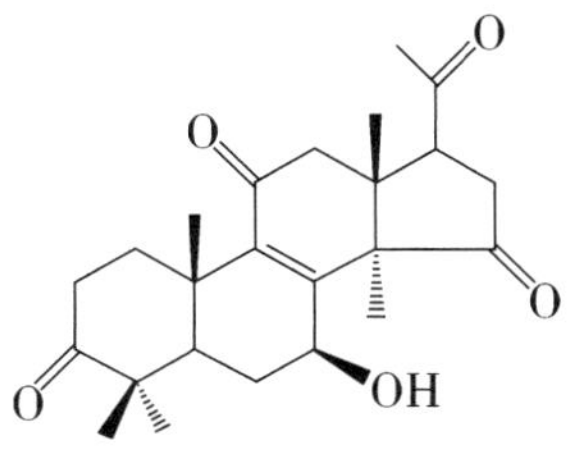　　　　　　　赤芝酮 A

3. 环阿屯烷型　羊毛脂烷型四环三萜 19 位甲基与 9 位脱氢形成三元环,该结构类型称为环阿屯烷型四环三萜。从膜荚黄芪中分离得到的黄芪苷 Ⅰ 就属于此类。

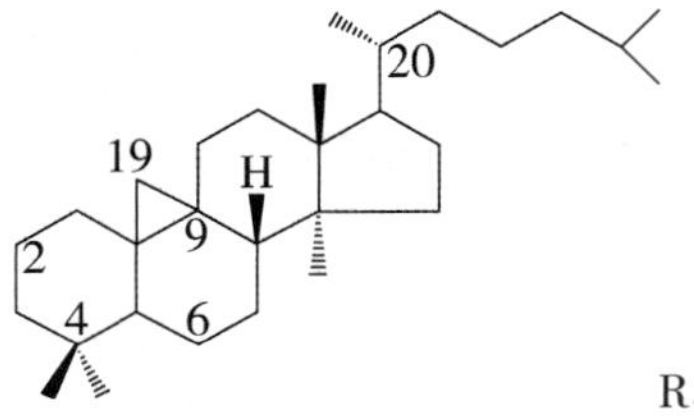

环阿屯烷

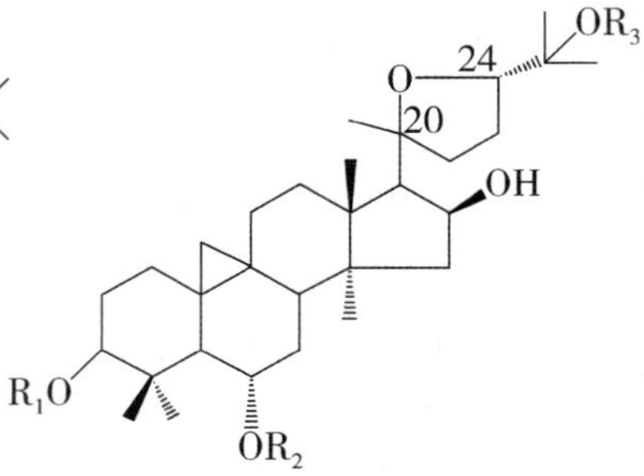

环黄芪醇	H	H	H
黄芪苷 I	Xyl(2,3-diAc)	Glc	H
黄芪苷 X	Xyl	H	H
黄芪苷 δ	Glc——Xy₁	H	Glc
黄芪苷 φ	Xyl		Glc

4. 甘遂烷型　甘遂烷型四环三萜，A/B、B/C、C/D 环均为反式稠合，13、14 位的甲基构型分别为 α、β 型，C-17 位有 α-侧链，C-20 为 S 构型。从藤橘属植物的果实中分离得到的甘遂-7,24-二烯-21,23-二醇-3-酮就属于此类。

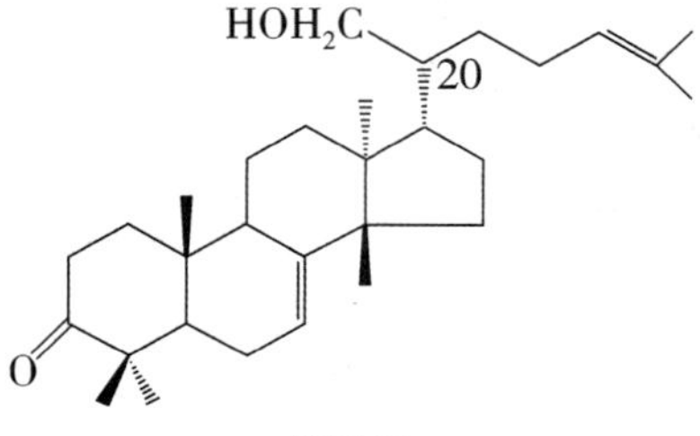

甘遂烷 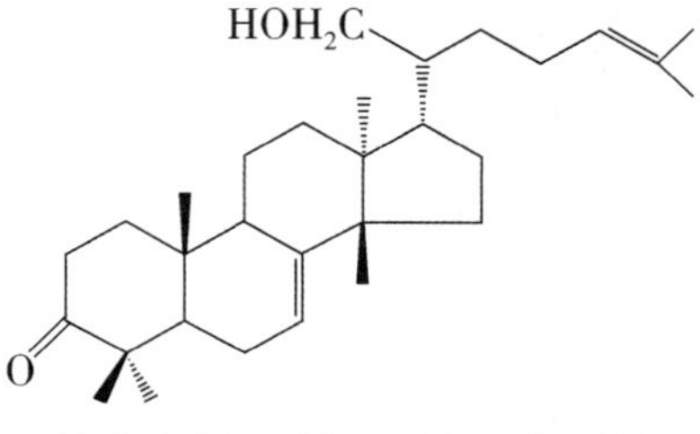　　　　　　　　　　甘遂-7,24-二烯-21,23-二醇-3-酮

5. 葫芦烷型　葫芦烷基本骨架同羊毛脂烷型进行质子化，在 8 位产生正碳离子，然后 19-CH₃ 转移到 9 位，9-H 转移到 8 位形成的。A/B 环上的取代为 58-H、8β-H、10α-H，9 位连有 β-CH₃，其余同羊毛脂烷型。从雪胆属植物雪胆中分离得到的雪胆甲素和乙素就属于此类。

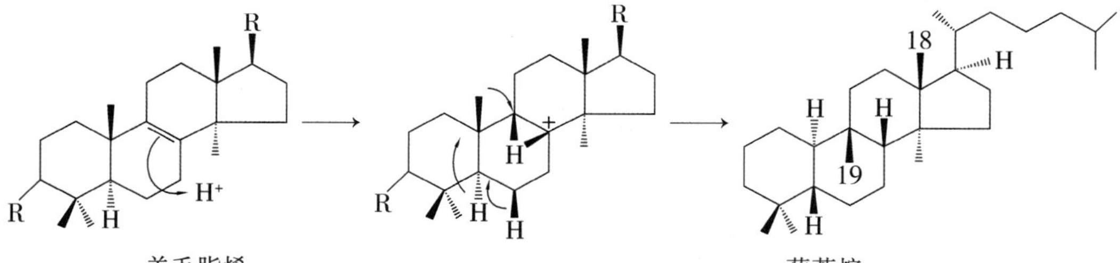

羊毛脂烯　　　　　　　　　　　　　　　　　葫芦烷

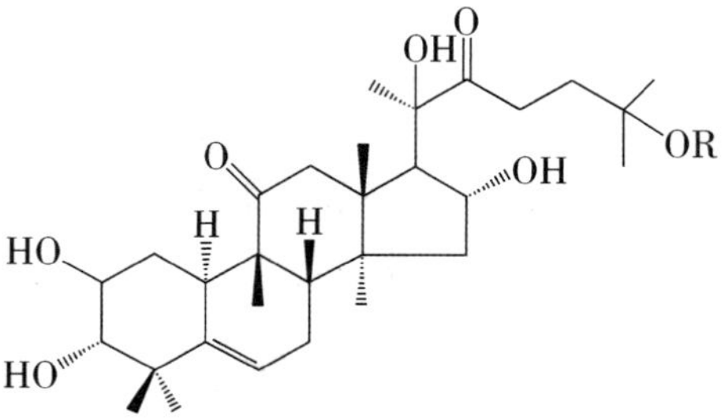

雪胆甲素　　R＝Ac
雪胆乙素　　R＝H

（二）五环三萜皂苷

五环三萜（pentacyclic triterpenoids）类型较多，主要有齐墩果烷型、乌苏烷型、羽扇豆烷型

和木栓烷型。

1. 齐墩果烷型　又称β-香树脂烷型,结构中5个环皆为六元环,A/B、B/C和C/D环为反式,D/E环多数情况下为顺式排列(即18β-H),大多含有3β-OH、△^{12,13}双键和28位羧基。此类三萜皂苷在植物界分布极为广泛,有的呈游离状态,有的以酯或苷的结合形式存在。从柴胡中分离得到的柴胡皂苷u和v就属于齐墩果烷型五环三萜。

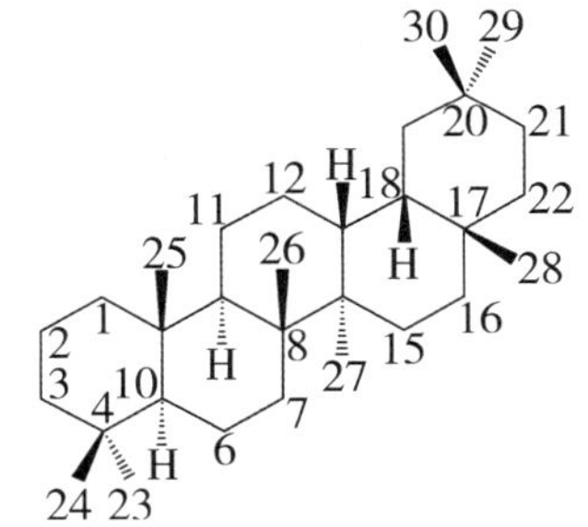

齐墩果烷

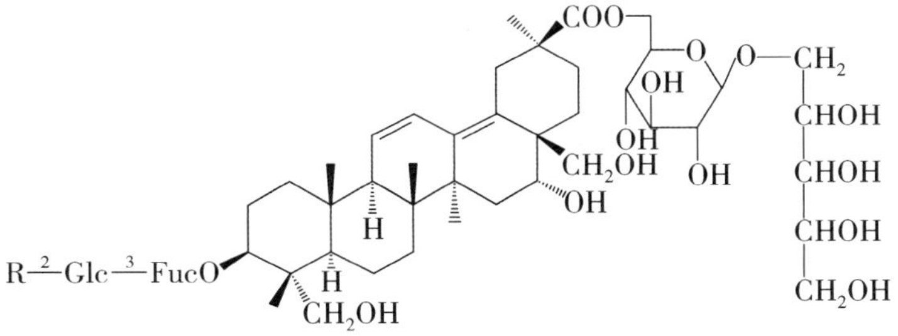

柴胡皂苷 u　　R＝Glc

柴胡皂苷 v　　R＝H

2. 乌苏烷型　又称α香树脂烷型,结构中5个环皆为六元环,A/B、B/C、C/D环均为反式,D/E环多为顺式排列。此类三萜多为乌苏酸的衍生物。乌苏酸又称熊果酸,广泛存在于熊果叶、栀子果实、女贞叶、车前草、白花蛇舌草、石榴树等植物中。从地榆中分离得到的地榆皂苷B和E均为乌苏酸的苷。

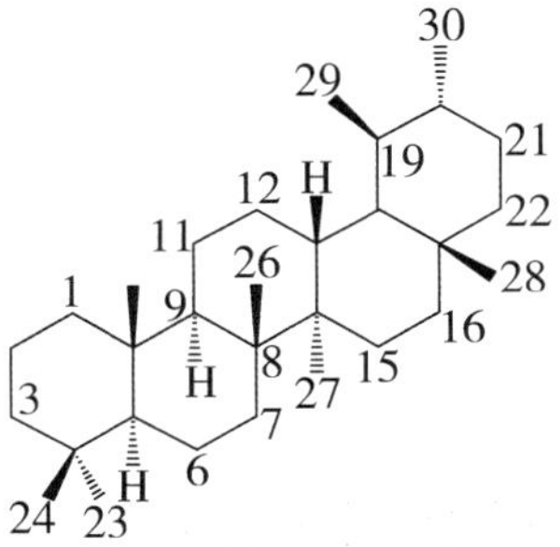

乌苏烷

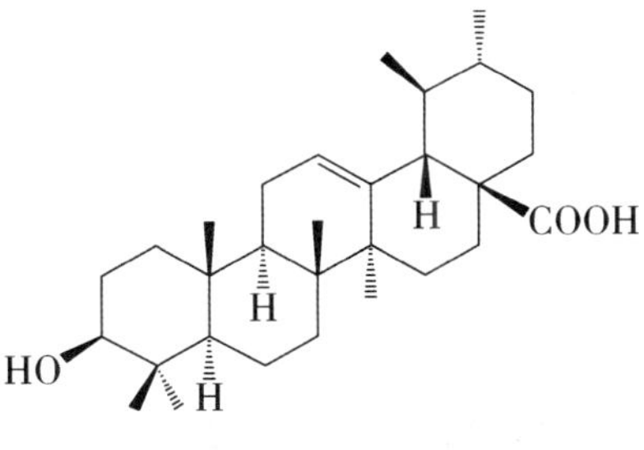

乌苏酸

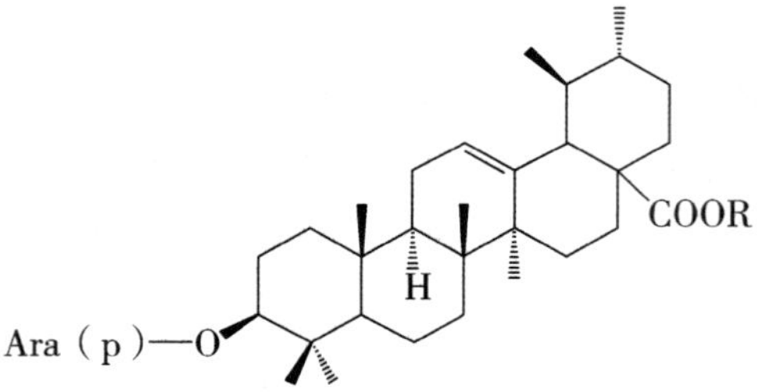

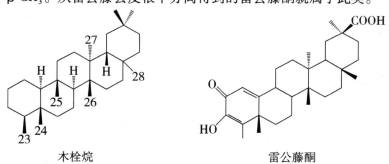

地榆皂苷 B　　R＝H
地榆皂苷 E　　R＝3-Ac-Glc

3. 羽扇豆烷型　羽扇豆烷型五环三萜结构中 E 环为五元碳环,且在 E 环 19 位有异丙基以 α-构型取代,A/B、B/C、C/D 及 D/E 环均为反式排列。毛茛科白头翁属植物白头翁中分离得到的白头翁皂苷 A 和白头翁皂苷 B 就属于此类。

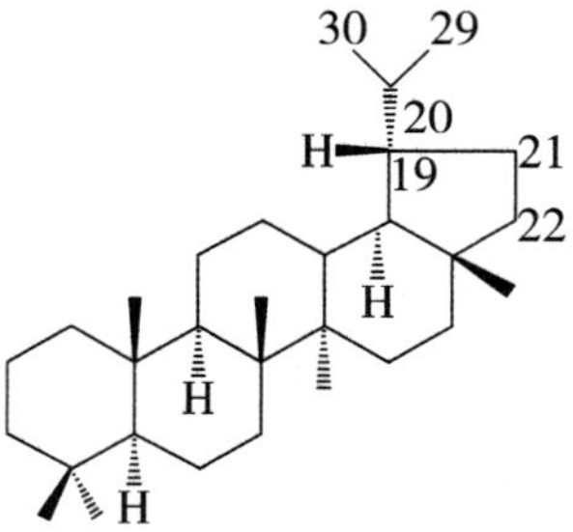

羽扇豆烷

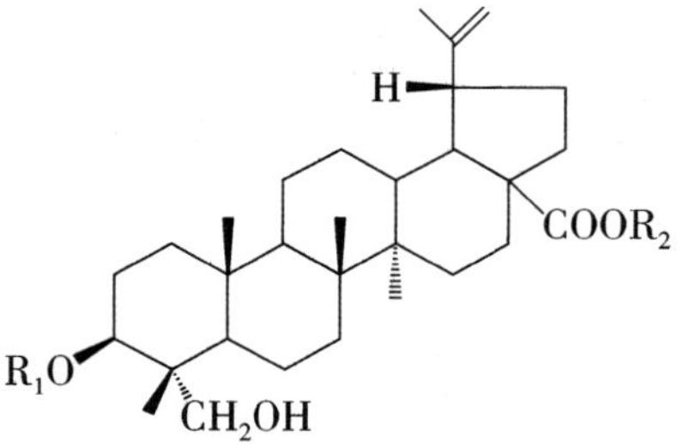

白头翁皂苷　 A₃ R₁=Ara $\overset{2}{\longrightarrow}$ Rha　 R₂=H

白头翁皂苷 B₄　 R₁=Ara $\overset{2}{\longrightarrow}$ ha　 R₂=Glc $\overset{6}{\longrightarrow}$ Glc $\overset{4}{\longrightarrow}$ Rha

4. 木栓烷型　木栓烷型结构特点是 A/B、B/C、C/D 环均为反式,D/E 环为顺式,C-4、C-5、C-9、C-14 均有 β-CH₃。从雷公藤去皮根中分离得到的雷公藤酮就属于此类。

木栓烷　　　　　　　　　　　　　　　　　　雷公藤酮

任务 7.2　皂苷类化学成分的理化性质

一、性状

(1)皂苷类相对分子质量较大,不易结晶,大多为无色或乳白色无定形粉

皂苷的表面活性

末,仅少数为晶体,如常春藤皂苷为针状晶体,而皂苷元大多有完好的结晶。

(2)皂苷类大部分具有苦味和辛辣味,其粉末对人体各部分的黏膜有强烈的刺激性,尤以鼻内黏膜最为灵敏,吸入鼻内能引起打喷嚏。但也有例外,如甘草皂苷具甜味,且对黏膜刺激性弱。

(3)皂苷类大多具有吸湿性。

(4)皂苷类化合物无明显的熔点,测得的一般为分解点。

(5)大部分三萜皂苷呈酸性,甾体皂苷为中性。

二、溶解性

皂苷的溶解性

大多数皂苷极性较大,易溶于水、热甲醇和乙醇等极性较大的溶剂,难溶于丙酮、乙醚等有机溶剂。皂苷在含水丁醇中的溶解度较大,所以丁醇常作为提取皂苷的溶剂。次级苷在水中溶解度较小,易溶于醇、丙酮、乙酸乙酯等。皂苷元则不溶于水而溶于石油醚、苯、乙醚、氯仿等小极性溶剂中。皂苷有助溶性,可促进其他成分在水中的溶解。

三、发泡性

皂苷有降低水溶液表面张力的作用,多数皂苷的水溶液振荡后产生持久性泡沫,用发泡试验可以区别三萜皂苷与甾体皂苷。

(1)取 1 g 中药粉末,加水 10 mL,煮沸 10 分钟后滤出水液,振摇后产生持久性泡沫(15 分钟以上)则为阳性。

(2)取试管 2 支,分别加入 5 mL 0.1 mol/L HCl 及 0.1 mol/L NaOH,再各滴加 3 滴中药水提液,振摇 1 分钟,如两管形成泡沫持久相同,则中药含三萜皂苷,如碱液管的泡沫较酸液管持续时间长几倍,则含有甾体皂苷。

四、溶血性

皂苷又称为皂毒素。皂苷水溶液能与红细胞壁上的胆固醇结合形成不溶于水的复合物沉淀,破坏红细胞的渗透性,使胞内渗透压增加而崩解,从而产生溶血现象。因此常用溶血指数作为皂苷定量的指标。溶血指数是指皂苷对同一动物来源的红细胞稀悬浮液,在同一等渗条件、缓冲条件及恒温下造成完全溶血的最低浓度。例如,薯蓣皂苷的溶血指数为 1∶400 000,甘草皂苷为 1∶4 000,洋地黄毒皂苷为 1∶125 000。皂苷在高等动物的消化道中不被吸收,故口服无溶血毒性,但鱼类对皂苷很敏感。

皂苷可与胆甾醇形成沉淀,因此胆甾醇能解除皂苷的溶血毒性。皂苷的溶血作用与分子结构密切相关。如使难溶于水的皂苷元与糖以外的物质结合溶于水后,显示出与皂苷相同的溶血作用,故皂苷有无溶血作用与皂苷元有关,而溶血作用的强弱则与糖基相关。

五、熔点、旋光度

皂苷常在熔融前分解,因此无明显的熔点,测得的为分解点。苷元的熔点随羟基数目的增加而升高,甾体皂苷元单羟物熔点在 208 ℃ 以下,三羟物在 240 ℃ 以上,多数双羟或单羟酮的熔点在两者之间,可是它们的混熔点或乙酸化物的混熔点往往不降。因此对于甾体皂的鉴定,旋光度的测定更有意义。如甾体皂及其苷元的旋光度几乎都是左旋的。旋光度与双键之间有密切的关系,未饱和的苷元或乙酰化物均较相应的饱和化合物为负,因此在推定结构上具有重要作用。

六、皂苷的水解

皂苷的水解有两种方式,一是一次彻底水解,生成苷元及糖,二是分步水解,即部分糖先被水解,或双皂苷中先水解 1 条糖链形成次生苷或前皂苷元。由于皂苷所含的糖是 2-羟基糖,因此水解条件较为剧烈,正常用 2 ~ 4 mol/L 矿酸可以实现,也可以用酸性较强的高氯酸。在水解过程中,由于水解条件剧烈,皂苷元发生了脱水、环合、双键位移、取代基位移、构型转化等变化,水解产物不是真正的皂苷元(或称原皂苷元),因此在皂苷结构推测中,可能会得出错误的结论。

例如,具重要活性的人参皂苷,其原皂苷元的结构到 20 世纪 70 年代才得以阐明。在此之前,人们认为人参皂苷的原皂苷元是人参二醇和人参三醇,实际上人参二醇和人参三醇均是原皂苷元在酸水解过程中异构化的产物。人参皂苷的原皂苷元为 20(S)-原人参二醇和 20(S)-原人参三醇。

任务7.3　皂苷类化学成分检识

一、化学检识

借助化学反应,利用化学试剂与皂苷发生反应来检识皂苷类化合物。该法专属性较差。

(一)与浓硫酸反应

1. Liebermann 反应　样品溶于乙酐中,加入浓硫酸 1 滴,反应液呈黄色→红色→蓝色→紫色→绿色等变化,最后褪色。皂苷与浓硫酸显色的机制是:由于分子内发生脱水、脱羧、氧化、缩合、双键位移及形成多烯碳正离子而呈色。

2. Liebermann-Burchard 反应　将试样溶于氯仿,加入浓硫酸-乙酸酐(1∶20)数滴,呈色同上。此反应可用于鉴别三萜皂苷与甾体皂苷。前者呈现红色或紫色,而后者则呈现出蓝绿色。

（二）与三氯乙酸反应

将含甾体皂苷样品的氯仿溶液滴在滤纸上，加三氯乙酸试液 1 滴，加热至 60 ℃，生成红色渐变为紫色。在同样条件下，三萜皂苷必须加热到 100 ℃才能显色，也生成红色渐变为紫色。由于三氯乙酸较浓硫酸温和，故可用纸色谱显色。

（三）与氯仿-浓硫酸反应

样品溶于氯仿，加入浓硫酸后，在氯仿层呈现红色或蓝色，硫酸层有绿色荧光出现。该反应并非对所有皂苷都能呈色，必须有共轭双键存在或在一定条件下能生成共轭系统的不饱和双键才能显色。只有孤立双键的皂苷显色反应很慢。由于三萜皂苷脂环上甲基取代基多，显色反应较甾体皂苷慢。

（四）与五氯化锑反应

皂苷与五氯化锑的氯仿溶液呈紫蓝色。五氯化锑属 lewis 酸类试剂，与五烯碳正离子成盐而显色。

（五）与芳香醛-硫酸或高氯酸反应

芳香醛-硫酸或高氯酸也是一类常用的显色剂。芳香醛以香草醛最为普遍，因其显色灵敏，试剂空白溶液色浅，常用作人参皂苷、甘草皂苷、柴胡皂苷等三萜皂苷的显色剂，也常用作甾体皂苷的显色剂，如海可皂苷等。除香草醛外，还应用对-二甲氨基苯甲醛。

皂苷的显色反应1

皂苷的显色反应2

皂苷的显色反应3

皂苷的显色反应4

皂苷的显色反应5

二、色谱检识

（一）甾体皂苷

甾体皂苷的色谱检识通常采用吸附薄层色谱和分配薄层色谱。常用硅胶作吸附剂或支持剂，用中性溶剂系统展开。

亲水性较强的皂苷，用分配色谱效果较好。若用吸附薄层色谱法，常用氯仿-甲醇-水（15∶3∶10，下层）、正丁醇-醋酸-水（4∶1∶5，上层）等作展开剂；亲脂性皂苷和皂苷元，常用苯-甲醇、氯仿-甲醇、氯仿-苯等作展开剂。

该法常用三氯醋酸、10%浓硫酸乙醇液、磷钼酸和五氯化锑等作显色剂，喷雾后加热，不同的皂苷和皂苷元显不同的颜色。

（二）三萜皂苷

1. 薄层色谱法　三萜皂苷类化合物的检识常用硅胶作吸附剂，用环己烷-乙酸乙酯（1∶1）、氯仿-乙酸乙酯（1∶1）、苯-丙酮（1∶1）、氯仿-丙酮（95∶5）等亲脂性溶剂作展开剂。将样品点于预制的 Rp-18、Rp-8 等高效薄层色谱板上，用甲醇-水或乙腈-水展开。检识酸性皂苷时,用中性溶剂系统展开,往往易出现拖尾或分离效果不佳等现象,可通过在展开剂中加入少量甲酸或乙酸改善分离效果。

该法常用的显色剂有10%硫酸溶液、三氯乙酸试剂、五氯化锑试剂、香草醛-硫酸试剂等。

2. 纸色谱法 对于亲水性强的皂苷,可用以水为固定相的纸色谱法进行检识。常用展开剂为乙酸乙酯-吡啶-水(3∶1∶3)、正丁醇-乙酸-25%氨水(10∶2∶5)、正丁醇-乙醇-15%氨水(9∶2∶3)等,后两种展开剂适用于酸性皂苷的纸色谱,该法有不易得到集中色点的缺陷。

对游离三萜皂苷和亲脂性皂苷,多用甲酰胺作固定相,用甲酰胺饱和的氯仿溶液作展开剂。如果皂苷的亲脂性较弱,则需减弱展开剂的亲脂性,如可用氯仿-四氢呋喃-吡啶(10∶10∶10,下层,预先用甲酰胺饱和)、氯仿-二氧六环-吡啶(10∶10∶3,下层,预先用甲酰胺饱和)等溶剂系统。

纸色谱法检识皂苷常用的显色剂有三氯乙酸、五氯化锑试剂等。

任务 7.4 皂苷类化学成分的提取分离

一、皂苷及皂苷元的提取技术

(一)皂苷的提取

1. 醇提取浓缩-正丁醇萃取法 该法为皂苷提取通用方法。中药材用乙醇或甲醇提取,后回收溶剂,于水溶液中加入乙醚萃取,脂溶性杂质则转溶于乙醚溶剂中,与皂苷分离。然后,改以水饱和的丁醇为溶剂对水溶液进行两相萃取,则皂苷转溶于丁醇溶剂中,一些亲水性强的杂质如糖类仍留于水中,与皂苷分离。收集丁醇溶液,减压蒸干,得粗制总皂苷。人参总皂苷的提取流程如下:

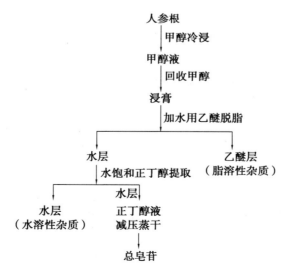

2.甲醇或乙醇提取-丙酮或乙醚沉淀法　皂苷在甲醇或乙醇中溶解度大,在丙酮、乙醚中的溶解度小,因此将皂苷的醇提取液适当浓缩后,加入丙酮或乙醚,皂苷可被沉淀析出,如远志科植物远志根中远志皂苷的提取。

3.碱水提取法　一些皂苷元含有羧基的酸性皂苷,可先用碱水提取,再加酸酸化使皂苷沉淀析出,如槲寄生中土当归酸的提取,提取流程如下:

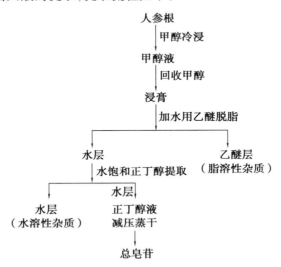

（二）皂苷元的提取

1.加酸加热法　将粗皂苷水解,再用与水不相溶的弱极性有机溶剂,如苯、氯仿等从水解液中将皂苷元提取出来,或者直接用酸水加热水解中药原料中的皂苷,滤除不溶物,水洗,干燥,再用有机溶剂提取皂苷元,如薯蓣皂苷元的提取,提取流程如下:

穿山龙（干燥根茎）
　│加水浸透后,再加入3.5倍量水,加入浓H_2SO_4,
　│使其达3%浓度,通蒸汽加压水解8小时
水解物
　│用水洗去酸液,干燥后粉碎,使含水量不超过6%
干燥粉
　│加6倍量汽油（或甲苯）,连续回流,提取20小时
汽油提取液
　│回收汽油,浓缩至约1:40,室温放置,使结晶完全
　│析出后,离心甩干
粗制薯蓣皂苷元
　│自乙醇或丙酮中重结晶,活性炭脱色
薯蓣皂苷元（熔点204~207 ℃）

在用加酸加热水解提取皂苷元时,应注意在剧烈条件下苷元结构会发生脱水、环合、双键位移等变化。

2.分离含有羧基的皂苷元　常用季铵盐型氨基乙酰肼类试剂,如吉拉尔 T 试剂或吉拉尔 P 试剂。在一定条件下,该类试剂可与含有羧基的皂苷元生成腙,形成腙的皂苷元又可在适宜条件下,恢复到原来皂苷元的形式,故此法适用于混合皂苷元的分离。

皂苷的分离

二、皂苷的分离、精制技术

（一）分段沉淀法

利用皂苷难溶于乙醚、丙酮等溶剂的性质，将粗皂苷先溶于少量甲醇或乙醇中，然后逐滴加入乙醚、丙酮或乙醚-丙酮（1∶1）的混合溶剂（加入乙醚量以能使皂苷从醇溶液中析出为限），摇匀，皂苷即析出。开始析出的沉淀往往含杂质较多，继续加入乙醚可得到纯度较高的皂苷。也可利用分段沉淀法，将不同的皂苷分别沉淀析出，达到分离、精制的目的。

如洋地黄皂苷和吉托皂苷的分离，先将乙醚加入混合皂苷的醇提液中，混合液静置 30 分钟后，洋地黄皂苷沉淀析出，过滤收集沉淀，后干燥沉淀，即得洋地黄皂苷。于滤液中再加入乙醚并长时间放置，吉托皂苷又能沉淀析出。此法虽简单，但难以沉淀完全，不易获得纯品。

（二）铅盐沉淀法

将粗皂苷溶于少量乙醇中，加入过量的饱和中性乙酸铅溶液，搅拌，使酸性皂苷沉淀完全，滤取沉淀。于滤液中再加入饱和碱性乙酸铅溶液，中性皂苷沉淀析出，滤取沉淀。然后将两次析出的沉淀分别悬浮于乙醇中进行脱铅处理，脱铅后，将滤液减压浓缩，浓缩液加入乙醚中，分别析出酸性皂苷沉淀和中性皂苷沉淀。因此，此法可用于分离酸性皂苷和中性皂苷。

（三）胆甾醇沉淀法

利用甾体皂苷可与胆甾醇生成难溶性分子复合物的性质，将甾体皂苷与其他水溶性成分分离，达到精制的目的。

先将粗皂苷溶于少量乙醇中，再加入胆甾醇的饱和乙醇溶液，至不再析出沉淀为止（混合后需稍加热），滤取沉淀。然后依次用水、醇、乙醚洗涤，除去糖类、色素、油脂和游离胆甾醇。最后将该沉淀干燥，放入连续回流提取器中，用乙醚提取胆甾醇，残留物即为较纯的皂苷。

（四）色谱分离法

由于皂苷亲水性强，与杂质分离较困难，有些皂苷结构差别不大，因此用上述分离方法难以获得单体，目前常用色谱分离法作进一步分离纯化。

1. 吸附色谱法　一般用硅胶和氧化铝作吸附剂，用混合溶剂作洗脱剂。如混合甾体皂苷元的分离，将样品溶于含 2% 氯仿的苯中，上硅胶柱后，先用此溶剂系统冲洗出单羟基皂苷元，后继续冲洗出单羟基酮基的皂苷元，再用含 10% 甲醇的苯冲洗出双羟基皂苷元。

2. 分配色谱法　由于皂苷极性较强，往往采用分配色谱法分离纯化。如从远志根中分离远志皂苷，用硅胶柱色谱法，以 3% 草酸水溶液为固定相，氯仿-甲醇-水（26∶14∶37）为流动相，分离得到 4 种单一的皂苷，即远志皂苷 A、B、C、D。

3. 液相色谱法　近年来高效液相色谱法已广泛应用于皂苷的分离纯化中。一般采用反相色谱法，以乙腈-水系统为流动相分离和纯化皂苷可得到良好的分离效果。也有将极性较大的皂苷做成衍生物后进行正相色谱分离的，如将人参皂苷经苯甲酰氯处理，制成苯甲酰衍生物后，在硅胶 LS-310 柱上以正己烷-氯仿-乙腈（15∶3∶2）作流动相，分离测定单体人参皂苷的含量。

4. 大孔树脂法　对极性较大的甾体皂苷及其原形苷类成分，常将植物的甲醇提取物溶于水，直接进行反相大孔树脂柱色谱分离。先用水洗去糖分，后用甲醇洗脱得粗品皂苷，再将粗品皂苷反复通过硅胶柱(溶剂系统为 $CHCl_3$-MeOH-H_2O),结合反相大孔树脂柱色谱进一步纯化。如从盾叶薯蓣中分离纯化得到三种新甾体皂苷。

5. 凝胶色谱法　凝胶色谱法是利用分子筛的原理来分离相对分子质量不同的化合物。用凝胶颗粒作固定相,用不同浓度的甲醇、乙醇或水等溶剂作流动相洗脱,各组分按相对分子质量递减顺序依次被洗脱下来,即相对分子质量大的皂苷先被洗脱下来,相对分子质量小的皂苷后被洗脱下来。

案例 7.1　人参中皂苷类化学成分的提取分离

一、人参中有效成分皂苷的提取分离

五加科植物人参为传统名贵中药,始载于《神农本草经》。人参具有大补元气、复脉固脱、补脾益肺、生津、安神、益智之功效,用于体虚欲脱、肢冷脉微、肺虚喘咳、惊悸失眠、神经衰弱、精神倦怠及各种气血津液不足症。人参在现代临床应用中主要治疗神经衰弱、心血管疾病、肿瘤等。人参主要分布在中国、朝鲜、韩国和日本,在我国主产于东北地区。对人参化学成分的研究开始于 20 世纪初,一直到 20 世纪 60 年代才逐步深入。经现代医学和药理研究证明,人参皂苷为人参的主要有效成分。

人参皂苷具有皂苷的共性,故可用皂苷提取通法进行提取,即先用甲醇或乙醇粗提,回收溶剂后,再用正丁醇萃取总皂苷,最后结合硅胶柱色谱分离各单体成分,提取分离流程如下:

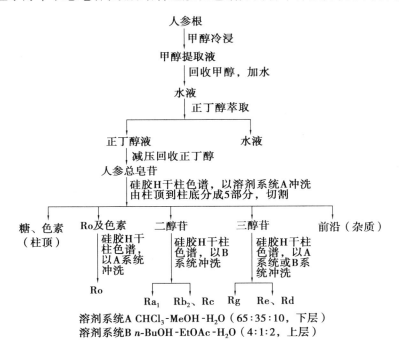

溶剂系统A $CHCl_3$-MeOH-H_2O（65:35:10,下层）
溶剂系统B n-BuOH-EtOAc-H_2O（4:1:2,上层）

流程说明：人参总皂苷易溶于甲醇，故将人参根粗分用甲醇提取后回收甲醇，皂苷在含水丁醇中有较好溶解度，因此甲醇提取液用正丁醇萃取分离后获得人参总皂苷，而后借助柱色谱法分离纯化，得到人参皂苷单体。

二、相关知识

（一）人参中有效成分人参皂苷的结构类型

人参皂苷有以下 3 种类型。

（1）由 20（S）-原人参二醇［20（S）-protopanaxadiol］衍生的 A 型皂苷，为达玛烷型四环三萜皂苷。

人参皂苷 Rb_1　　$R_1 = Glc \overset{2}{\text{—}} Glc$

　　　　　　　　　$R_2 = Glc \overset{6}{\text{—}} Glc$

人参皂苷 Rb_2　　$R_1 = Glc \overset{2}{\text{—}} Glc$

　　　　　　　　　$R_2 = Glc \overset{6}{\text{—}} Ara(p)$

人参皂苷 Rc　　$R_1 = Glc \overset{2}{\text{—}} Glc$

　　　　　　　　$R_2 = Glc \overset{6}{\text{—}} Ara(f)$

人参皂苷 Rd　　$R_1 = Glc \overset{2}{\text{—}} Glc$

　　　　　　　　$R_2 = Glc$

人参皂苷 Rh_2　　$R_1 = R_2 = Glc$

A 型

（2）由 20（S）-原人参三醇［20（S）-protopanaxatriol］衍生的 B 型皂苷，为达玛烷型四环三萜皂苷。

人参皂苷 Re　　$R_1 = Glc \overset{2}{\text{—}} Rha, R_2 = Glc$

人参皂苷 Rf　　$R_1 = Glc \overset{2}{\text{—}} Glc, R_2 = H$

人参皂苷 Rg_1　　$R_1 = Glc, R_2 = Glc$

人参皂苷 Rg_2　　$R_1 = Glc \overset{2}{\text{—}} Rha, R_2 = H$

人参皂苷 Rh_2　　$R_1 = Glc, R_2 = H$

B 型

（3）由齐墩果酸衍生的 C 型皂苷，为齐墩果烷型五环三萜皂苷。

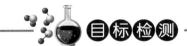

C 型

人参皂苷 RO = GlcA $\xrightarrow{2}$ Glc

（二）人参中主要有效成分的理化性质

1. 人参皂苷　大多为白色无定型粉末或无色结晶，味微甘苦，具有吸湿性；一般对酸不稳定，弱酸下即可水解；具有光学活性，多呈右旋性；水溶液振摇产生强烈泡沫。

2. β-谷甾醇　片状结晶，难溶于水、甲醇、乙醚，易溶于苯和氯仿。

3. 麦芽酚　无色针状晶体，具有芳甜气味，溶于水、甲醇、氯仿、乙醇、乙醚，微溶于石油醚。

4. 其他成分　人参多糖、人参炔醇、人参环氧炔醇、人参炔以及有机酸、维生素、精氨酸，此外红参中还含焦谷氨酸等。

（三）人参的临床应用

1. 功效　大补元气，复脉固脱，补脾益肺，生津止渴，安神益智。

2. 主治　劳伤虚损、食少、倦怠、反胃吐食、大便滑泄、虚咳喘促、自汗暴脱、惊悸、健忘、眩晕、头痛、阳痿、尿频、消渴、妇女崩漏、小儿慢惊及久虚不复，一切气血津液不足之症。

目标检测

一、单项选择题

1. 区别三萜皂苷和甾体皂苷颜色的反应是（　　　）。

　　A. 香草醛-浓硫酸反应　　　　　　　　B. 三氯乙酸反应

　　C. 五氯化锑反应　　　　　　　　　　　D. 茴香醛-浓硫酸反应

2. 组成甾体皂苷元的碳原子数是（　　　）。

　　A. 30　　　　　　　B. 27　　　　　　　C. 25　　　　　　　D. 28

3. 甾体皂苷的螺原子是（　　　）。

　　A. C-22　　　　　　B. C-27　　　　　　C. C-25　　　　　　D. C-3

4. 三萜皂苷元结构的共同特点是都有（　　　）。

　　A. 5 个环　　　　　B. 30 个碳原子　　　C. 8 个甲基　　　　D. 羧基

5. 呋甾烷醇类皂苷均为（　　　）。

　　A. 双糖链皂苷　　　B. 单糖链皂苷　　　C. 双糖苷　　　　　D. 单糖苷

6. 呋甾烷醇类皂苷的结构特点不包括(　　)。

　　A. F环开环　　　　　B. 多为次皂苷　　　　C. 均为双糖链皂苷　　D. 有甾体母核

7. 齐墩果酸的结构类型属于(　　)。

　　A. 羽扇豆烷型　　　　B. 乌苏烷型　　　　　C. α-香树脂烷型　　　D. β-香树脂烷型

8. 皂苷的通性不包括(　　)。

　　A. 多为无定形粉末　　　　　　　　　　B. 多具辛辣味

　　C. 多具吸湿性　　　　　　　　　　　　D. 多呈酸性

9. 下列有关皂苷溶血性的说法,错误的是(　　)。

　　A. 皂苷口服无溶血作用　　　　　　　　B. 不同皂苷的溶血强度不同

　　C. 溶血指数越大,溶血作用越强　　　　D. 皂苷的溶血活性与糖部分有关

10. 从中药中提取纯化皂苷常用的方法不包括(　　)。

　　A. 乙醇提取,正丁醇萃取法　　　　　　B. 乙醇提取,乙醚沉淀法

　　C. 盐酸水解,氯仿萃取法　　　　　　　D. 碱水提取,加酸沉淀法

二、判断题

1. 大多数皂苷能破坏红细胞而具有溶血作用。　　　　　　　　　　　　　(　　)

2. 皂苷的苷键可被酶、酸或碱水解,酶水解配合化学方法水解可提高得率。　(　　)

3. 大多数皂苷极性较大,一般可溶于水,易溶于热水、含水稀醇、热甲醇、乙醇。　(　　)

4. 甾体皂苷可与胆固醇生成难溶性的分子复合物,利用此性质可分离精制甾体皂苷。

　　　　　　　　　　　　　　　　　　　　　　　　　　　　　　　　(　　)

5. 皂苷在含水正丁醇或戊醇中溶解度较小。　　　　　　　　　　　　　　(　　)

三、简答题

1. 简述三萜类化合物的结构分类。

2. 为什么人参总皂苷没有溶血性?

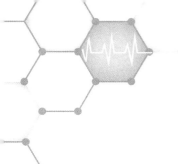

项目8
萜类和挥发油的提取分离技术

项目8课件

【知识目标】

掌握萜类和挥发油的分类、结构类型、理化性质,以及挥发油的提取分离;熟悉萜类化合物的典型代表;了解萜类化合物的提取分离,以及挥发油的鉴定。

【能力目标】

熟练掌握萜类和挥发油的鉴别方法;熟练掌握萜类和挥发油的提取分离操作;能够针对含有萜类或挥发油成分的中药材独立设计提取路线,并实现分离纯化。

【素质目标】

培养认真细致的工作作风;培养良好的团队协作能力;培养勇于创新、开拓进取的科学素养。

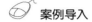

案例导入

中药香囊

【案例描述】惊蛰前后,随着气温升高,蚊虫也多了起来,各大药店的各类中药香囊热卖。中药香囊源自中医里的"衣冠疗法"。民间还传有"带个香草袋,不怕五虫害"之说。中药香囊的制作和佩戴可追溯至战国时期。古时候,人们为了确保孩子的健康,常用中药制成香袋拴在孩子们的衣襟或肩衣上,以作驱虫祈福之用。

【案例分析】专家指出,传统中药香囊中的香料可以预防感冒、手足口病等,对防蚊驱虫也有一定的作用。随着年代的不同,香囊内的草药配方也有变化,但常用的无外乎都是具有芳香开窍作用的中草药。研究表明,富有芳香气味的中草药含有大量挥发油,这些挥发油具有抗菌、抗病毒等作用。

【案例讨论】自然界中含挥发油的植物很多,这些香味成分的结构一致吗? 香味一样吗? 香味和成分有关吗?

课程导语: 挥发油广泛分布于植物界,供药用的很多,如艾叶、橙皮、薄荷、八角茴香、生姜、小茴香等,有着广泛的生物活性,在天然药物防病治病中发挥着重要的作用。

任务8.1　萜　类

萜类化合物(terpenoids)是所有异戊二烯聚合物及其含氧衍生物的总称。它是自然界中分布广泛、种类繁多、骨架庞杂且具有广泛生物活性的一类重要成分。如紫杉醇等具有抗癌生物活性;青蒿素具有抗疟活性;银杏内酯为治疗心血管疾病的有效药物等。萜类化合物常根据分子中异戊二烯的单位数进行分类(表8-1)。开链萜烯的分子组成一般符合$(C_5H_8)_n$通式,随着分子中碳环数目的增加,氢原子数的比例相应减少。萜类化合物除了以萜烃的形式存在外,多数是以各种含氧衍生物,如醇、醛、酮羧酸、酯类以及苷等形式存在于自然界,也有少数是以含氮、硫的衍生物形式存在。

表8-1　萜类化合物的分类与分布

名称	碳原子数	通式$(C_5H_8)_n$	存在
半萜(hemiterpene)	5	$n=1$	植物叶
单萜(monoterpenoids)	10	$n=2$	挥发油

续表

名称	碳原子数	通式$(C_5H_8)_n$	存在
倍半萜(sesquiterpenes)	15	$n=3$	挥发油、苦味素、树脂
二萜(diterpenoid)	20	$n=4$	树脂、苦味素、叶绿素
二倍半萜(sesterterpenoid)	25	$n=5$	海绵、植物病菌、昆虫代谢物
三萜(triterpenoid)	30	$n=6$	皂苷、树脂、植物汁等
四萜(tetraterpene)	40	$n=7$	植物胡萝卜素类
多萜(polyterpene)	>40	$n=8$	橡胶、古塔胶等

一、结构类型

根据各类分子结构中碳环的有无和数目的多少,萜类可分为链萜、单环萜、三环萜等,常见的结构类型如表8-2所示。

表8-2 萜类常见的结构类型

结构类型	活性成分	主要来源	作用
链状单萜	柠檬醛(geranial)	存在于香茅属植物柠檬草 *Cymbopogon citratus* Stapf. 等多种植物挥发油中	具有止痛、驱蚊作用,同时作为柠檬香料应用于香料和食品工业中
单环单萜	薄荷醇(menthol)	存在于唇形科植物薄荷 *Mentha haplocalyx* Briq. 的全草中,是薄荷挥发油的主要成分	具有祛风、消炎、局部止痛作用
双环单萜	*D*-龙脑(*D*-borneol)	存在于白龙脑香树 *Dryobalanops aromatica* Gaertn. 的挥发油中	具有发汗、兴奋、解痉挛、防虫蛀、抗缺氧等作用
双环单萜	樟脑(camphor)	主要存在于樟 *Cinnamomum camphora*(L.)Presl 挥发油中	具有局部刺激和防腐作用,可用于炎症、神经痛和跌打损伤

续表

结构类型	活性成分	主要来源	作用
环烯醚萜	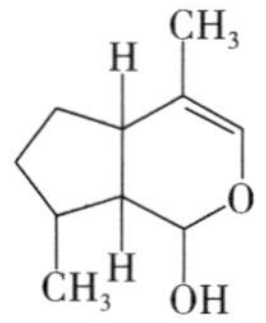 梓醇(catalpol)	存在于玄参科地黄 *Rehmannia glutinosa* Libosch. 块根中	具有降血糖、利尿作用
链状倍半萜	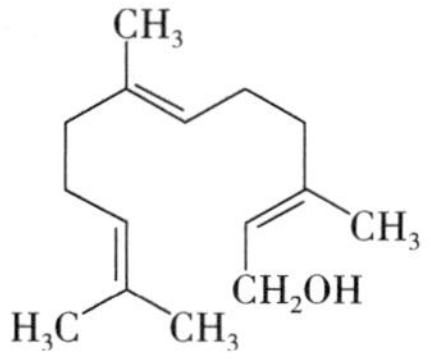 金合欢醇(farnesol)	存在于豆科植物合欢 *Albizia julibrissin* Durazz. 干燥花序的挥发油中	具有芳香味,为重要的高级香料
环状倍半萜	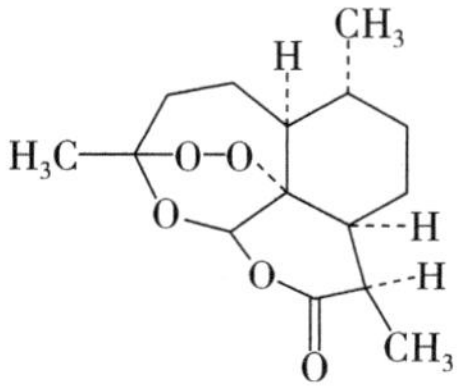 青蒿素(artemisinin)	存在于菊科植物花蒿 *Artemisia annua* L. 的干燥地上部分中	具有抗疟疾作用
奠类化合物	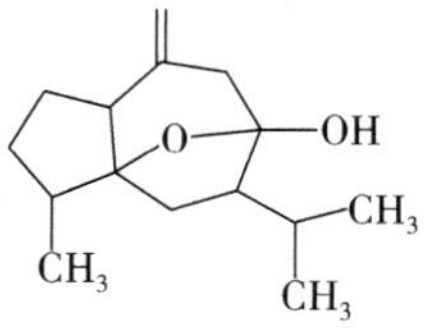 莪术醇(curcumol)	存在于姜科植物温郁金 *Curcuma wenyujin* Y. H. Chen et C. Ling 干燥根茎的挥发油中	具有抗肿瘤作用
链状二萜	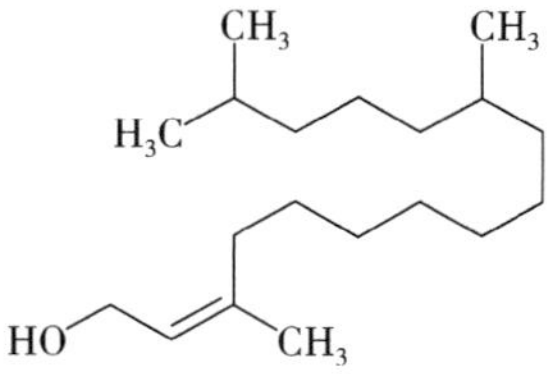 植物醇(phytol)	与叶绿素分子中的卟啉结合成酯,广泛存在于植物中	为合成维生素 E、维生素 K_1 的原料

续表

结构类型	活性成分	主要来源	作用
环状二萜	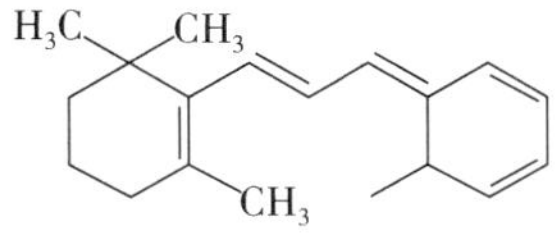 维生素 A（vitamin A）	主要存在于动物肝脏，如鱼肝油中	是保持夜间视力正常的必需物质
	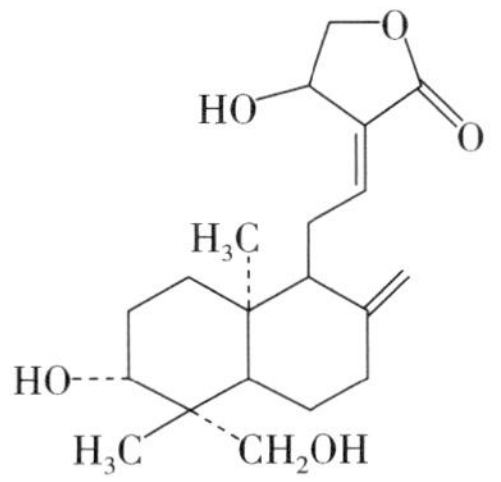 穿心莲内酯（andrographolide）	主要存在于爵床科植物穿心莲 *Andrographis paniculate*（Burm. F.）Nees 的干燥地上部分	具有祛热解毒、消炎止痛的作用
	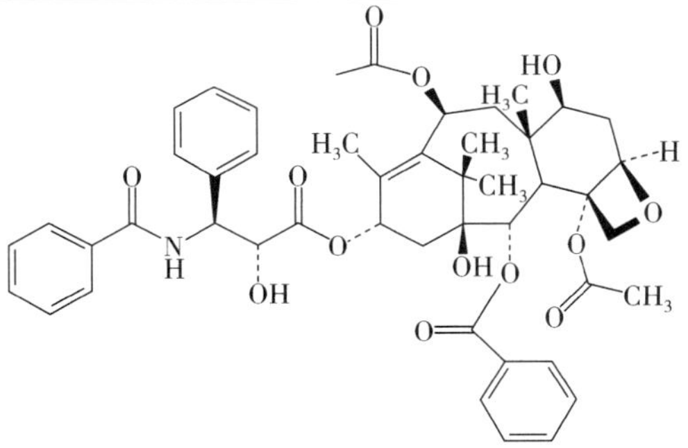 紫杉醇（paclitaxel）	是从红豆杉树皮中提取到的具有八元碳环的三环二萜成分	具有抗白血病、抗肿瘤作用

二、理化性质

（一）性状

低分子量的萜类化合物如单萜、倍半萜类化合物多为具有特殊香气的油状液体，具挥发性，是挥发油的组成成分；分子量较高的萜类化合物为固态，多数可形成晶体，不具有挥发性。大多数萜类一般具有不对称碳原子和光学活性，且多有异构体存在。萜类化合物多具有苦味，有的极苦，所以萜类化合物又称为苦味素，如穿心莲内酯；但有些萜类化合物有很强的甜味，如甜菊苷的甜味是蔗糖的 300 倍。

（二）溶解性

萜类化合物一般为亲脂性成分，难溶于水，易溶于亲脂性有机溶剂和乙醇。在水中的溶解度随着分子中含氧官能团极性的增大、数量的增多而增大，但萜类化合物若与糖成苷，则具有亲水性，能溶于热水，易溶于乙醇，难溶于亲脂性有机溶剂。有些具有内酯结构的萜类化合物能在热碱水溶液中开环成盐而溶于水,酸化后,又自水中析出。这一性质可用于此类结构化合物的分离与纯化。

(三)化学反应

1. 加成反应　含有双键、醛、酮等羰基的萜类化合物,可与卤素、卤化氢、亚硝酰氯、亚硫酸氢钠和吉拉德(Girard)试剂等发生加成反应,该产物具有结晶性。可用此反应特性鉴别萜类化合物分子中不饱和键的存在和不饱和程度,以及萜类的分离与纯化。例如柠檬烯与氯化氢的加成反应,得到的反应产物是柠檬烯二氢氯化物,该氯化物具有完好的结晶性状。

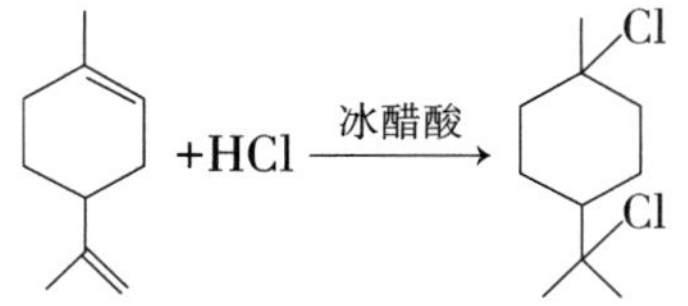

柠檬烯　　　　　　　　柠檬烯二氢氯化物

2. 氧化反应　不同的氧化剂在不同的条件下,可以将萜类成分中各种基团氧化,生成不同的氧化产物,此性质在工业生产中应用较多。常用的氧化剂有臭氧、铬酸酐(三氧化铬)、高锰酸钾和二氧化硒等,其中以臭氧的应用最多。例如臭氧氧化萜类化合物中的烯烃的反应,既可用来测定分子中双键的位置,亦可用于萜类化合物的醛酮合成。

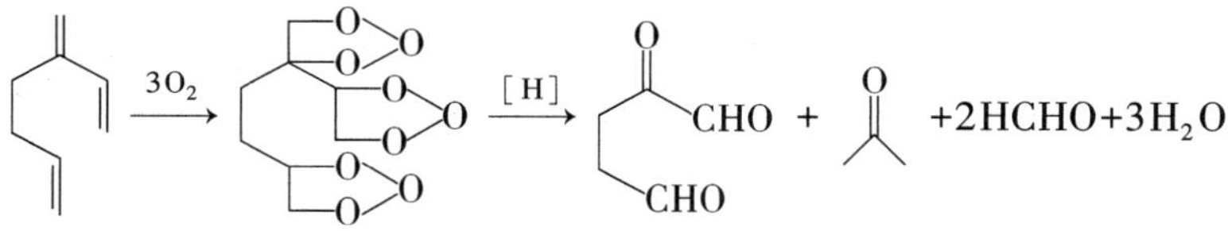

3. 脱氢反应　脱氢反应通常在惰性气体的保护下,用铂黑或钯作催化剂,将萜类成分与硫或硒共热(200～300 ℃)而实现脱氢。环萜的碳架因脱氢转变为芳香烃类衍生物,所得芳烃衍生物容易通过波谱或化学方法鉴定。因此,脱氢反应可用于萜类化合物的结构测定。例如,百里香素(p-cymene)可由柠檬烯与硫或硒共热合成。在脱氢反应中,萜环的碳架因脱氢转变为芳烃衍生物,易于鉴定。

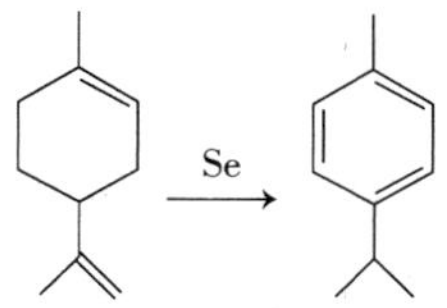

柠檬烯　　　　　百里香素

(四)环烯醚萜类化合物

自然界的环烯醚萜多以苷的形式存在,味苦,为白色晶体或粉末,易溶于水合甲醇,可溶于乙醇、丙酮、正丁醇,难溶于三氯甲烷、苯、石油醚等亲脂性有机溶剂。这类成分的分子结构中具有半缩醛羟基,性质活泼,能与酸、碱、羰基化合物和氨基酸产生颜色反应,用于环烯醚萜及其苷类的鉴别。环烯醚萜中的苷键易被酸或酶水解断键生成苷元和糖,产生的苷元为半缩醛结构,其化学性质活泼,易进一步发生聚合等反应,产生不同颜色的物质。

（五）薁类化合物

薁类化合物的沸点较高，一般在 250 ~ 300 ℃。在分馏挥发油时，当高沸点馏分可见到美丽的蓝色、紫色或绿色时，表示可能有薁类化合物存在。薁类化合物溶于石油醚、乙醚、乙醇、甲醇等有机溶剂，不溶于水，溶于强酸。借此可用 60% ~ 65% 硫酸或磷酸从挥发油中提取薁类成分，酸提取液加水稀释后，薁类成分即沉淀析出。

任务 8.2　挥发油

挥发油又称精油，是存在于植物体内，具有芳香气味，常温下可挥发，可随水蒸气蒸馏、与水不相混溶的多成分油状液体的总称。

挥发油广泛分布于植物界，我国野生与栽培的芳香植物有 56 科 136 属近 300 种，供药用的很多，如菊科的苍术、艾叶、白术等，芸香科的吴茱萸、枳实等，唇形科的薄荷、荆芥、藿香等，木兰科的八角茴香、厚朴等，姜科的生姜、豆蔻等，桃金娘科的桉叶、丁香等，伞形科的小茴香、当归、川芎等。挥发油存在于植物的根、茎、叶、花、果实、果皮或全株植物的一些特殊组织中，如茸毛、油室、油管、分泌细胞或树脂道，大多数呈油滴状存在，有些与树脂、黏液质共存，还有少数以苷的形式存在。挥发油在植物中的含量一般在 1% 以下，也有少数达 10% 以上，如丁香中含丁香油高达 14% ~ 21%。挥发油一般具有祛风和局部刺激作用，另外还有广泛的生物活性，临床上主要具有止咳、平喘、祛痰、发汗、解表、镇痛及抗菌消炎等功效。如生姜挥发油对中枢神经系统有镇静催眠、解热、抗惊厥、抗氧化作用；大蒜油可治疗肺结核、支气管炎、肺炎和真菌感染；丁香油有局部麻醉、止痛作用；细辛根中的挥发油具有镇咳、祛痰的作用；月见草挥发油具有降血脂、抗血小板凝集和增强免疫作用等。挥发油不仅在医药上有重要的用途，在香料工业、食品工业及化学工业上也是重要的原料。

一、挥发油的组成

挥发油是混合物，化学组成比较复杂，一种挥发油多含有数十种乃至上百种成分，如保加利亚玫瑰油中已发现有 275 种化合物，茶叶挥发油有 150 多种成分，不同的挥发油所含的成分也不一致，但其中往往以某种或数种成分占较大的分量。如薄荷油中薄荷醇可达 80% 以上，樟脑油中含樟脑醇约 50%。

按结构类型将挥发油中所含的化学成分分为萜类化合物、芳香族化合物、脂肪族化合物、含硫和含氮化合物以及它们的含氧衍生物（表 8-3）。其中含氧衍生物是挥发油具有生物活性和芳香气味的代表成分。

表 8-3　挥发油的结构类型及实例

结构类型	活性成分	主要来源	作用
萜类化合物： 挥发油中含量最多的成分，主要是单萜、倍半萜以及它们的含氧衍生物，如醇、酚、醚、醛、酮、酯等	柠檬烯（limonene）	主要存在于柑橘属柠檬 *Citrus limon*（L.）Burm. F 等果皮的挥发油中	具有镇咳、祛痰、抗菌作用
	姜黄醇（curcumol）	存在于姜科植物温郁金 *Curcuma wenyujin* Y. H. Chen et C. Ling 干燥根茎的挥发油中	具有抗肿瘤作用
芳香族化合物： 在挥发油中，仅次于萜类，挥发油中的芳香族化合物，大多是苯丙素衍生物，其结构多具有 C_6-C_3 骨架	桂皮醛（cinnamaldehyde）	存在于樟科植物肉桂 *Cinnamomum cassia* Presl 的干燥树皮中	具有镇痛、镇静、抗惊厥的作用
	丁香酚（eugenol）	存在于桃金娘科植物丁香 *Eugenia caryophyllata* Thunb. 的花蕾中	具有局部麻醉、止痛、抗菌、消炎、防腐作用
脂肪族化合物： 主要是一些小分子的脂肪族化合物，占比较小	正壬醇（*n*-nonyl alcohol）	存在于陈皮 *Citrus reticulata* Blanco 挥发油中	具有理气健脾、燥湿化痰的功效
其他含硫和含氮化合物及其含氧衍生物： 少数挥发油中有含 S 和含 N 的化合物	（烯丙基异硫氰酸酯 N=C=S）	存在于十字花科黑芥子 *Brassica nigra*（L.）Koch 的挥发油中	具有抗菌作用
	大蒜辣素（allicin）	大蒜中大蒜氨酸酶经水解后产生的物质	具有抗菌、抗病毒等作用

🖱 **学以致用**

　　每种挥发油都含有多种组成成分，包括：萜类化合物、芳香族化合物、脂肪族化合物、含硫和含氮化合物以及它们的含氧衍生物。对于某一种挥发油而言，并不是每种挥发油中都含有上述成分，往往以某一类为主，兼有其他成分。如从薄荷油中已分离出 15 种以上成分，主要是单萜类及其含氧衍生物；丁香油中主要以丁香酚和乙酰基丁香酚等芳香族化合物为代表。分析多种挥发油组成成分显示，在挥发油中，萜类化合物最常见，其次为芳香族化合物，再次是脂肪族化合物，含硫和含氮的化合物出现概率最小。

二、挥发油的理化性质

(一)性状

1. 状态 挥发油在常温下大多为无色或淡黄色的油状液体,有些挥发油含有奠类成分或溶有色素而显特殊颜色,如麝香草油显红色、洋甘菊油显蓝色等。

2. 挥发性 挥发油在常温下挥发不留痕迹,可区别于脂肪油。

3. 气味 大多数挥发油具有强烈的香气和辛辣味,少数有其他特殊的气味,如鱼腥草油腥味、土荆芥油臭气。

(二)溶解性

挥发油具有亲脂性,易溶于石油醚、乙醚、三氯甲烷、苯等有机溶剂。挥发油在乙醇中的溶解度随着乙醇浓度的增加而增加。挥发油难溶于水,溶解的部分主要是含氧化合物,可以制成芳香水剂。

(三)物理常数

1. 密度 0.85~1.065,一般比水轻,少数比水重,如丁香油、桂皮油。

2. 沸点 90~300 ℃,无恒沸点,沸程一定。

3. 折光率 1.43~1.61。

4. 旋光性 几乎均有光学活性,比旋度为+97°~117°。

(四)结晶性

挥发油常温下为透明液体;低温时,挥发油中某些含量高的主要成分可析出结晶,习称"脑",滤除脑的油称为"脱脑油"。

(五)稳定性

挥发油易氧化变质,对光、空气、温度较敏感。挥发油变质后密度增加,颜色变深,失去原来的香气,并聚合成树脂样物质,不能再随水蒸气蒸馏。因此,挥发油需密闭在棕色瓶中,装满并低温保存。

三、挥发油的提取与分离方法

(一)挥发油的提取

1. 水蒸气蒸馏法 此法是从中草药中提取挥发油最常用的方法,根据操作方式的不同,可分为水蒸馏法和通入水蒸气蒸馏法两种形式。水蒸馏法是将已粉碎的药材放入蒸馏器中,加水浸泡,直火煮沸,使挥发油与水蒸气一起蒸出。此法操作简单,但因局部受热温度过高,有可能使挥发油中的某些成分发生分解,同时因过热还可能使药材焦化,所得挥发油的芳香气味可能发生改变,影响挥发油的质量。通入水蒸气蒸馏法是将水蒸气通入待提取的药材中,使挥发油和水蒸气一起蒸出，避免了直火高温对挥发油质量的影响。

馏出液中的挥发油，大多数因挥发油难溶或不溶于水而油水分层，如果挥发油在水中溶解度稍大，不易分层，可加氯化钠或硫酸钠等进行盐析，降低挥发油在水中的溶解度，使挥发油自水中析出，与水分层，或盐析后用低沸点有机溶剂萃取，低温蒸去溶剂即得挥发油。

2. 溶剂提取法　选用低沸点的有机溶剂如乙醚、石油醚（30～60 ℃）等回流提取或冷浸，提取液低温蒸去溶剂即得浸膏。此法所得浸膏含杂质较多，原料中其他脂溶性成分如树脂、油脂、蜡等也同时被提出。可利用乙醇对植物蜡等脂溶性杂质的溶解度随温度的下降而降低的特性除去杂质，一般用热乙醇溶解浸膏，放至冷却、滤除杂质，减压蒸去乙醇可得较纯的挥发油。

3. 冷压法　挥发油含量较高的新鲜药材，如橘皮、柑皮、柠檬果皮等原料，可经撕裂、捣碎冷压后静置分层，或用离心机分出油分，即得粗品。此法在常温下进行，产品保持原有挥发油的新鲜香味，但所得的挥发油含有水分、黏液质及细胞组织等杂质，需进一步处理，同时此法分液很难将挥发油全部压榨出来，需再将压榨后的药渣进行水蒸气蒸馏，才能使挥发油提取完全。

4. 吸收法　此法较少应用。油脂类一般具有吸收并保留植物花朵中的挥发油的性质，常利用该性质来提取比较贵重的挥发油，如玫瑰油、茉莉花油等。以油脂吸收植物香气较佳的部分，再经酒精处理机器搅拌，待酒精蒸发后，所得即为芳香精油。

5. 超临界流体萃取法　超临界流体萃取具有低温处理、不发生氧化变质、萃取效率高、没有溶剂残留、可以选择性分离等特点。采用这种技术提取挥发油，所得的挥发油气味纯正，明显优于其他方法。目前此项技术在月见草、桂花、柠檬、生姜等药材挥发油的提取应用上均获得了良好的效果，在制药、食品工业已有多种产品问世。

6. 微波辅助萃取法　微波具有很强的穿透力，可以在物料内外均匀快速地加热，促使细胞破裂，细胞内成分自由流出，传递到溶剂而被溶解。微波辅助萃取法具有选择性高、设备简单、适用范围广、萃取率高、重现性好、提取时间短、节省试剂、污染小等特点。

（二）挥发油的分离

1. 冷冻结晶法　将挥发油置于 0～20 ℃ 环境下，使含量高的成分析出结晶（脑），即可将脑与挥发油中的其他成分分离，取出结晶再经重结晶可得纯品。此法操作简单，但有时分离不完全。例如薄荷油冷至-10 ℃，12 小时析出第一批粗脑，油继续在-20 ℃ 冷冻 24 小时后可析出第二批粗脑，粗脑加热熔融，在 0 ℃ 冷冻即可得较纯的薄荷脑。

2. 分馏法　根据挥发油单体之间的沸点不同，常分成以下 3 个馏分：

（1）低沸程馏分（35～70 ℃）：单萜类化合物。

（2）中沸程馏分（70～100 ℃）：单萜类含氧衍生物，包括醛、酮、醇、酚和酯等。

（3）高沸程馏分（100～140 ℃）：倍半萜及其含氧衍生物。

3. 化学法　根据挥发油中各组成成分结构或功能基的不同，用化学方法进行处理，使各成分分离。

（1）碱性成分的分离：可将挥发油溶于乙醚，用 1%～2% 的盐酸或硫酸萃取，分取酸水层，碱化后用乙醚萃取,蒸去乙醚即可得碱性成分。

（2）酸、酚性成分的分离:将挥发油溶于乙醚中,先以 5% NaHCO$_3$ 溶液进行萃取,分出碱水层,加稀酸酸化后,用乙醚萃取,蒸去乙醚即得酸性成分。乙醚层继续用 2% 氢氧化钠溶液萃取,分出碱水层,加稀酸酸化后,用乙醚萃取,蒸去乙醚即得弱酸性成分。

（3）醛、酮类化合物的分离。

①亚硫酸氢钠法:将分出碱性、酸性、酚性成分的挥发油母液水洗至中性,以无水硫酸钠干燥后,加饱和亚硫酸氢钠溶液低温短时间振摇提取,使醛、酮类化合物发生可逆性加成反应。分出水层或加成物结晶,加酸或碱液处理,使加成物分解,以乙醚萃取,回收溶剂,得到挥发油中原有的醛、酮类化合物,但注意提取时间不宜过长,温度不宜过高,否则有使双键与亚硫酸氢钠加成的可能,形成不可逆的双键加成物,如从挥发油中分离柠檬醛,反应条件不同加成产物也各不相同。

②吉拉德试剂反应法:向分出碱性、酸性、酚性成分的挥发油中加入吉拉德试剂的乙醇溶液和 10% 乙酸,以促进反应的进行,然后加热回流,待反应完全后加水稀释,用乙醚萃取。分出的水层加酸酸化后,用乙醚萃取,萃取液蒸去乙醚可得原羰基化合物。

Girard 试剂　　　　　　　　　　　　　　Girard 腙

（4）醇类成分的分离:对于挥发油中的醇类成分,可先使其与邻苯二甲酸等反应生成酸性酯,再将生成物溶于碳酸钠溶液,用乙醚萃取剩余挥发油成分而分离。碱溶液经皂化反应后,再用乙醚萃取出挥发油中的醇类成分。

萜醇　邻苯二甲酸酐　　　　　　　　　　酸性邻苯二甲酸酯

（5）其他成分的分离:具有不饱和双键的萜烃可与溴、盐酸或氢溴酸等形成加成物结晶析出;挥发油中的奥类化合物可与浓磷酸反应,生成白色磷酸盐沉淀。以上性质可用于挥发油的分离和纯化。

4.色谱法　由于挥发油化学组成复杂,部分结构相近的组分,经分馏法、化学法做适当的分离后,可用色谱法得到较好的分离。

（1）吸附色谱法:硅胶和氧化铝吸附柱层析应用最广泛,样品一般溶于石油醚或己烷等极性小的溶剂，使其通过硅胶或氧化铝吸附柱，依次用石油醚、己烷、乙酸乙酯等按一定比例组成的混合溶剂进行洗脱，分段收集，结合薄层色谱检识，相同组分合并，经进一步处理得到单体化合物。如香叶醇和柠檬烯常常共存于许多植物的挥发油中，若用氧化铝吸附柱层析分离，由于柠檬烯极性小于香叶醇，因此可被石油醚先洗脱下来，然后再用石油醚与甲醇混合液洗脱香叶醇，使两者得到分离。

（2）硝酸银配合薄层色谱：挥发油中的不饱和化合物，可根据其双键的数目、位置和顺反异构体的不同，以及银离子形成 π-络合物难易程度及稳定性的差异进行分离。一般双键数目多的化合物易形成配合物，吸附牢固；末端双键较其他双键形成的配合物稳定；顺式双键大于反式双键的配合能力。

四、挥发油的鉴定

（一）一般检查

将样品制成石油醚溶液滴在滤纸上，如滤纸上的油斑在空气中能挥散，则可能含有挥发油；如油斑不消失，则可能含油脂。

（二）物理常数测定

折光率、比旋度、相对密度是鉴定挥发油常用的物理常数。测定挥发油的物理常数，一般先测定其折光率，若折光率不合格，则其余项目不再进行，提示此挥发油品质不合格。

（三）色谱法

1. 薄层色谱　多采用硅胶 G 或 2～3 级中性氧化铝 G 为吸附剂。去挥发油点样后，若用石油醚-乙酸乙酯（85∶15）作展开剂，可将不含氧的化合物展至前沿，而含氧化合物较好地展开；如果以石油醚和正己烷为展开剂，可使挥发油中的不含氧化合物较好地展开，而极性较大的含氧化合物仍留在原点。

萜类物质的显色剂有两大类：一类是通用显色剂，香草醛-浓硫酸试剂或香草醛-浓盐酸试剂，喷后 105 ℃加热，挥发油中各种成分显不同的颜色；另一类是挥发油各类成分官能团显色剂，常用的有：

①碱性高锰酸钾溶液：如在粉红色背景上产生黄色斑点表明含有不饱和化合物。

②异羟肟酸铁试剂：如斑点显淡红色，可能是酯和内酯类化合物。

③三氯化铁试剂：如斑点显绿色或蓝色，表明含有酚性物质。

④2,4-二硝基苯肼试剂：如呈现黄色斑点，表明含有醛或酮类化合物。

⑤0.05% 溴酚蓝乙醇溶液：如产生黄色斑点，表明含有酸类化合物。

2. 气相色谱　由于具有分离效果好、灵敏度高、分析速度快和样品用量少等优点，气相色谱被广泛应用于挥发油成分的分离、鉴定和含量测定，是研究挥发油成分的重要手段。在一定条件下，通过观察气相色谱图的出峰数目和各峰的峰面积，可初步了解某种挥发油所含组分的种类及各组分的比例。用于挥发油中已知成分的鉴定，可利用已知成分标准品作对照，因为在相同的色谱条件下,同一物质具有相同的保留值。

对于挥发油中未知成分的鉴定,目前多采用气相色谱-质谱-数据系统联用(GC/MS/DS)技术。气相色谱具有分离的功能,质谱承担检测和结构分析的任务,分析时,首先将样品注入气相色谱仪内,经过分离后得到的各个组分依次进入分离器,浓缩后的各组分又依次进入质谱仪,质谱仪对每个组分进行检测和结构分析,得到每个组分的质谱,通过计算机与数据库的标准品对照,根据质谱碎片规律进行解析,并参考有关文献数据加以确认,气相色谱-质谱-数据系统的联用大大提高了挥发油分析鉴定的速度和研究水平。

案例 8.1　从黄花蒿中提取分离青蒿素

青蒿素是自菊科植物黄花蒿 *Artemisia annua* L. 中提取分离得到的倍半萜过氧化物(消除过氧基团,则抗疟活性消失),是抗恶性疟疾的有效成分,疗效优于传统的抗疟药物氯喹。青蒿素传统的提取分离流程如下:

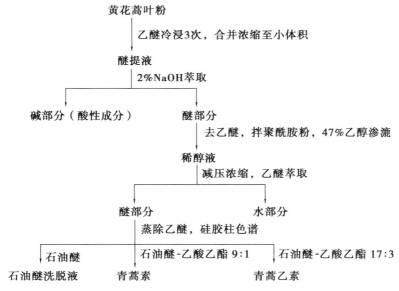

利用青蒿素可溶于乙醚、乙醇等有机溶剂的性质和结构中有过氧键对热不稳定的特点,采用乙醚浸渍法提取青蒿素。得到的提取液通过碱萃取和渗漉处理进行精制。最后经硅胶柱色谱分离,在石油醚-乙酸乙酯(9:1)部分获得青蒿素。

青蒿素在水中及油中溶解度小,影响治疗效果和临床应用,为了改善其溶解性,对它进行结构改造,合成大量衍生物,从中筛选出具有抗疟效价高、原虫转阴快、速效、低毒等特点的双氢青蒿素,再对其甲基化,将它制成油溶性的蒿甲醚及水溶性的青蒿琥珀酸单酯,目前已有多种制剂用于临床。

青蒿素　　　　双氢青蒿素　　　　蒿甲醚　　　　青蒿琥珀酸单酯

案例 8.2　从丁香油中提取挥发油并分离丁香酚

　　丁香为桃金娘科植物丁香 *Eugenia caryophyllata* Thumb. 的花蕾,具有芳香健脾、降气止痛的功效。丁香中挥发油的含量达 14% ~ 21%。

　　丁香油具有止痛、抗菌消炎的作用。丁香油中的主要有效成分为丁香酚,占80%以上,另有乙酰基丁香酚(acetyleugenol)、β-石竹烯(β-caryophyllene)等成分。其中丁香酚在丁香药材中的含量,现行版《中国药典》规定以气相色谱法测定不得低于11%。药理实验表明丁香酚具有消炎、防腐等作用,为局部镇痛药,用于龋齿,并有杀菌作用。丁香酚的提取分离流程如下:

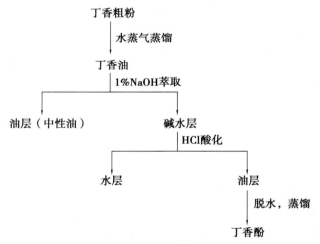

　　丁香油具有挥发性,采用水蒸气蒸馏法提取。

　　丁香酚结构中含酚羟基,可与碱作用生成盐而溶于水,从而与其他亲脂性成分分离,再将碱水液经酸酸化,丁香酚即成油状液体分出,经脱水蒸馏即可得丁香酚粗品。

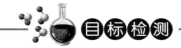目标检测

一、单项选择题

1. 下列药材中,所含挥发油成分具有抗癌活性的是(　　　)。

　　A. 薄荷　　　　　　B. 丁香　　　　　　C. 温莪术　　　　　　D. 八角茴香

2. 在青蒿素的结构中,具有抗疟疾作用的活性基团是(　　　)。

　　A. 羰基　　　　　　B. 过氧基　　　　　C. 醚键　　　　　　　D. 内酯环

3. 下列化合物可制成油溶性注射剂的是(　　　)。

　　A. 二氢青蒿素甲醚　　　　　　　　B. 青蒿琥珀酯钠

　　C. 青蒿素　　　　　　　　　　　　D. 穿心莲内酯磺酸钠

4. 评价挥发油的质量时,首选的物理指标是(　　　)。

　　A. 折光率　　　　　B. 沸点　　　　　　C. 比重　　　　　　　D. 比旋度

5. 开链萜烯的分子组成符合的通式是(　　　)。

　　A. $(C_6H_8)_n$　　　　B. $(C_4H_8)_n$　　　　C. $(C_3H_6)_n$　　　　D. $(C_5H_8)_n$

6. 组成挥发油的主要成分是(　　　)。

　　A. 四萜　　　　　　　　　　　　　B. 三萜

　　C. 二萜类、二倍半萜类　　　　　　D. 单萜、倍半萜

7. 下面的化合物属于(　　　)。

　　A. 双环单萜　　　B. 单环单萜　　　C. 薁类　　　　D. 环烯醚萜

8. 挥发油经薄层展开后,喷洒2%高锰酸钾水溶液。若在粉红色背景上产生黄色斑点,则表明有(　　　)。

　　A. 过氧化合物　　　　　　　　　　B. 不饱和化合物

　　C. 饱和烃类　　　　　　　　　　　D. 酯类

9. 提取新鲜药材中某些含油量高的挥发油,常选用的方法是(　　　)。

　　A. 水蒸气蒸馏法　　　　　　　　　B. 升华法

　　C. 压榨法　　　　　　　　　　　　D. 浸取法

10. 分离挥发油中的羰基成分,常采用的试剂是(　　　)。

　　A. 亚硫酸氢钠试剂　　　　　　　　B. 三氯化铁试剂

　　C. 2%高锰酸钾溶液　　　　　　　　D. 己羟肟酸铁试剂

二、多项选择题

1. 属于倍半萜类化合物的有(　　　)。

A.金合欢醇　　B.青蒿素　　　C.环烯醚萜苷　　　D.薄荷醇　　　　E.植物醇

2. 提取挥发油常用的方法有(　　　)。

A.水蒸气蒸馏法　　　　　　B.冷压法

C.超临界流体萃取法　　　　D.溶剂提取法

E.升华法

3. 下列化合物中属于单萜的有(　　　)。

A.樟脑　　　B.青蒿素　　　C.薄荷醇　　　D.冰片　　　　E.植物醇

4. 在硝酸银薄层色谱中,影响化合物与银离子络合物稳定性的因素包括(　　　)。

A.双键的位置　　　　　　B.双键的数目

C.含氧官能团的数量　　　D.双键的顺反异构

E.含氧官能团的种类

5. 挥发油易溶于(　　　)。

A.乙醚　　　B.苯　　　C.水　　　D.石油醚　　　E.酸水

三、名词解释

1. 倍半萜;

2. 吉拉德试剂

四、判断题

1. 萜类化合物是所有异戊二烯类化合物的总称。　　　　　　　　　　　　(　　　)

2. 青蒿素是环状倍半萜的代表。　　　　　　　　　　　　　　　　　　(　　　)

3. 大蒜辣素属于挥发油性成分。　　　　　　　　　　　　　　　　　　(　　　)

4. 水蒸气蒸馏法是提取挥发油的常用方法。　　　　　　　　　　　　　(　　　)

五、简答题

挥发油可由哪些化合物组成? 其中哪些成分是挥发油的主要组成成分?

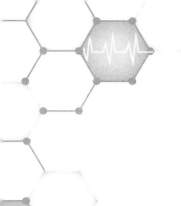

项目9
生物碱的提取分离技术

项目9课件

【知识目标】

掌握生物碱类化合物的结构分类、特点、理化性质、提取分离及检识;熟悉生物碱类化合物各结构类型的代表性天然药物的质量控制成分;熟悉生物碱类化合物的结构分类、理化性质、提取分离及其应用;了解生物碱类化合物的生物活性及其在天然药物中的分布。

【能力目标】

熟练掌握生物碱类化学成分的提取分离操作。

【素质目标】

具有敬业、诚信的职业操守与精益求精的工匠精神,严格要求、规范操作,培养学生的责任担当与职业道德。

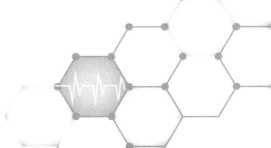

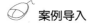 案例导入

罂粟果的镇痛作用

【案例描述】几千年前人类就发现罂粟果有镇痛和致幻作用。公元前 4000 年,生活在两河流域的苏美尔人就把罂粟果的汁烘干制成一种黑色或褐色(因产地不同)的固体物质。到公元 7 世纪的时候,罂粟作为药材从印度等地传入中国,这种黑色或褐色的固体物质被称作"鸦片"。鸦片又名阿片,俗称大烟,是一种麻醉性镇痛药,长期使用会导致高度心理及生理依赖,过量使用会造成包括昏迷、呼吸抑制、低血压、瞳孔变小等急性中毒症状,严重的引起呼吸抑制而致人死亡,鸦片具有的这些生理活性与其含有的化学成分密切相关。

【案例分析】阿片中的吗啡具有镇痛作用,可待因具有止咳作用,罂粟碱具有解痉作用。它们都属于生物碱类药物。

【案例讨论】罂粟中起镇痛作用的主要成分是什么? 人体对它为什么会产生依赖?

课程导语:生物碱类药物在临床上的作用很多,要利用这类药物治病和防病,就要充分掌握其结构。本章学习生物碱的结构类型、理化性质、提取分离方法以及鉴定方法。

生物碱是一类含氮的有机化合物;多数具有较复杂的环状结构且氮原子在杂环内;具有碱性,能和酸结合生成盐;有较强的生物活性。生物碱常与有机酸(如酒石酸和草酸等)结合成生物碱盐,与无机酸(硫酸和盐酸等)成盐;呈游离状态,以酯、苷、氮氧化物的形式存在。

生物碱主要分布于高等植物中,特别是双子叶植物,如毛茛科、防己科、罂粟科、茄科等 100 多科植物中;单子叶植物中分布较少,如百合科等;裸子植物中分布更少,如麻黄科等;低等植物中只有极个别植物存在,如麦角。

含有生物碱的常见药材有麻黄、防己、颠茄、黄连、益母草、槟榔、乌头等。生物碱在植物体内一般集中分布于某一部位或器官中。生物碱在植物体内的含量还受生长环境和采收季节的影响。

生物碱有多方面的生物活性,如镇痛、镇静、抗菌、抗病毒、抗癌、抗心律失常、抗肝损伤、抗心肌缺血、防治阿尔茨海默病等作用。麻黄中的麻黄碱具有平喘解痉作用,伪麻黄碱具有升压利尿作用;黄连中的小檗碱具有抗菌消炎作用;长春花中的长春新碱具有抗癌作用;苦参中的苦参碱、氧化苦参碱具有抗心律失常作用;萝芙木中的利血平具有降血压作用。

任务 9.1 生物碱的结构与分类

生物碱种类繁多,化学结构比较复杂,按照其基本母核类型和结构特征,可将生物碱分为

以下几个主要类型。

1. 有机胺类生物碱　氮原子不在环状结构内的一类生物碱,如麻黄碱、益母草碱、秋水仙碱等。麻黄碱存在于中药麻黄中,具有平喘作用。

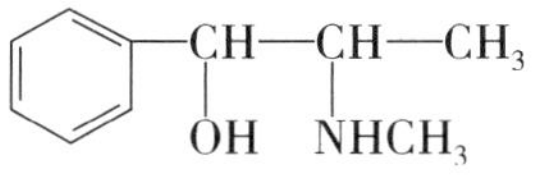

麻黄碱

2. 吡啶类生物碱　母核为吡啶结构的生物碱,如槟榔碱、槟榔次碱、烟碱、胡椒碱等。槟榔碱存在于棕榈科植物槟榔的种子中,具有驱绦虫作用。

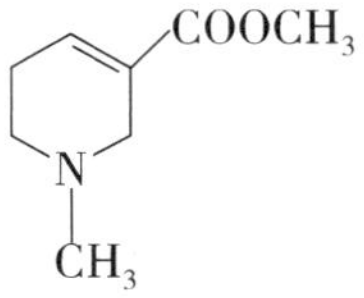

槟榔碱

3. 莨菪烷类生物碱　这类生物碱大多数是由莨菪烷衍生的氨基醇和不同有机酸缩合成酯,有一元酯和二元酯,也有以非酯形式存在。如莨菪碱、山莨菪碱、东莨菪碱、阿托品。莨菪碱存在于茄科植物白花曼陀罗的花中,具有解痉、镇痛和解毒作用。

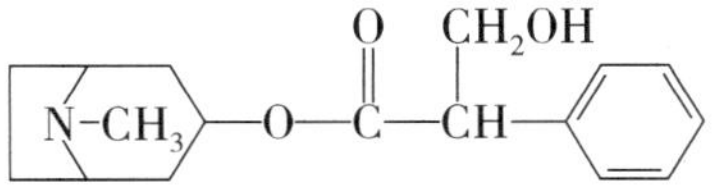

莨菪碱

4. 喹啉类生物碱　结构中含有喹啉环的一类生物碱,主要分布于芸香科及茜草科植物中。喹啉存在于茜草科植物金鸡纳的树皮中,具有抗疟作用。

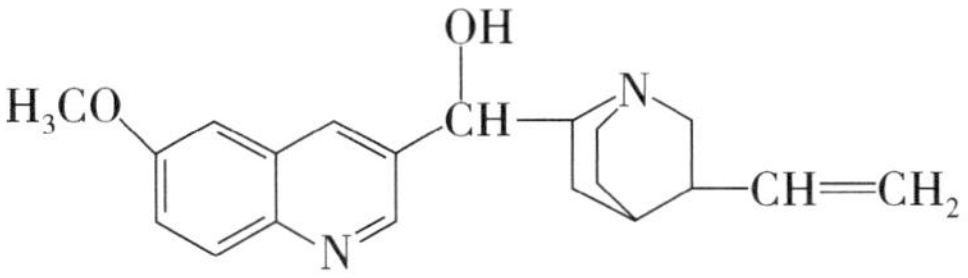

喹啉

5. 异喹啉类生物碱　最大的一类生物碱,以异喹啉或四氢异喹啉为母核,生源上来自苯丙氨酸或酪氨酸,如小檗碱、吗啡等。小檗碱存在于毛茛科植物黄连的根茎中,具有抗菌消炎作用;吗啡存在于罂粟科植物罂粟的果实中,具有镇痛作用。

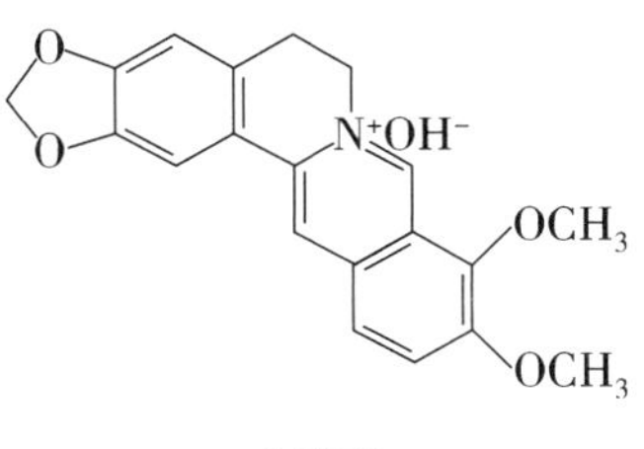

小檗碱

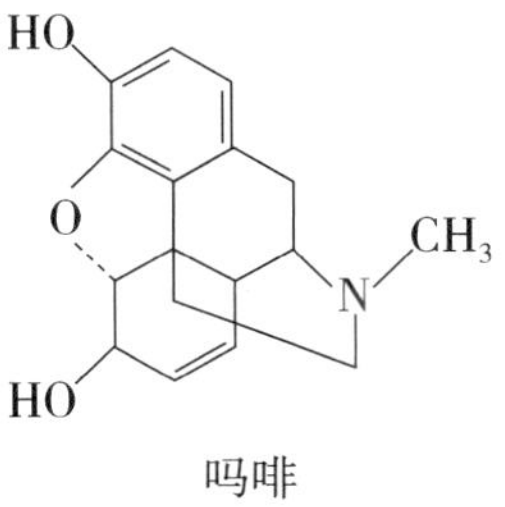

吗啡

6. 吲哚类生物碱　具有二氢吲哚(A)或吲哚环(B)结构,在生源上以色氨酸或色氨酸和开环环戊并吡喃萜为前体形成的一大类生物碱。番木鳖碱存在于马钱科番木鳖的种子中,具有兴奋中枢神经作用。

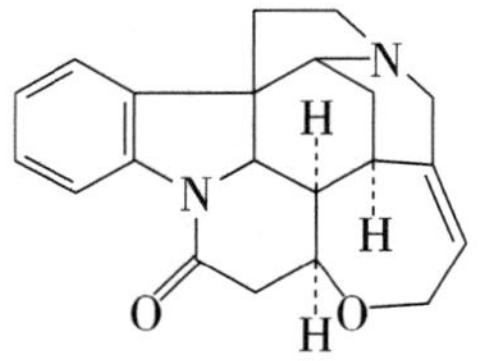

番木鳖碱

7.其他生物碱　其他生物碱如喜树碱、乌头碱等。喜树碱存在于珙桐科植物喜树的果实、叶中,具有抗癌作用。乌头碱存在于毛茛科植物乌头的根中,有镇痛作用。

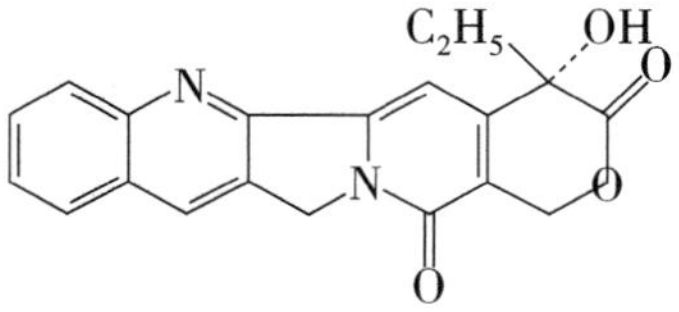

喜树碱 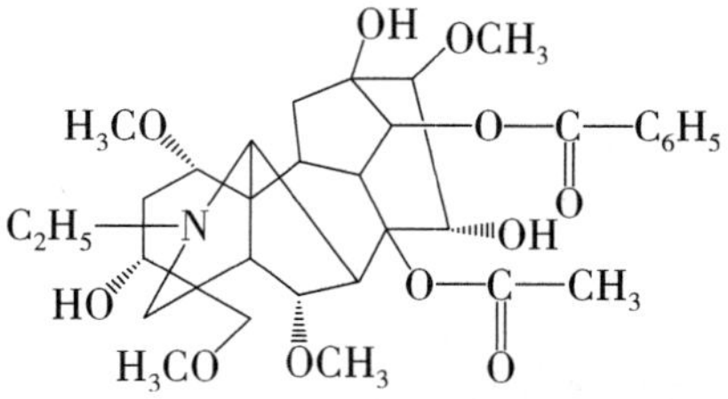　　　　　　　　　　　　乌头碱

🖱 看一看

改变中药化学成分的某些结构以降低其毒性、提高疗效,是中药炮制的目的之一,如通过炮制可大大降低乌头碱的毒性。乌头碱毒性极大,产生毒性的根源是其结构中的两个酯键。若将乌头碱与稀碱水溶液加热,或将乌头碱在中性水溶液中加热,两个酯键可被水解,生成乌头原碱,乌头原碱毒性极小。这就是中医用乌头、附子必经炮制的原因。

任务9.2　理化性质

一、性状

多数生物碱为结晶性固体,少数生物碱为无定形粉末,个别生物碱在常温下为液体,如烟碱(尼古丁)、槟榔碱。

液体生物碱多具有挥发性,个别固体生物碱也具有挥发性,如麻黄碱。

个别生物碱还具有升华性,如咖啡因。

多数生物碱为无色或白色,少数含有较长共轭体系的生物碱在可见光下呈现各种不同的颜色,如小檗碱显黄色。

多数生物碱具有苦味,如小檗碱;少数生物碱不具有苦味;个别生物碱具有甜味,如甜菜碱。

二、旋光性

多数生物碱分子结构中有手性碳原子或缺少对称中心,因此具有旋光性,且多呈左旋性。

生物碱的生理活性与其旋光性有关,一般情况下,左旋体的生物活性比右旋体的生物活性强。

生物碱的旋光性容易受溶剂、浓度、温度、溶液的 pH 等因素影响。

三、碱性

(一)碱性的产生及强度表示

1. 碱性的产生　绝大多数生物碱都具有碱性,其分子上的氮原子有一对孤电子对,由于能够接受质子或给出电子而显示碱性。

$$\underset{\text{生物碱}}{\Big\rangle N:} + H^+ \Longrightarrow \underset{\text{生物碱盐}}{\Big[\Big\rangle N:H\Big]^+}$$

2. 碱性的强度表示　生物碱的碱性强度一般用酸式解离常数 pK_a 表示。pK_a 值越大,碱性越强:

$pK_a < 2$:极弱碱性;

$pK_a = 2 \sim 7$:弱碱性;

$pK_a = 7 \sim 11$:中强碱性;

$pK_a > 11$:强碱性。

基团碱性与 pK_a 值大小的关系:胍基[—NH(C=NH)NH$_2$]>季铵碱>N-烷杂环>脂肪胺(仲>伯>叔)>芳胺≈N-芳杂环>酰胺基≈吡咯。

(二)碱性与分子结构的关系

生物碱的碱性强弱由其分子结构决定,与氮原子的杂化方式、诱导效应、共轭效应、空间效应以及分子内氢键等因素有关。一般情况下,氮原子的电子云密度越大,氮原子就越容易接受质子或给出电子,碱性就越强;反之,碱性就越弱。

1. 氮原子的杂化方式　生物碱分子中氮原子上的孤电子对有三种杂化方式:sp^3、sp^2、sp,其中 p 电子成分所占比例越大,接受质子的能力就越强,碱性就越强,碱性强弱顺序为:$sp^3 > sp^2 > sp$。一般情况下,当生物碱分子中氮原子与相邻的碳原子形成单键(N—C)时,为 sp^3 杂化;形成双键

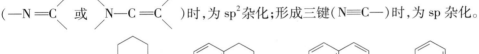

(—N=C　或　N—C=C)时,为 sp^2 杂化;形成三键(N≡C—)时,为 sp 杂化。

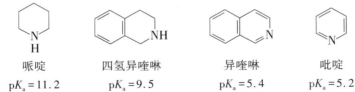

哌啶	四氢异喹啉	异喹啉	吡啶
$pK_a = 11.2$	$pK_a = 9.5$	$pK_a = 5.4$	$pK_a = 5.2$

哌啶、四氢异喹啉分子中均含有 N—C,为 sp³ 杂化,碱性较强;异喹啉、吡啶分子中均含有 —N=C< 或 >N—C=C< ,为 sp² 杂化,碱性较弱。

季铵碱中的氮原子可以提供 4 个电子与其他原子形成 4 个共价键,因此其最外层有 9 个电子(包括一个未成键电子),与钠原子的最外层电子结构类似,容易给出电子与氢氧根以离子键结合,在水中羟基以负离子形式存在而显强碱性。

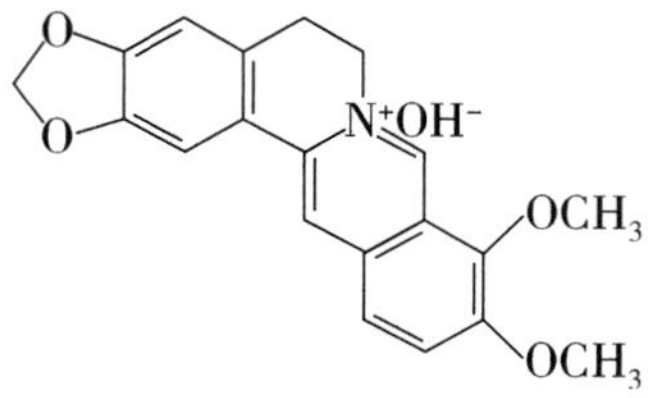

小檗碱

$pK_a = 11.5$

2. **共轭效应** 若氮原子处于苯胺或酰胺结构(吸电子基)中,则形成吸电子共轭效应,氮原子上孤电子对与苯环或羰基 π-电子形成 p-π 共轭体系,电子云密度降低,碱性减弱。

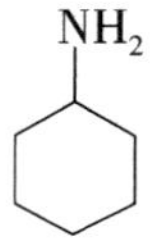

环己胺	苯胺
$pK_a = 10.14$	$pK_a = 4.58$

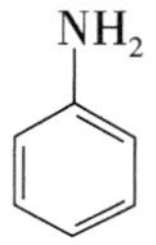

若氮原子上孤电子对与供电子基发生共轭,则形成供电子共轭效应,碱性增强。

例如,含胍基($pK_a = 13.6$)的生物碱多数呈强碱性,这是胍基接受质子后能形成稳定的季铵离子,具有高度共轭稳定性,不易给出质子。

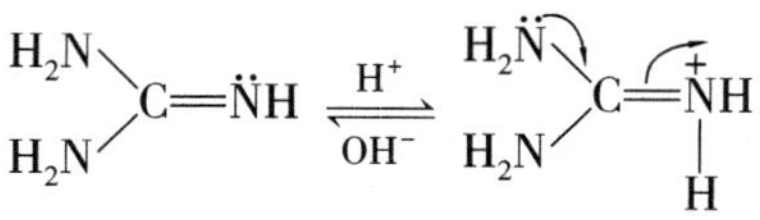

3. **诱导效应** 供电子基团使氮原子上的电子云密度升高,碱性增强。吸电子基团使氮原子上的电子云密度降低,碱性降低。常见的供电子基团有甲基、乙基等烷基,吸电子基团有羟基、醚基、羰基、酯基、苯基及双键等。

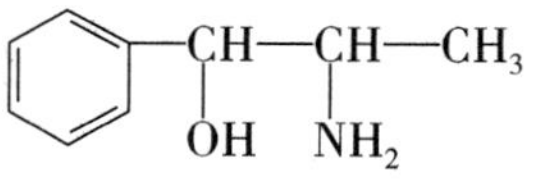

去甲麻黄碱($pK_a = 9.01$) 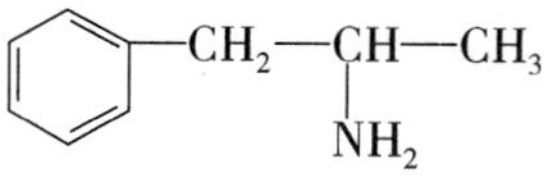   苯异丙胺($pK_a = 9.8$)

4. **空间效应** 在生物碱分子中氮原子的附近引入较大的取代基,其分子的立体结构对氮原子产生较大的空间屏蔽,阻碍了质子靠近氮原子,从而使碱性减弱。

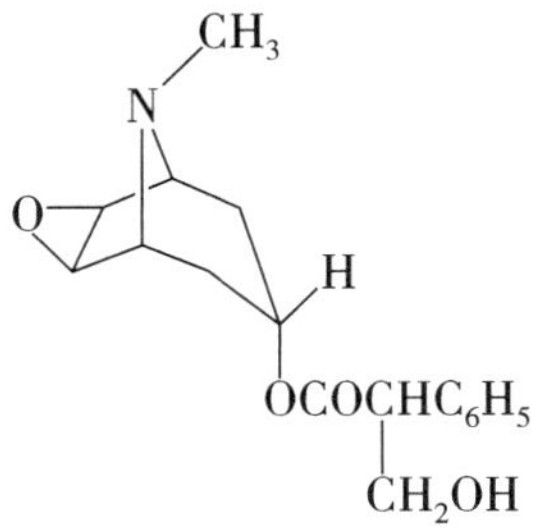

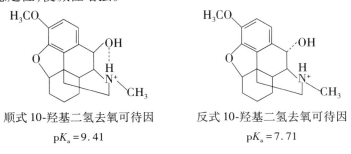

东莨菪碱
$pK_a = 7.5$

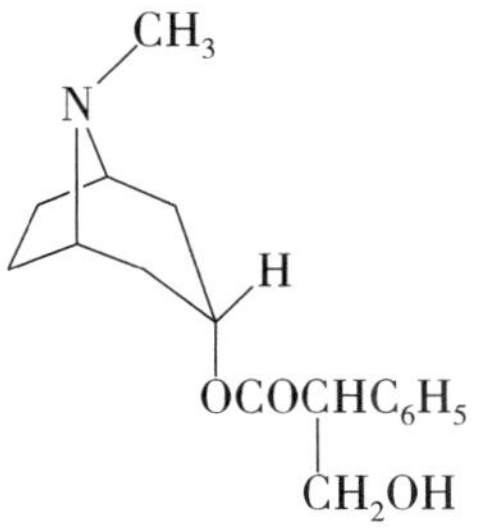

莨菪碱
$pK_a = 9.65$

5. 氢键效应　生物碱分子结构中氮原子上的孤电子对接受质子形成生物碱共轭酸,如在其附近有羟基、羰基等取代基团并有利于同生物碱共轭酸分子的质子形成分子内氢键缔合,则可增加共轭酸的稳定性,使碱性增强。

顺式 10-羟基二氢去氧可待因
$pK_a = 9.41$

反式 10-羟基二氢去氧可待因
$pK_a = 7.71$

想一想

1. 以结构分类中的生物碱为例,分析哪些属于强碱、中强碱、弱碱。

2. 简述生物碱的碱性与分子结构的关系。

四、溶解性

本任务主要介绍游离生物碱的溶解性。

1. 脂溶性生物碱　大多数游离生物碱(如伯胺、仲胺、叔胺等)属于脂溶性生物碱,易溶于氯仿、乙醚、苯等亲脂性有机溶剂,尤其易溶于氯仿,可溶于甲醇、乙醇、丙酮等亲水性有机溶剂和酸水,难溶于水和碱水。

2. 水溶性生物碱　少数游离生物碱如季铵型生物碱和某些含有氮氧化物结构的生物碱(如氧化苦参碱)属于水溶性生物碱,易溶于水,可溶于甲醇、乙醇等醇类溶剂,难溶于氯仿、乙醚、苯等亲脂性有机溶剂。

3. 含有特殊官能团的生物碱　两性生物碱具有酚羟基或羧基等酸性基团,此类生物碱既可溶于酸水,也可溶于碱水,如吗啡。具有内酯或内酰胺结构的生物碱,在碱性条件下加热水解开环形成羧酸盐而溶于水,酸化后又重新环合而溶于有机溶剂,如喜树碱、毛果芸香碱。

4. 生物碱盐的溶解性 生物碱盐一般易溶于水,可溶于甲醇、乙醇等醇类溶剂,难溶于氯仿、乙醚、苯等亲脂性有机溶剂。但也有个别例外,如盐酸小檗碱难溶于水,却能溶于氯仿。

一般来说,生物碱盐的溶解度有如下规律:无机酸盐的水溶性大于有机酸盐;含氧无机酸盐(如硫酸盐、磷酸盐)的水溶性大于卤代酸盐(如盐酸盐,卤代酸分子量越大则水溶性越小);小分子有机酸盐(如醋酸盐)的水溶性大于大分子有机酸盐。

五、生物碱的检识

(一)沉淀反应

大多数生物碱在酸性水溶液或稀醇溶液中,能和某些试剂生成难溶于水的复盐或分子络合物的反应,称为生物碱沉淀反应,这些试剂被称为生物碱沉淀试剂。通过沉淀反应可以检测判断中药材或中药制剂中是否含有生物碱,检查生物碱是否提取分离完全,也可用于生物碱的分离纯化(如雷氏铵盐)与色谱检识(如改良碘化铋钾)。

在检测生物碱时要排除蛋白质、鞣质等杂质干扰,防止出现假阳性反应,采用多种沉淀试剂进行沉淀反应,才能得到较可靠的结果。此外,少数生物碱与某些生物碱沉淀试剂不产生沉淀,如麻黄碱,因此下结论时需慎重。

生物碱的沉淀试剂种类很多,常用的如表9-1所示。

表9-1 常用的生物碱沉淀试剂

试剂名称	试剂组成	反应现象
碘化铋钾(Dragendorff 试剂)	$BiI_3 \cdot 4KI$	红棕色无定形沉淀
碘化汞钾(Mayer 试剂)	$HgI_2 \cdot 2KI$	类白色沉淀
碘-碘化钾(Wagner 试剂)	$KI-I_2$	棕色或褐色沉淀
硅钨酸(Bertrand 试剂)	$SiO_2 \cdot 12WO_3$	淡黄色或灰白色沉淀
苦味酸(Hager 试剂)	2,4,6-三硝基苯酚	晶形沉淀(反应必须在中性溶液中进行)
雷氏铵盐(硫氰酸铬铵)	$NH_4[Cr(NH_3)_2(SCN)_4]$	生成难溶性复盐,一般有一定的晶形、熔点或分解点

(二)显色反应

某些生物碱能和一些试剂发生反应生成具有不同颜色的产物,这种反应称为生物碱显色反应,这些试剂称为生物碱显色试剂。常用的生物碱显色试剂如表9-2所示。

表 9-2　常用的生物碱显色试剂

试剂名称	试剂组成	生物碱及反应现象
Mandelin 试剂	1% 钒酸铵的浓硫酸溶液	阿托品显红色
		奎宁显淡橙色
		吗啡显蓝紫色
		可待因显蓝色
		士的宁显蓝紫色～红色
Fröhde 试剂	1% 钼酸钠或 5% 钼酸铵的浓硫酸溶液	乌头碱显黄棕色
		吗啡显紫色转棕色
		可待因显暗绿色～淡黄色
Marquis 试剂	浓硫酸中含有少量甲醛	吗啡显橙色～紫色
		可待因显洋红色～黄棕色

学以致用

1. 生物碱的沉淀试剂有哪些?

2. 生物碱沉淀反应应该在什么条件下进行?

任务 9.3　生物碱的提取分离

在植物体内,多数生物碱的碱性较强,以盐的形式存在;少数生物碱的碱性较弱,以游离形式存在,极少数生物碱以酯、苷、氮氧化物的形式存在。因此,生物碱提取应当考虑其存在形式,选择合适的提取方法。

一、生物碱的提取

(一)脂溶性生物碱的提取

1. 酸水提取法

(1)离子交换树脂法:此法利用生物碱盐在水溶液中可解离出生物碱阳离子,与阳离子交换树脂发生离子交换的性质进行提取。先将生物碱的酸水提取液通过阳离子交换树脂(如磺酸型阳离子交换树脂),生物碱盐阳离子被交换到树脂上,杂质随溶液流出;再用碱液(如氨水等)碱化树脂,使生物碱从树脂柱上游离出来;最后用氯仿、乙醚等亲脂性有机溶剂洗脱,浓缩后即可得到游离的总生物碱。

$$R\text{-}SO_3^-H^+ + (BH)^+Cl^- \longrightarrow R\text{-}SO_3^-(BH)^+ + HCl$$

$$R\text{-}SO_3^-(BH)^+ + NH_4^+OH^- \longrightarrow R\text{-}SO_3^-NH_4^+ + B + H_2O$$

注:R 代表树脂,B 代表生物碱分子。

(2)有机溶剂萃取法:此法利用游离生物碱易溶于亲脂性有机溶剂的性质进行提取。将生物碱的酸水提取液用碱液(如氨水、石灰乳或石灰水等)碱化,使生物碱盐转变为游离生物碱,再用亲脂性有机溶剂(如氯仿、乙醚等)溶剂萃取,合并萃取液,回收溶剂即可得到总生物碱。

(3)碱沉淀法:此法利用游离生物碱难溶于水而沉淀析出的性质进行提取。将生物碱的酸水提取液用碱液(如氨水、石灰乳或石灰水等)碱化,使生物碱盐转变为游离生物碱而沉淀析出。过滤后即可得到游离的总生物碱。

2. 醇类溶剂提取法　此法利用生物碱及生物碱盐可溶于甲醇或乙醇的性质进行提取。甲醇对生物碱及生物碱盐的溶解性能比乙醇好,实验室多用甲醇提取。但甲醇毒性较大,生产中多用乙醇提取。一般采用回流、浸渍、渗漉等方法。优点是水溶性杂质较少,提取液易浓缩。缺点是脂溶性杂质较多,因此提取液浓缩后,需采用酸水溶解、有机溶剂萃取做进一步纯化得总生物碱。

3. 亲脂性有机溶剂提取法　此法利用生物碱易溶于亲脂性有机溶剂的性质进行提取,可采用浸渍、回流或连续回流等方法。由于生物碱多以盐的形式存在于生物组织中,在用亲脂性溶剂提取时,应先用碱水(氨水、石灰乳等)将药材粗粉润湿,既可使药材吸水膨胀,又能使生物碱游离,再用亲脂性有机溶剂(三氯甲烷等)提取。如果提取液中杂质多,也可采用酸水溶解有机溶剂萃取法做纯化处理。

(二)水溶性生物碱的提取

将药材提取物中的脂溶性生物碱提出后,若碱水层仍可以检识出生物碱,说明药材中含有水溶性生物碱,可用雷氏铵盐沉淀法和溶剂法进行提取。

1. 雷氏铵盐沉淀法　此法利用季铵型生物碱与雷氏铵盐沉淀试剂反应生成难溶于水的雷氏盐而沉淀析出的性质进行提取。将季铵型生物碱的水溶液酸化(常用盐酸)至呈弱酸性,加入新制的雷氏铵盐饱和水溶液至不再生成沉淀(雷氏盐)。滤取沉淀,用少量水洗涤,将沉淀溶于丙酮中,过滤,向滤液中加入硫酸银饱和水溶液,使生物碱的雷氏盐转化成生物碱的硫酸盐和雷氏银盐沉淀,过滤后,向滤液中加入计算量的氯化钡溶液,滤除沉淀,滤液浓缩后即得季铵型生物碱的盐酸盐。

其反应过程如下:

$$B^+ + NH_4[Cr(NH_3)_2(SCN)_4] \longrightarrow B[Cr(NH_3)_2(SCN)_4]\downarrow$$

$$2B[Cr(NH_3)_2(SCN)_4] + Ag_2SO_4 \longrightarrow B_2SO_4 + 2Ag[Cr(NH_3)_2(SCN)_4]\downarrow$$

$$Ag_2SO_4 + BaCl_2 \longrightarrow 2AgCl\downarrow + BaSO_4\downarrow$$

$$B_2SO_4 + BaCl_2 \longrightarrow 2BCl + BaSO_4\downarrow$$

注：B 代表季铵型生物碱。

2. 溶剂法　此法利用水溶性生物碱能溶于极性较大且与水不混溶的有机溶剂（如正丁醇、异戊醇等）的性质，采用两相溶剂萃取法进行提取。

二、总生物碱的分离方法

一般先进行总生物碱的初步分离，再进行单体生物碱的分离。

（一）总生物碱的初步分离

根据总生物碱中各成分理化性质的差异，按照生物碱的碱性强弱、有无酚羟基和极性大小进行分类，初步分离出弱碱性生物碱、中强碱性生物碱和强碱性生物碱、水溶性生物碱和酚性生物碱、非酚性生物碱等不同部分。总生物碱的初步分离流程如下：

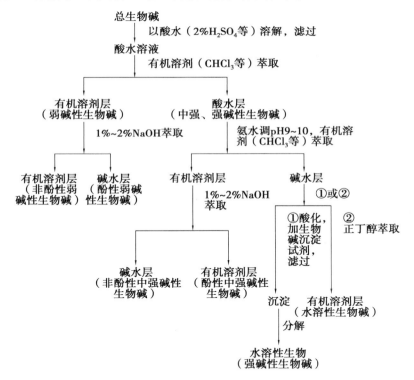

（二）单体生物碱的分离

1. 利用生物碱的碱性差异进行分离　总生物碱中各单体生物碱的碱性之间存在一定的差异，可在不同的酸碱度条件下分离，称为 pH 梯度萃取法。

总生物碱中的强碱可以在弱酸性条件下形成生物碱盐（强碱弱酸盐）溶于水，而弱碱则必须在强酸性条件下才能形成生物碱盐（强酸弱碱盐）溶于水；总生物碱盐的水溶液在碱化时，弱碱盐可以在弱碱性条件下形成游离生物碱而溶于亲脂性有机溶剂，而强碱盐则必须在强碱性条件下才能形成游离生物碱而溶于亲脂性有机溶剂。

2. 利用生物碱及其盐的溶解度差异进行分离　如氧化苦参碱和苦参碱的分离。氧化苦参碱的极性大于苦参碱,在乙醚溶剂中,氧化苦参碱难溶,而苦参碱可溶。因此向苦参总碱的氯仿溶液中加入 10 倍量的乙醚,可使氧化苦参碱沉淀析出,如麻黄碱和伪麻黄碱的分离。麻黄碱的草酸盐比伪麻黄碱的草酸盐在水中的溶解度小,因此向麻黄总碱的水溶液中加入适量草酸,可使麻黄碱的草酸盐沉淀析出。

3. 利用生物碱中的特殊官能团进行分离　具有酚羟基、羧基等酸性基团的生物碱,除具有碱性可与酸成盐外,还有弱酸性,可分别与碳酸氢钠、氢氧化钠生成可溶于水的钠盐,利用此性质可与其他普通生物碱分离,如阿片生物碱中可待因与吗啡的分离。具有内酯或内酰胺结构的生物碱,在碱性条件下加热水解开环形成羧酸盐而溶于水,酸化后又重新环合而从水溶液中沉淀析出,利用此性质可与不具有此结构的其他生物碱分离,如喜树碱和苦参碱的分离。

4. 利用色谱法进行分离　生物碱的色谱分离方法主要有吸附柱色谱、分配柱色谱和高效液相色谱。对于极性较小的脂溶性生物碱,一般采用吸附柱色谱进行分离,以氧化铝、硅胶为吸附剂,以氯仿、乙醚等亲脂性有机溶剂或混合溶剂系统为洗脱剂。对于极性较大的生物碱,一般采用分配柱色谱进行分离,以硅胶为支持剂,以氯仿、乙醚等亲脂性有机溶剂或混合溶剂系统为洗脱剂。需要注意的是,硅胶具有弱酸性,可与生物碱发生化学吸附而难以洗脱,因此需在洗脱剂中加入二乙胺等碱性溶液,以保持生物碱的游离状态。

任务 9.4　生物碱的鉴定

一、理化鉴定

从天然药物中提取分离得到的生物碱单体,需要进行物理鉴别和化学鉴别。

物理鉴别主要是通过观察生物碱的形态、颜色和测定生物碱的熔点等物理常数来进行。化学鉴别主要通过生物碱的沉淀反应和显色反应进行,有试管法和色谱法两种操作方法。试管法是将样品溶液加入试管中,滴入生物碱沉淀试剂或生物碱显色试剂,通过观察试管内沉淀的有无和颜色的变化来判断样品中的生物碱情况。色谱法是将样品点在薄层板上,展开显色,通过观察色斑的有无、颜色或与对照品同薄层板对比来判断样品中的生物碱情况。

二、色谱鉴定

(一)吸附薄层色谱

生物碱的薄层色谱检识首选吸附薄层色谱。吸附剂通常选用氧化铝、硅胶,两者均为极性吸附剂。氧化铝显弱碱性,吸附性能比硅胶强,可以直接应用于生物碱的色谱鉴别。

硅胶本身显弱酸性,可与生物碱反应生成盐而使生物碱斑点的 R_f 值小,或造成生物碱部分成盐、部分游离而出现拖尾、复斑现象,影响分离效果,因此需使色谱过程在碱性条件下进行以获得集中的斑点。加碱的方法有 3 种:第一种是使展开剂显碱性,在展开剂中加入少量的碱性溶剂(如二乙胺、氨水);第二种是在色谱缸中放入一个盛有氨水的小杯;第三种是使硅胶薄层显碱性,在湿法制板时用氢氧化钠水溶液(0.1 ~ 0.5 mol/L)代替水进行铺板。

展开剂通常以氯仿为基本溶剂,根据生物碱的极性强弱、色谱结果加入其他溶剂(以亲脂性溶剂为主)调整展开剂的极性,以使展开剂和生物碱的极性相适应。如果生物碱的极性小,R_f 值太大,则在氯仿中加入适量极性大的溶剂(如甲醇、丙酮);如果生物碱的极性大,R_f 值太小,则在氯仿中加入适量极性小的溶剂(如环己烷等)。一般情况下,在展开剂中加入少量的碱性溶剂(如二乙胺、氨水)可以获得较好的分离效果。

(二)分配薄层色谱

支持剂通常选用硅胶或纤维素。固定相根据生物碱的极性进行选择。分离弱极性或中等极性的脂溶性生物碱时,固定相通常选用甲酰胺,展开剂通常选用甲酰胺饱和的亲脂性有机溶剂,如氯仿。分离大极性的水溶性生物碱或生物碱盐时,固定相通常选用水,展开剂通常选用亲水性有机溶剂,如 BAW 溶剂系统(正丁醇-醋酸-水:4∶1∶5,上层)。

当生物碱成分被薄层展开后,有颜色的生物碱可以在可见光下直接观察斑点;无颜色的生物碱可以在紫外光下观察荧光斑点;不显色也无荧光的生物碱,则用改良碘化铋钾试剂显色,大多数生物碱显橘红色。在喷洒显色剂前,如果展开剂或固定相中含有难挥发的碱或甲酰胺,必须先加热将碱除尽(60 ~ 120 ℃加热)。

(三)纸色谱

生物碱的纸色谱是以水、甲酰胺为固定相的分配色谱。当检识离子状态的生物碱时,以水为固定相,以亲水性溶剂系统为展开剂,如 BAW 溶剂系统(正丁醇-醋酸-水:4∶1∶5,上层),溶剂系统偏酸性;当检识分子状态的生物碱时,以甲酰胺为固定相,以甲酰胺饱和的亲脂性有机溶剂(如氯仿)为展开剂,溶剂系统偏碱性。纸色谱的显色方法和薄层色谱相同,但含硫酸显色剂不能使用。

(四)高效液相色谱

一些结构复杂、性质相似的生物碱,可以借助高效液相色谱进行检识,可取得较好的效果。在相同的实验条件下,各种生物碱均有一定的保留时间,可作为定性参数,即被测试样与已知对照品保留时间相同,则两者为同一化合物。

分离生物碱时主要采用反相分配色谱法,固定相以 C18(C8)烷基硅烷键合硅胶(ODS)最为常用;极性流动相多以甲醇(乙腈)-水为基本组成,并含有 0.01 ~ 0.1 mol/L 磷酸缓冲液、醋酸钠溶液或碳酸铵等(pH=4 ~ 7)。

案例 9.1　麻黄中生物碱的提取分离鉴定技术

麻黄是麻黄科植物草麻黄 *Ephedra sinica* Stapf、木贼麻黄 *Ephedra equisetina* Bge. 、中麻黄

Ephedra intermedia Schrenk et C. A. Mey 的干燥草质茎。麻黄味辛、苦,性温,主要功效为发汗散寒、宣肺平喘、利水消肿,主治风寒感冒、胸闷喘咳、风水浮肿等症。

1. 化学成分　麻黄中含有多种生物碱,主要成分为麻黄碱,占总生物碱的 80% ~85%。麻黄碱具有收缩血管、兴奋中枢的作用;其次是伪麻黄碱,具有升压、利尿的作用。

1-麻黄碱(1R,2S)

d-伪麻黄碱(1S,2S)

麻黄碱和伪麻黄碱均为仲胺生物碱,碱性较强,伪麻黄碱的共轭酸与 C_1—OH 形成的分子内氢键稳定性大于麻黄碱,因此伪麻黄碱的碱性(pK_a =9.74)略强于麻黄碱的碱性(pK_a = 9.58)。麻黄碱和伪麻黄碱易溶于三氯甲烷、苯等亲脂性有机溶剂,麻黄碱可溶于水,而伪麻黄碱因形成较稳定的分子内氢键而难溶于水。盐酸麻黄碱和盐酸伪麻黄碱均易溶于水,草酸麻黄碱难溶于水,而草酸伪麻黄碱易溶于水。

2. 提取分离

(1)溶剂法:目前工业生产麻黄碱的主要方法。麻黄生物碱在植物体内以盐酸盐的形式存在,其盐酸盐易溶于水,而游离麻黄生物碱易溶于亲脂性有机溶剂(如氯仿、甲苯等),可利用此性质进行麻黄生物碱的提取,即将麻黄用水提取,提取液碱化后用甲苯萃取。草酸麻黄碱难溶于水,而草酸伪麻黄碱易溶于水,可利用此性质进行麻黄生物碱的分离,即甲苯萃取液流经草酸溶液,使麻黄生物碱都转变为草酸盐,草酸麻黄碱在水中的溶解度较小而析出,草酸伪麻黄碱仍留在水中。

(2)水蒸气蒸馏法:麻黄碱和伪麻黄碱具有挥发性,可用水蒸气蒸馏法提取,即将麻黄用水提取,提取液碱化后用水蒸气蒸馏提取。分离麻黄碱和伪麻黄碱可按溶剂法操作,即将馏出液流经草酸溶液,使麻黄生物碱都转变为草酸盐,草酸麻黄碱在水中的溶解度较小而析出,草酸伪麻黄碱仍留在水中。

(3)离子交换树脂法:利用生物碱盐可以交换到强酸型阳离子交换树脂的性质进行分离。将麻黄用酸水溶液(如盐酸水溶液)提取,提取液通过强酸型阳离子交换树脂,麻黄碱与伪麻黄碱盐的阳离子(生物碱阳离子)被交换到树脂上,用碱液洗脱,由于伪麻黄碱的碱性较强而被树脂牢固吸附,故麻黄碱先被洗下来,从而使两者分离。

3. 鉴定　麻黄碱和伪麻黄碱皆为仲胺类衍生物,具有挥发性,不易与生物碱沉淀试剂发生沉淀。

(1)二硫化碳-硫酸铜反应:在麻黄碱和伪麻黄碱的乙醇溶液中,加入二硫化碳、硫酸铜和氢氧化钠试剂各 1 滴,可产生黄棕色沉淀。

(2)铜络盐显色反应:在麻黄碱和伪麻黄碱的水溶液中加入硫酸铜试剂和氢氧化钠试剂,溶液呈蓝紫色。向此溶液中再加入乙醚振摇,分层后,乙醚层显紫红色,水层为蓝色。紫红色铜络盐可溶于乙醚,在水中转变成四水合物显蓝色。

(3)薄层色谱鉴别法:吸附剂为硅胶 G 薄层板、展开剂为 10% 氨水-异丙醇(1:9)、显色剂为 0.5% 茚三酮试剂(在 105 ℃加热至斑点显红色)。

用溶剂法提取分离麻黄中麻黄碱与伪麻黄碱的流程如下:

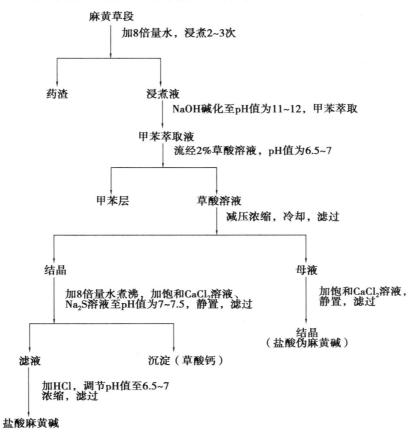

案例 9.2 马钱子中生物碱的提取分离鉴定技术

马钱子为马钱科植物马钱 *Strychnos nux-vomica* L. 或云南马钱 *Strychnos pierriana* A. W. Hill 的干燥成熟种子。马钱子性温、味苦,有大毒,主要功效为散结消肿、通络止痛。

1. 化学成分 马钱子中含有多种生物碱,主要成分为士的宁(strychnine)和马钱子碱(vauquline)。

士的宁 $R_1 = R_2 = H$ 马钱子碱 $R_1 = R_2 = OCH_3$

士的宁和马钱子碱属于吲哚类生物碱,其分子结构中均有两个氮原子,但由于吲哚环上的氮原子呈内酰胺结构,几乎没有碱性,另一个氮原子为叔胺型。因此,士的宁和马钱子碱相当于一元碱,为中等强度碱性($pK_a = 8.20$)。

士的宁和马钱子碱属于脂溶性生物碱,易溶于氯仿、乙醚等亲脂性有机溶剂,可溶于甲醇、乙醇,难溶于水。但它们的盐却呈现不同的溶解性能,如盐酸士的宁较盐酸马钱子碱在水中的溶解度小,易从水中析出;硫酸马钱子碱较硫酸士的宁在水中的溶解度小,易从水中析出。

2. 提取分离　利用士的宁和马钱子碱属于脂溶性生物碱,易溶于亲脂性有机溶剂的性质进行提取。将马钱子用石灰水湿润,加苯回流提取,然后利用士的宁和马钱子碱的硫酸盐和盐酸盐在水中的溶解度差异进行分离,即:加盐酸水溶液,使盐酸士的宁结晶析出;加硫酸水溶液,使硫酸马钱子碱结晶析出。

3. 鉴定　士的宁和马钱子碱具有一般生物碱的通性,能与多种生物碱沉淀试剂产生沉淀。此外,还可以用以下两种方法鉴定。

(1)硝酸反应:士的宁遇硝酸显黄色,加热蒸干后,残渣遇氨气显紫红色。马钱子碱遇硝酸显红色,继续加入氯化亚锡溶液,则显紫色。

(2)浓硫酸-重铬酸钾反应:士的宁加浓硫酸1 mL 和重铬酸钾少许,最初显蓝紫色,渐变为紫菫色,最后为橙黄色。马钱子碱不发生此颜色反应。马钱子中士的宁与马钱子碱的提取分离流程如下:

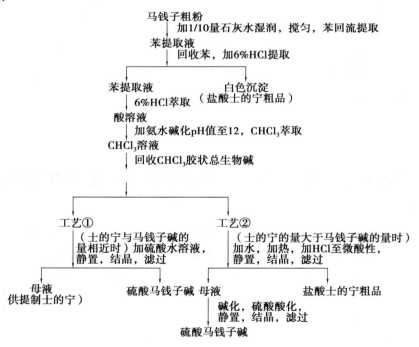

案例9.3　洋金花中生物碱的提取分离鉴定技术

洋金花是茄科植物白花曼陀罗 *Datura metel* L. 的干燥花。我国古代就有用洋金花作中药麻醉剂的历史。洋金花主要功效为止咳平喘、解痉镇痛,用于治疗风湿痹痛、脘腹冷痛、哮喘咳嗽、小儿慢惊及外科麻醉。

1. 化学成分　洋金花中含生物碱0.3%~0.43%,其中东莨菪碱含量最高,约占85%,莨菪碱次之,二者都有解痉镇痛、解有机磷中毒和散瞳的作用。

东莨菪碱
$pK_a = 7.5$

莨菪碱
$pK_a = 9.65$

莨菪碱和东莨菪碱均属于叔胺碱,其结构中均含有莨菪烷母核。莨菪碱和东莨菪碱是由莨菪烷衍生的氨基醇和莨菪酸缩合而成的酯类化合物。受空间效应的影响,莨菪碱的碱性($pK_a = 9.65$)强于东莨菪碱的碱性($pK_a = 7.50$)。

莨菪碱亲脂性较强,易溶于乙醇、氯仿,可溶于四氯化碳、苯,难溶于水。东莨菪碱有较强的亲水性,易溶于乙醇、丙酮、乙醚、氯仿等溶剂,可溶于水,难溶于苯等强亲脂性溶剂。

2. 提取分离　莨菪碱盐和东莨菪碱盐具有生物碱盐的通性,易溶于水,可利用盐酸水将其酸化转变成在水中溶解度较大的盐酸盐而被提取出来。

利用生物碱盐中生物碱阳离子能与阳离子交换树脂发生离子交换的性质进行提取分离。将生物碱的酸水提取液通过阳离子交换树脂(如磺酸型阳离子交换树脂),生物碱盐阳离子被交换到树脂上,杂质随溶液流出,再用氨水碱化树脂,使生物碱从树脂柱上游离出来,最后用氯仿、乙醚、苯等亲脂性有机溶剂洗脱,由于莨菪碱的碱性较强而被树脂牢固吸附,故东莨菪碱先被洗下来,从而使两者分离。

3. 鉴定　莨菪碱和东莨菪碱具有一般生物碱的通性,能与多种生物碱沉淀试剂产生沉淀。此外,还可以用以下3种方法鉴定。

(1)氯化汞沉淀反应:莨菪碱在乙醇溶液中与氯化汞反应生成黄色沉淀,加热后沉淀变为红色,而东莨菪碱只能产生白色沉淀。这是因为莨菪碱的碱性强,能将氯化汞转变成氧化汞,而东莨菪碱碱性较弱,无此反应。

(2)硝基醌反应(Vitali试剂):莨菪碱、东莨菪碱用发烟硝酸处理,其分子结构中的莨菪酸部分发生硝基化反应,生成三硝基衍生物(黄色),再与碱性醇溶液反应,生成紫色醌型结构,渐变成暗红色,最后颜色消失。

(3)薄层色谱鉴别。

薄层板:碱性氧化铝软板。

展开剂:二甲苯-丙酮-无水乙醇-二乙胺(50∶40∶10∶0.6)。

显色剂:改良碘化铋钾;碘-碘化钾(1∶1)。

洋金花中莨菪碱和东莨菪碱的提取分离流程如下:

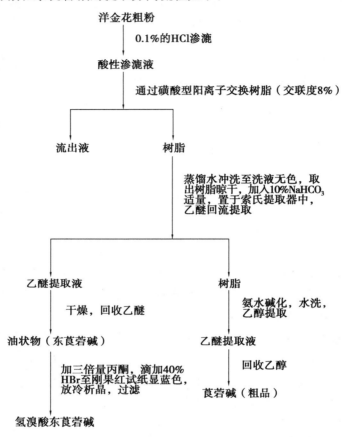

案例9.4　黄连中生物碱的提取分离鉴定技术

黄连是毛茛科植物黄连 *Coptis chinensis* Franch. 、三角叶黄连 *Coptis deltoidea* C. Y. Cheng et Hsiao 或云连 *Coptis teeta* Wall. 的干燥根茎。黄连味苦、性寒,主要功效为泻火解毒,清热燥湿,清心除烦。内治湿热痞满,呕吐吞酸,泻痢,黄疸;外治湿疹,湿疮,耳道流脓。

1.化学成分　黄连中含有多种生物碱,主要成分为小檗碱,大约占总生物碱的10%,具有很强的抗菌作用。此外还含有黄连碱、甲基黄连碱、表小檗碱、巴马丁、药根碱等生物碱。这些生物碱结构类似,都属于异喹啉类生物碱。

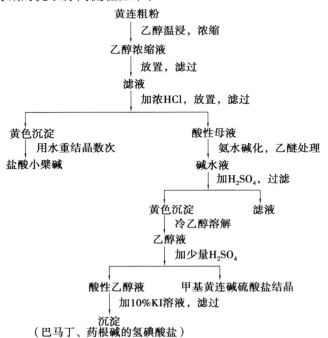

小檗碱属季铵型生物碱,可离子化而显强碱性(pK_a=11.5)。小檗碱易溶于热水和热乙醇,缓慢溶于冷水(1∶20),难溶于氯仿、丙酮、苯等有机溶剂。盐酸小檗碱易溶于热水,微溶于冷水(盐∶水=1∶500),难溶于冷乙醇、氯仿、乙醚。

2. 提取分离　利用游离小檗碱易溶于热乙醇的性质进行提取,利用盐酸小檗碱难溶于乙醇的性质与其他生物碱分离,利用盐酸小檗碱易溶于热水而难溶于冷水的性质进行重结晶精制。其他生物碱则利用生物碱盐的溶解度差异进行提取分离。

3. 鉴定　小檗碱具有一般生物碱的通性,能与多种生物碱沉淀试剂产生沉淀。此外,还可以用以下两种方法鉴定。

(1)漂白粉显色反应:往小檗碱的酸性水溶液中加入适量漂白粉(或通入氯气),溶液颜色从黄色转变为樱红色。

(2)丙酮加成反应:往盐酸小檗碱的水溶液中加入氢氧化钠使溶液呈强碱性,然后加入数滴丙酮,即可生成黄色结晶性小檗碱丙酮加成物。

黄连中主要生物碱的提取分离流程如下:

黄连粗粉
↓ 乙醇温浸,浓缩
乙醇浓缩液
↓ 放置,滤过
滤液
↓ 加浓HCl,放置,滤过
┌─────────────────┴─────────────────┐
黄色沉淀　　　　　　　　　　　　　酸性母液
↓ 用水重结晶数次　　　　　　　　　↓ 氨水碱化,乙醚处理
盐酸小檗碱　　　　　　　　　　　　碱水液
　　　　　　　　　　　　　　　　　↓ 加H$_2$SO$_4$,过滤
　　　　　　　　　　　┌─────────┴─────────┐
　　　　　　　　　　黄色沉淀　　　　　　　滤液
　　　　　　　　　　↓ 冷乙醇溶解
　　　　　　　　　　乙醇液
　　　　　　　　　　↓ 加少量H$_2$SO$_4$
　　　　　　　┌──────────┴──────────┐
　　　　　酸性乙醇液　　　　　甲基黄连碱硫酸盐结晶
　　　　　↓ 加10%KI溶液,滤过
　　　　　沉淀
　　(巴马丁、药根碱的氢碘酸盐)

案例 9.5　防己中粉防己碱的提取分离鉴定技术

防己,中药名,为防己科植物粉防己 *Stephania tetrandra* S. Moore 的干燥根,用于风湿痹痛、水肿脚气、小便不利、湿疹疮毒。

1. 化学成分　防己中含有多种生物碱,总量可达 2.3%,主要是粉防己碱、防己诺林碱和轮环藤酚碱。防己总生物碱有镇痛作用,其中粉防己碱作用比较强,还有抗菌、抗过敏、抗心律失常等作用。粉防己碱在碱性条件下,与碘甲烷反应生成"汉肌松",具有肌肉松弛作用。

粉防己碱又称汉防己碱、汉防己甲素,为无色针状结晶(乙醚),熔点 218~219 ℃,易溶于甲醇、乙醇、丙酮、三氯甲烷、乙醚、苯等有机溶剂,溶于稀酸水溶液,不溶于水和石油醚。

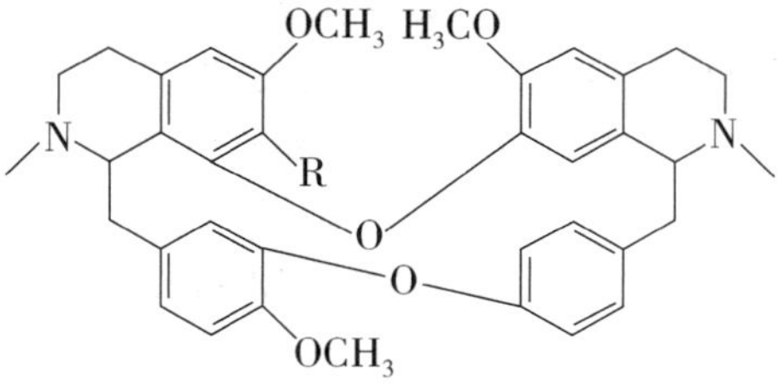

粉防己碱　　　R＝OCH₃

防己诺林碱　　R＝OH

2. 提取分离　利用防己中生物碱有碱性,与酸成盐溶于水,用石灰乳调碱性,使生物碱盐转化为游离生物碱沉淀析出。防己诺林碱溶解度与粉防己碱相似,但较粉防己碱具有酚羟基,故极性较粉防己碱略高,在冷苯中的溶解度小于粉防己碱,可利用此性质与粉防己碱分离。

3. 鉴别

(1)生物碱沉淀反应。取脂溶性总生物碱少许,加 1% 盐酸 6 mL 溶解,分别将酸水液分置于 3 支小试管中,每支约 2 mL,然后分别滴加 2~3 滴:①碘化铋钾试剂;②碘化汞钾试剂;③硅钨酸试剂。观察颜色变化及有无沉淀产生。

(2)薄层色谱检识

吸附剂:硅胶 G、CMC-Na 板;

展开剂:石油醚(30~60 ℃)-丙酮-氨水(10∶10∶1);

试样:样品粉防己碱的无水乙醇溶液(自制)、对照品粉防己碱的无水乙醇溶液(标准品);

显色剂:改良碘化铋钾试剂,日光下检视。

防己中防己诺林碱与粉防己碱的提取分离流程如下:

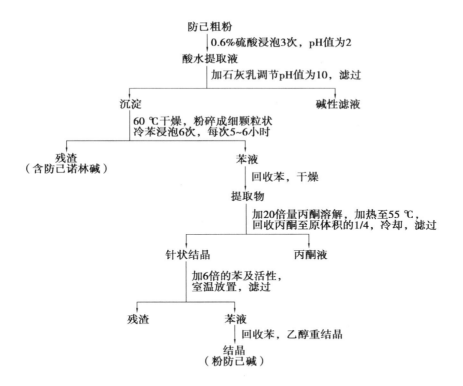

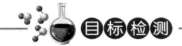 目标检测

一、单项选择题

1. 下列有关生物碱的论述正确的是（　　）。

　　A. 生物碱均含有氮原子

　　B. 生物碱显强碱性

　　C. 所有含氮化合物均为生物碱

　　D. 生物碱均为无色

　　E. 生物碱在植物体内以全部盐的状态存在

2. 生物碱不具有的特点是（　　）。

　　A. 分子中含氮原子　　　　　　　　　B. 氮原子多在环内

　　C. 具有碱性　　　　　　　　　　　　D. 分子中多有苯

　　E. 显著而特殊的生物活性

3. 小檗碱的结构类型是（　　）。

　　A. 喹啉类　　　　B. 异喹啉类　　　　C. 哌啶类　　　　D. 有机胺类　　　　E. 吲哚类

4. 水溶性生物碱从化学结构上看多属于（　　）。

　　A. 伯胺碱　　　　B. 仲胺碱　　　　　C. 叔胺碱　　　　D. 季铵碱　　　　E. 酰胺碱

5. 氧化苦参碱在水中溶解度大于苦参碱的原因是（　　）。

　　A. 属季铵碱　　　　　　　　　　　　B. 具有半极性 N→O 配位键

C. 相对分子质量大 D. 碱性强

E. 酸性强

6. 表示生物碱碱性的方法是（ ）。

A. pK_b B. K_b C. pH D. pK_a E. K_a

7. 具有莨菪烷母核的生物碱是（ ）。

A. 麻黄碱 B. 小檗碱 C. 阿托品 D. 槟榔碱 E. 苦参碱

8. 分离麻黄碱和伪麻黄碱可利用（ ）。

A. 硫酸盐溶解度 B. 草酸盐溶解度

C. 硝酸盐溶解度 D. 酒石酸盐溶解度

E. 盐酸盐溶解度

9. 碱性最弱的生物碱是（ ）。

A. 季铵型生物碱 B. 叔胺型生物碱

C. 仲胺型生物碱 D. 酰胺型生物碱

10. 水溶性生物碱分离的常用方法是（ ）。

A. 碘化汞钾沉淀法 B. 硅钨酸沉淀法

C. 雷氏铵盐沉淀法 D. 苦味酸沉淀法

E. 碘化铋钾沉淀法

11. 生物碱酸水提取液常用的处理方法是（ ）。

A. 阴离子交换树脂 B. 氧化铝柱色谱吸附

C. 硅胶柱色谱吸附 D. 阳离子交换树脂

E. 聚酰胺柱色谱吸附

12. 溶解脂溶性生物碱的最好溶剂是（ ）。

A. 乙醚 B. 三氯甲烷 C. 乙醇 D. 甲醇 E. 苯

13. 生物碱沉淀试剂反应的介质通常是（ ）。

A. 盐水溶液 B. 碱性水溶液

C. 中性水溶液 D. 酸性水溶液

E. 中性醇溶液

14. 生物碱进行薄层色谱时,一般使用的显色剂是（ ）。

A. 碘化汞钾试剂 B. 苦味酸试剂

C. 硅钨酸试剂 D. 雷氏铵盐试剂

E. 改良碘化铋钾试剂

15. 从药材中提取季铵型生物碱时,一般采用的方法是（ ）。

A. 碱溶酸沉法 B. 氯仿提取法

C. pH 梯度萃取法 D. 酸水-氯仿提取法

E. 雷氏铵盐沉淀法

二、多项选择题

1. 生物碱具有的特点是（ ）。

A. 分子中含氮原子 B. 氮原子多在环内

C. 一般具有碱性 D. 分子中多有苯环

E. 显著而特殊的生物活性

2. 常温下为液态生物碱的是(　　)。

　　A. 烟碱　　　　　B. 咖啡因　　　　　C. 麻黄碱　　　　　D. 槟榔碱　　　　　E. 苦参碱

3. 提取生物碱常用的提取方法有(　　)。

　　A. 醇提取丙酮沉淀法　　　　　　B. 酸水提取法

　　C. 碱提取酸沉淀法　　　　　　　D. 醇类溶剂提取法

　　E. 亲脂性有机溶剂提取法

4. 可作生物碱沉淀试剂的是(　　)。

　　A. 碘化铋钾试剂　　　　　　　　B. 雷氏铵盐试剂

　　C. 硅钨酸试剂　　　　　　　　　D. 苦味酸试剂

　　E. 醋酸铅试剂

5. 亲水性生物碱常指(　　)。

　　A. 两性生物碱　　　　　　　　　B. 游离生物碱

　　C. 季铵型生物碱　　　　　　　　D. 仲胺型生物碱

　　E. 具有 $N \rightarrow O$ 配位键的生物碱

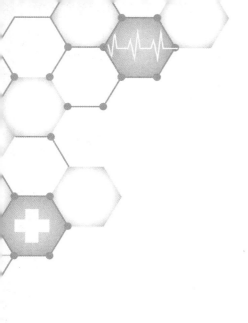

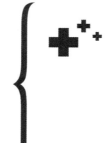

项目10
实践操作

【知识目标】

熟悉各提取、分离单元操作的理论和方法;熟悉各类天然药物化学成分提取、分离、鉴别的基本理论、操作方法、生产工艺。

【能力目标】

能应用煎煮、浸渍、回流、连续回流等方法提取有效成分;会应用 pH 梯度分离法、溶液萃取法、沉淀法分离有效成分;会应用薄层色谱、柱色谱法进行有效成分的检查。

【素质目标】

具有严谨的工作态度和团队协作精神,会进行工艺沟通,具有环境保护意识。

实训 1 常规分离技术——萃取

【实训目的】

掌握萃取法的原理及操作要点。

【实训原理】

萃取法是一种利用混合物中各组分在两种互不相溶（或微溶）的溶剂相中分配系数的差异达到分离提纯目的的操作。根据分配定律,在一定的温度和压力下,某物质溶解在两种互不相溶的溶剂中,当达到动态平衡时,该物质在两种溶剂相中的浓度之比为一常数,该常数称为分配系数 K,可表示为

$$K = c_{上相}/c_{下相}$$

式中,$c_{上相}$表示溶质在上相溶剂中的浓度;$c_{下相}$表示溶质在下相溶剂中的浓度。

【实训材料】

1. 仪器及材料 分液漏斗、烧杯、玻璃棒、铁架台、固定圈等。

2. 药品 水、三氯甲烷、墨水、对氨基偶氮苯、凡士林等。

【实训内容及步骤】

1. 检查分液漏斗,是否漏气、漏液,在下端玻璃塞上涂布凡士林油（图 10-1）。

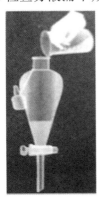 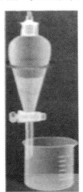 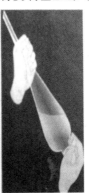 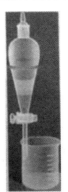 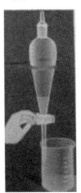

图 10-1 检漏　　图 10-2 加液　　图 10-3 振摇　　图 10-4 静置　　图 10-5 分液

2. 关闭下端玻璃塞,向分液漏斗中加入 50 mL 水,滴加 1~2 滴墨水,关闭上端玻璃塞,同时封闭通气孔,同方向振摇,使溶液混匀（图 10-2）。

3. 向烧杯中加入 50 mL 三氯甲烷,再加入少许对氨基偶氮苯,用玻璃棒搅拌使对氨基偶氮苯溶于三氯甲烷中（图 10-3）。

4. 将对氨基偶氮苯的三氯甲烷溶液倒入分液漏斗中,关闭上端玻璃塞,同时封闭通气孔,同方向振摇几次,每次振摇后要旋开下端的玻璃塞,将有机溶剂因振摇产生的蒸气排出（图

10-3)。

5. 将分液漏斗竖起，会看到两种溶剂间有明显界面，且三氯甲烷层因溶有对氨基偶氮苯而显黄色，水层因溶有墨水而显蓝色（图 10-4）。

6. 置铁架台上，打开上端通气孔，打开下端活塞，将三氯甲烷层由下端放出，水层由上端倾出（图 10-5）。

【思考题】

1. 为什么要检查分液漏斗的密封性能？

2. 在放出下层溶液时，为什么要打开分液漏斗上面的通气孔？

3. 将萃取后的溶液充分静置的目的是什么？如何静置？

实训 2 常规分离技术——结晶与重结晶

【实训目的】

以水溶液为溶剂，通过重结晶提纯乙酰苯胺。

【实训原理】

结晶是提纯固体有机物常用的方法。从天然药物中得到较纯的固体化合物往往要通过重结晶。固体有机化合物在溶剂中的溶解度随温度的变化而变化，一般随温度的升高而增加，反之降低。如果把固体有机物溶解在热的溶剂中制成饱和溶液，然后冷却至室温，则原溶液变成过饱和溶液，这时结晶析出。利用溶剂对被提纯物质和杂质的溶解度的不同，使杂质在趁热抽滤时被除去或冷却后留在母液中，从而达到提纯固体化合物的目的。

【实训材料】

1. 仪器及材料 回流装置、短颈漏斗、烘箱、烧杯、表面皿、抽滤装置、电炉、滤纸等。

2. 药品 乙酰苯胺粗品、活性炭。

【实训内容及步骤】

通过重结晶提纯乙酰苯胺的流程如下：

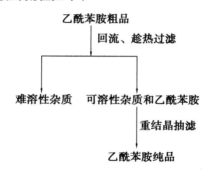

根据实验完成下表：

操作	现象	备注
1.溶解：向 100 mL 圆底烧瓶中加入 2.0 g 乙酰苯胺粗品，加入约 70 mL 蒸馏水溶液，振荡使其溶解		在冷水中乙酰苯胺溶解度小
2.回流：加入沸石，安装回流冷凝管，用电炉加热至溶剂沸腾，回流数分钟		乙酰苯胺在热水中溶解度增大，控制电炉温度低于 105 ℃
3.脱色：移去热源，稍冷后加入少许活性炭，搅拌并继续加热微沸 5～10 分钟		活性炭的用量约为样品量的 1%～5%
4.热过滤：将短颈漏斗预先在烘箱中烘热，过滤时趁热从烘箱中取出，把漏斗安置在铁圈上，于漏斗中放一预先叠好的滤纸，并用少量热水润湿。上述热溶液通过叠好的滤纸，迅速滤入 200 mL 烧杯中		装置预热不够或母液过饱和，过滤时可能会在滤纸上出现结晶
5.结晶：滤后，将盛有滤液的烧杯用表面皿盖好，放至冷却，最后用冷水冷却使结晶完全		
6.抽滤：结晶完成后，用布氏漏斗抽滤（滤纸先用少量冷水润湿，抽气吸紧），使结晶与母液分离，并用玻璃塞挤压，使母液尽量除去；然后用蒸馏水洗涤晶体，观察产品外观		
7.干燥：取下带有结晶的滤纸，在空气中晾干		
8.称量：先称一个干燥的表面皿重，然后将滤纸上的结晶刮下放于表面皿上，称重		

【实训结果】

乙酰苯胺粗品 _____ g，加水 _____ mL，加活性炭 _____ g，表面皿重 _____ g，表面皿加结晶重 _____ g，乙酰苯胺纯品 _____ g，得率 _____ %。

【思考题】

1.活性炭为什么不能在溶液沸腾时加入？

2.在布氏漏斗中用水冲洗乙酰苯胺结晶时，应注意什么？

实训 3 薄层色谱

【实训目的】

1.掌握硅胶薄层色谱板的制备方法。

2.掌握薄层色谱的基本操作。

【实训原理】

硅胶薄层色谱是常用的分离方法,在检识中药化学成分中的应用非常广泛。薄层色谱的分离原理是利用吸附剂对化合物吸附能力的不同而达到分离。吸附剂吸附能力的大小与化合物极性的大小有关,化合物极性大,被吸附剂吸附较牢固,R_f 值小;反之化合物极性小,R_f 值大。一个化合物在某种已选定的吸附剂中所表现的 R_f 值大小,主要取决于展开剂的极性大小,即所使用的展开剂极性大,所得的 R_f 值大;展开剂极性小,所得的 R_f 值也小。

【实训材料】

1. 仪器及材料　玻璃板(10 cm×10 cm)、烧杯、玻璃棒、电炉、天平、研钵、移液管、紫外灯、层析缸、点样毛细管、直尺、铅笔、烘箱、涂铺器等。

2. 药品　硅胶 G、硅胶 H、CMC-Na、薄荷油、乙醇、香草醛、浓硫酸、石油醚、乙酸乙酯、硅胶 H-CMC-Na。

【实训内容及步骤】

1. 薄层色谱板的制备

(1)硅胶 G 薄层板的制备

①板子的铺设:取硅胶 G 1 份,置乳钵中加水约 4 份研磨均匀,随即倒在一定大小的玻璃板上(或倒入涂铺器中,推动涂铺),均匀涂铺成 0.25～0.5 mm 的厚度,用手轻轻振动玻璃板,使薄层表面平整均匀。然后在室温下水平放置,至薄层发白后晾干。

②板子的干燥:将自然晾干的硅胶 G 吸附薄层板置于烘箱中110 ℃烘干活化 1～2 小时,冷却后贮于干燥器内备用。硅胶 G 分配薄层板只需在空气中自然干燥,不经活化即可贮存备用。

(2)硅胶 H-CMC-Na 薄层板的制备　取 300 目硅胶 H 细粉 8 g,加入 0.5% 羧甲基纤维素钠水溶液 20 mL,在乳钵中研磨均匀,按照硅胶 G 薄层涂铺法制备薄层。同样如用分配色谱薄层板则无须活化,用吸附色谱薄层板活化方法同硅胶 G 板。

2. 挥发油检查

吸附剂:硅胶 H-CMC-Na 薄层。

样品:薄荷油及薄荷脑的乙醇溶液(需新鲜配制)

展开剂:石油醚、乙酸乙酯、石油醚-乙酸乙酯(85∶15)。

显色剂:香草醛-60% 硫酸试剂。

3. 点样、展开计算 R_f 值

取硅胶 H-CMC-Na 薄层板 1 块,在距底边 1.5～2 cm 处用铅笔绘一条起始线及原点,用毛细管点适量的样品溶液于原点上,待溶剂挥发后,迅速将薄层板置于密闭的盛有展开剂的展开容器中,进行上行法展开,当展开剂接近薄层的上端时取出,用铅笔绘下溶剂前沿,挥去展开剂,立即喷洒显色剂,必要时可适当加热促使显色。计算各斑点的 R_f 值,并比较 3 种展开剂哪一种最适合分离薄荷油。

【注意事项】

1. 进行色谱操作时,样品原点直径不宜超过 0.5 cm,斑点以圆而小为佳;展开时起始线不能浸在展开剂中;色谱操作前色谱缸应加入展开剂密闭一段时间,以保证展开条件上下一致,减少拖尾。

2. 羧甲基纤维素钠溶液常用的浓度为 0.5% ~ 1%。硬板的铺制过程要迅速,以防硬化难以铺匀。

【实训结果】

实训操作		
点样	器材	
	点样量	
展开	器材	
	展开距离	
显色方法		
实训结果(色谱示意图)		
斑点的 R_f 值		
结论		

【思考题】

1. 结合实验过程,说明在薄层色谱操作中注意什么问题可达到检查挥发油的目的。

2. 离子交换树脂包括哪些类型,在化学成分分离方面有何特点?

3. 大孔吸附树脂在化学成分的分离、纯化方面有何特点?

实训4　常规分离技术——纸谱法

【实训目的】

掌握纸色谱法的操作技术及其在产品鉴别中的应用。

【实训原理】

用纸色谱分离技术,将样品中的不同物质在纸色谱上分离成不同的斑点,比较各斑点的颜色和 R_f 值,检查样品的成分。

【实训材料】

1. 仪器及材料　展开缸、分液漏斗、色谱用滤纸、吹风机、喷雾瓶。

2. 药品　白氨酸、乙醇、精氨酸、正丁醇、冰醋酸、茚三酮。

【实训内容及步骤】

1. 准备　取一张色谱用滤纸(中速 5 cm×20 cm),平放在一张洁净纸上,用铅笔在滤纸一端距底边 1.5 ~ 2.0 cm 处轻画一直线,在线上标出 3 个点,各点间距离为 0.8 ~ 1.2 cm,并用铅笔标明各点对应的样品名字"白""混""精"字。

2. 点样　用专用毛细管吸取样品溶液,在对应点上点样,样点直径为 2 ~ 3 mm。同一毛细管只能用于同一种物质的点样。点好样品,风干或用吹风机吹干。

3. 饱和与展开　将点好样品的滤纸悬吊于装有展开剂的层析缸中,盖好盖。注意不可使滤纸与溶剂接触。静置 20 ~ 30 分钟,让溶剂蒸气对滤纸进行饱和。

点样端向下,将饱和后的滤纸点样点以向下垂直浸入展开剂中,盖好盖,展开约 1 h。溶剂前沿升到距起始线约 15 cm 时,取出滤纸,立即用铅笔画出溶剂前沿所在位置,吹干。

4. 显色　用喷壶距滤纸 30 ~ 40 cm 向滤纸均匀喷洒 0.5% 茚三酮乙醇溶液,以滤纸基本打湿为宜。然后用吹风机的热风缓缓吹干并加热滤纸,直到显示出紫色斑点为止。

5. 测量 R_f 值与鉴定　用铅笔将所有斑点的轮廓描出来,确定各斑点的中心位置,该点即为斑点位置。分别量出原点到溶剂前沿和各斑点中心位置的距离,计算各斑点的 R_f 值,并比较各斑点的 R_f 值,判断混合样点上的两个斑点各是什么物质。

【实训结果】

实训操作		
点样	器材	
	点样量	
展开	器材	
	展开距离	
显色方法		
实训结果(色谱示意图)		
斑点的 R_f 值		
结论		

【思考题】

1. 在点样时,点样点的直径不超过 $2\sim3$ mm,为什么?

2. 计算 R_f 值时,要怎样量取溶剂前沿值和色斑的值,才能保证 R_f 计算值的准确性?

实训 5　常规分离技术——柱色谱

【实训目的】

掌握柱色谱的基本操作。

【实训原理】

柱色谱是一种将待分离物料装入柱状容器中,用适当的洗脱液进行洗脱,不同成分因洗脱速度不同,导致出离柱子的先后顺序不同,从而使样品中的各成分得以分离。

【实训材料】

1. 仪器及材料　玻璃柱、脱脂棉。
2. 药品　石油醚、色谱用氧化铝、石英砂、胡萝卜的石油醚提取液。

【实训内容及步骤】

取色谱柱一支,柱底垫一层脱脂棉,装入在空气中自然暴露 2 小时以上的氧化铝(约 30 cm 高),使装填均匀、紧密,并在氧化铝表面均匀覆盖一层干净的石英砂,然后用石油醚流洗柱体,待下口有液体流出,柱顶的液体即将流完时开始上样(胡萝卜的石油醚提取液),上样后不断用石油醚洗脱。可见柱内出现不同颜色的天然药物化学成分的提取分离技术带,按色带接收洗脱液,回收溶剂。

【注意事项】

进行柱色谱操作时,装柱要均匀而紧密,否则溶剂洗脱时容易产生断流和裂隙现象,影响分离效果。为提高分离速度,可在柱面覆盖一层石英砂,起助滤作用。石英砂一定要用水和洗脱溶剂处理干净,防止带入色素等杂质干扰分离结果。

【思考题】

1. 如何选择吸附薄层色谱中的展开剂?
2. 纸色谱中使用的层析滤纸有什么作用?

实训 6　槐米中芸香苷(芦丁)的提取分离与检识

【实训目的】

1. 学会运用碱溶酸沉法和结晶法进行提取分离操作。
2. 熟悉用化学法和色谱法鉴别芸香苷和槲皮素的原理,以及纸色谱的具体操作步骤。

3. 认识槐米中芸香苷和槲皮素的结构特点和理化性质。

【实训原理】

芸香苷结构中含多个酚羟基,呈弱酸性,能与碱作用生成盐而溶于碱水,加酸酸化后可沉淀析出,因此可用碱溶酸沉法进行提取。芸香苷在热水(或热乙醇)中溶解度大,在冷水(或冷乙醇)中溶解度小,因此可用水(或乙醇)作溶剂进行重结晶精制。

【实训材料】

1. 仪器及材料　托盘天平、研钵、500 mL 烧杯、pH 试纸、电炉、量筒、玻璃棒、纱布、抽滤装置、250 mL 圆底烧瓶、水浴锅、冷凝管、滴管、温度计、移液管、试管、试管架、展开缸、紫外灯、新华色谱用滤纸。

2. 药品　槐米粗粉、0.4% 硼砂水溶液、石灰乳、浓盐酸、蒸馏水、2% 硫酸、95% 乙醇、α-萘酚、浓硫酸、2% 二氯氧锆甲醇溶液、2% 枸橼酸甲醇溶液、镁粉、三氯化铝、芸香苷标准品、槲皮素标准品、醋酸镁、葡萄糖标准品、鼠李糖标准品、正丁醇、醋酸、氨性硝酸银试剂、氨水、苯胺-邻苯二甲酸试剂。

【实训内容及步骤】

1. 芸香苷的提取　称取槐米粗粉20 g(压碎),置于500 mL 烧杯中,加约6 倍量(200 mL)已煮沸的0.4% 硼砂水溶液,边搅拌边加石灰乳调至 pH=8～9。保持该 pH 值,微沸20 分钟,随时补充失去的水分,趁热用四层纱布滤过。滤渣用相同的方法再提取一次,合并两次滤液。用浓盐酸调至 pH=3～4,放至冰箱中析晶(一夜以上),然后抽滤,沉淀用蒸馏水洗2～3 次,至呈中性,抽干,置空气中晾干,得芸香苷粗品,称重计算得率。

2. 芸香苷的精制　称取芸香苷粗品2 g,充分研细后置于烧杯中,加蒸馏水400 mL,煮沸至芸香苷全部溶解,趁热抽滤,冷却滤液,静置析晶,抽滤,置空气中晾干,得芸香苷精制品,称重计算得率。

3. 芸香苷的水解　称取精制芸香苷1 g,充分研细后置于250 mL 圆底烧瓶中,加入2% 硫酸溶液100 mL,加热回流约40 分钟,待析出的鲜黄色沉淀不再增加为止,放至冷却,抽滤,滤液保留作糖检查,沉淀用少量蒸馏水洗至中性,抽干,置于空气中晾干,得粗制槲皮素,然后用约15 mL 95% 乙醇重结晶,得精制槲皮素,称重计算得率。

4. 检识

(1) 化学检识

①Molisch 反应(α-萘酚-浓硫酸试剂):分别取芸香苷和槲皮素1 mg 于试管中,分别用1～2 mL 乙醇溶解,加1 mL 10% α-萘酚乙醇溶液,振摇使溶解,倾斜试管,沿试管壁缓缓加入约1 mL 浓硫酸,静置,观察两层溶液界面的颜色变化,记录实验现象(芸香苷应出现紫红色环,槲皮素无此现象)。

②锆盐-枸橼酸反应:分别取芸香苷和槲皮素1 mg 于试管中,分别用1～2 mL 乙醇水浴加热溶解,加入2% 二氯氧锆甲醇溶液3～4 滴,观察现象(呈鲜黄色),然后各加入3～4 滴2% 枸橼酸甲醇溶液,观察并记录实验现象(芸香苷黄色变浅褪色,槲皮素黄色不褪)。

③盐酸-镁粉反应：分别取芸香苷和槲皮素 1 mg 于试管中，分别用 1～2 mL 乙醇水浴加热溶解，加入适量镁粉，数滴浓盐酸，观察并记录实验现象（溶液由黄色渐变为红色）。

④三氯化铝反应：取 2 张滤纸条，分别滴加芸香苷和槲皮素的乙醇溶液，滴加 1% 三氯化铝乙醇溶液 2 滴，于紫外灯下观察荧光变化，记录实验现象（显黄色荧光）。

⑤乙酸镁反应：取 2 张滤纸片，分别滴加芸香苷和槲皮素的乙醇溶液，滴加 1% 乙酸镁乙醇溶液 1 滴，于紫外灯下观察荧光变化，记录实验现象（显黄色荧光）。

（2）色谱检识

①芸香苷和槲皮素的纸色谱。

支持剂：中速色谱滤纸（15 cm×7 cm）。

样品：自制 1% 芸香苷乙醇溶液、自制 1% 槲皮素乙醇溶液。

对照品：1% 芸香苷标准品乙醇溶液、1% 槲皮素标准品乙醇溶液。

展开剂：正丁醇-醋酸-水（4∶1∶5）上层液。

显色：可见光下观察显黄色斑点。紫外光下观察荧光斑点，或用氨熏后再观察，或喷 1% 三氯化铝试液后再观察斑点。

计算：R_f＝点样点至斑点中心的距离/点样点至溶剂前沿的距离。

②糖的纸色谱。

支持剂：中速色谱滤纸（15 cm×7 cm）。

样品：取芸香苷水解后的滤液 20 mL，边搅拌边加入适量饱和的氢氧化钡水溶液中和至中性（pH＝7），滤去沉淀，滤液浓缩至 1 mL，制得样品液。

对照品：1% 葡萄糖标准品水溶液、1% 鼠李糖标准品水溶液。

展开剂：正丁醇-醋酸-水（4∶1∶5）上层液。

显色：a. 喷氨性硝酸银试剂，100 ℃加热，显棕褐色斑点。

b. 喷苯胺-邻苯二甲酸试剂，105 ℃加热 10 分钟，显棕色或棕红色斑点。

计算：R_f＝点样点至斑点中心的距离/点样点至溶剂前沿的距离。

【注意事项】

1. 加入石灰乳调节至 pH＝8～9，可使提取过程在碱性条件下进行，碱与芸香苷反应生成盐而溶解，从而提高芸香苷的得率。碱又可以与槐米中的多糖类成分（黏液质、果胶等）生成钙盐沉淀而除去水溶性杂质。但碱性不宜过强，一般不超过 pH＝10，如碱性太强，加热可使芸香苷水解，结构被破坏，降低得率。

2. 在芸香苷分子中含有邻二酚羟基，性质不稳定，在空气中被氧化变为暗褐色，在碱性条件下更容易被氧化分解，硼砂可以与邻二羟基络合，保护邻二羟基不被氧化。同时又避免了石灰乳中钙离子与酚羟基、羰基形成难溶于水的螯合物，降低得率，保护不与钙离子络合，使芸香苷不受损失。

3. 用盐酸调节溶液 pH 至 3～4，pH 值不能过低，否则会使析出的芸香苷沉淀与酸反应生成盐而重新溶解，降低得率。

【思考题】

1. 加入 0.4% 硼砂水的目的是什么?

2. 为什么用碱溶酸沉法提取芸香苷时,要注意 pH 值的控制?

实训 7　黄芩中黄芩苷的提取分离与检识

【实训目的】

1. 能够熟练运用碱溶酸沉法进行黄芩苷的提取分离操作。

2. 熟悉化学法和色谱法鉴别黄芩苷的原理,以及色谱法的操作步骤。

3. 了解黄芩中黄芩苷的结构特点和理化性质。

【实训原理】

黄芩苷分子中含有羧基和酚羟基,具有很强的酸性,在植物体内一般以镁盐形式存在,水溶性较大。提取液加盐酸酸化,黄芩苷的镁盐转化成游离羧基的黄芩苷,因其难溶于水,沉淀析出,初步与杂质分离;再经碱溶酸沉处理,得到黄芩苷粗品,最后经乙醇重结晶得到精制。

【实训材料】

1. 仪器及材料　电炉、托盘天平、烧杯、离心机、纱布、布氏漏斗、量筒、玻璃棒、水浴锅、pH 试纸、温度计、移液管、滴管、试管、试管架、展开缸、紫外灯、中速色谱滤纸、硅胶 G-CMC-Na 板。

2. 药品　黄芩粗粉、浓盐酸、40% 氢氧化钠溶液、95% 乙醇、蒸馏水、2% 三氯化铝甲醇溶液、镁粉、5% 二氯氧锆甲醇溶液、2% 枸橼酸甲醇溶液、黄芩苷标准品、苯、甲酸乙酯、甲酸、正丁醇、醋酸、1% 三氯化铝试剂、三氯化铁乙醇试剂。

【实训内容及步骤】

1. 黄芩苷的提取　称取黄芩粗粉 50 g,加入 10 倍量沸水煎煮 1 小时,过滤。药渣加入 8 倍量沸水煎煮 1 小时,过滤。合并两次滤液。加入浓盐酸,调节至 pH = 1 ~ 2,充分搅拌,在 80 ℃ 条件下保温 30 分钟,静置后离心沉淀,过滤。加入适量的水约(50 mL),将黄芩苷沉淀搅拌成均匀的混悬液,加入 40% 氢氧化钠溶液调节至 pH = 7,使黄芩苷全部溶解,再加入等体积 95% 乙醇,搅匀后于 50 ℃ (水浴保温)迅速抽滤,往滤液中加入浓盐酸,调节至 pH = 1 ~ 2,充分搅拌,加热至 80 ℃ 条件下保温 30 分钟,放至冷却,抽滤,沉淀用蒸馏水清洗 2 ~ 3 次,抽干,置于空气中晾干,得黄芩苷粗品,称重并计算得率。

2. 黄芩苷的精制　将黄芩苷粗品研细,加入 8 倍量蒸馏水混匀,加入 40% 氢氧化钠溶液调节至 pH = 7,使黄芩苷全部溶解,加入适量活性炭搅拌均匀,加热至 80 ℃ 条件下保温 30 分钟,抽滤除去活性炭,往滤液中加入浓盐酸,调节至 pH = 1 ~ 2,再加入等体积 95% 乙醇,搅匀后于 50 ℃ 水浴中保温至黄芩苷析出,然后放至冷却,抽滤,沉淀依次用蒸馏水、95% 乙醇洗涤,抽干,置空气中晾干,得黄芩苷精制品,称重并计算得率。

3.检识

（1）化学检识

①三氯化铝反应：取黄芩苷少许于试管中，加入1~2 mL乙醇，水浴加热溶解，加入2%三氯化铝甲醇溶液2~4滴，观察并记录实验现象（溶液呈鲜黄色）；在紫外光下观察，记录实验现象（显黄绿色荧光）。

②盐酸-镁粉反应：取黄芩苷少许于试管中，用1~2 mL乙醇水浴加热溶解，加入适量镁粉，数滴浓盐酸，观察并记录实验现象（溶液呈樱红色）。

③锆盐-枸橼酸反应：取黄芩苷少许于试管中，分别用1~2 mL乙醇水浴加热溶解，加入5%二氯氧锆甲醇溶液3~4滴，振摇后观察现象（呈黄色，并有黄绿色荧光）。加入3~4滴2%枸橼酸甲醇溶液，观察，记录实验现象（黄色和荧光褪去）。

（2）色谱检识

①薄层色谱。

薄层板：硅胶G-CMC-Na板。

样品：自制黄芩苷乙醇溶液。

对照品：黄芩苷标准品乙醇溶液。

展开剂：苯-甲酸乙酯-甲酸（75∶24∶1）。

显色剂：1%三氯化铝试剂，于紫外灯下观察。

计算：R_f = 点样点至斑点中心的距离/点样点至溶剂前沿的距离。

②纸色谱。

支持剂：中速色谱滤纸（15 cm×7 cm）。

样品：自制黄芩苷乙醇溶液。

对照品：黄芩苷标准品乙醇溶液。

展开剂：正丁醇-醋酸-水（4∶1∶5）上层液。

显色剂：三氯化铁乙醇试剂。

计算：R_f = 点样点至斑点中心的距离/点样点至溶剂前沿的距离。

【注意事项】

1.由于黄芩苷在植物体内一般以镁盐形式存在，水溶性较大，因此采用水煎煮提取。

2.黄芩中存在可水解黄芩苷的酶，因此需用沸水破坏酶的活性，防止苷的酶解。

3.黄芩苷的水提取液中杂质较多，加入盐酸酸化，调节pH值至1~2，可使黄芩苷的镁盐转化成游离羧基的黄芩苷，因其难溶于水，沉淀析出，初步与杂质分离。

4.酸化时，在80 ℃条件下保温30分钟，使析出的黄芩苷沉淀细粒凝集成大的颗粒沉降，易于过滤。

5.碱化时，需加入40%氢氧化钠，调节pH值不超过7，否则黄芩苷的钠盐在50%左右的乙醇中溶解度降低，沉淀析出，造成黄芩苷的损失，影响得率。

6.在碱液中需加入等量95%乙醇，使溶液中乙醇浓度控制在50%左右，可降低杂质的溶解度，利于过滤除杂。

7.在用酸、碱提取分离黄芩苷时,应当注意温度和溶剂的 pH 值都不宜过高,以免破坏黄酮母核。酸化时,溶液的 pH 值也不宜过小,否则酸会与黄芩苷成盐溶解,降低产品的得率。

【思考题】

1.精制黄芩苷时,为什么要在黄芩苷溶液中加入过量活性炭?

2.为什么用酸、碱提取分离黄芩苷时,要注意 pH 值的控制?

实训 8　大黄中游离蒽醌的提取分离

【实训目的】

1.掌握蒽醌及蒽醌衍生物的理化性质及提取分离方法。

2.掌握用 pH 梯度萃取法分离酸性成分。

3.熟悉羟基蒽醌类化合物的检识反应和大黄蒽醌类成分的层析法检识。

【实训原理】

大黄中的羟基蒽醌苷经酸水解,生成游离羟基蒽醌和单糖,游离羟基蒽醌不溶于水,可溶于乙酸乙酯与石油醚混合溶剂(1∶1)中,所以水解后可被乙酸乙酯与石油醚混合溶剂提取。再利用羟基蒽醌类化合物酸性强弱不同,采用 pH 梯度萃取法分离得各单一成分。其中大黄酚与大黄素甲醚的酸性十分相似,用 pH 梯度萃取法难以分离,可用硅胶柱层析法,用乙酸乙酯与石油醚混合溶剂洗脱,大黄酚和大黄素甲醚可被依次洗脱出来。

【实训材料】

1.仪器及材料　索氏提取器、球形冷凝管、电热炉、石棉网、不锈钢锅、铁架台、铁夹 2 个、橡皮管、250 mL 烧杯(1 个)、150 mL 烧杯(4 个)、玻璃棒、滤纸(12.5 cm)、100 mL 量筒(2 个)、透明胶布、药勺、500 mL 平底烧瓶(1 个)、广泛 pH 试纸、250 mL 分液漏斗(1 个)、铁圈(1 个)、玻璃漏斗(1 个)、紫外灯一台(254 nm,365 nm)、柱层硅胶(100~200 目)、硅胶 G 板或硅胶 GF254 板(105 ℃活化 1 小时,5 cm×20 cm)。

2.试剂　20%硫酸溶液、大黄粗粉、乙酸乙酯、石油醚(沸程 60~90 ℃)、5% NaHCO₃ 溶液、5% Na₂CO₃ 溶液、0.5% NaOH 溶液、2% NaOH 溶液、6 mol/L HCl 溶液、冰醋酸、乙醇、0.1%大黄酸对照品乙醇溶液、0.1%大黄素对照品乙醇溶液、0.1%芦荟大黄素对照品乙醇溶液、0.1%大黄素甲醚乙醇溶液、0.1%大黄酚乙醇溶液。

【实训内容及步骤】

1.游离蒽醌的提取　首先将已称好的 20 g 大黄倒入烧杯中,再倒入 40 mL 20%硫酸溶液润湿,放置 24 小时。折叠滤纸筒 1 个,直径略小于索氏提取器内径(滤纸筒直径约为 4 cm);将润湿好的药材装入折好的滤纸筒中,要求药材装入高度略微高于虹吸管,不可高于蒸汽上升管。再将装有药材的滤纸筒放入索氏提取器中;安装设备,从下至上安装,先取一个电炉,顶部垫上石棉网,放上不锈钢锅,再放一张滤纸在不锈钢锅内。最后将平底烧瓶放在不锈钢锅中；将乙酸乙酯和石油醚各 75 mL 倒入平底烧瓶内。装上装有药材的索氏提取器,再装上冷凝管,连接冷凝水,低进高出。再将水倒入不锈钢锅中,以体积为不锈钢锅容量的 1/2 为宜,插上电源,打开开关,水浴加热,确保水的温度为 80 ~ 90 ℃,连续提取 1 ~ 2 小时,即得游离蒽醌提取液。提取流程如下：

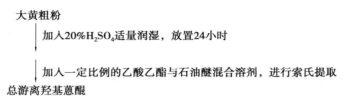

2. 游离蒽醌的分离　采用 pH 梯度萃取法分离得各单一成分,其中大黄酚与大黄素甲醚的酸性十分相似,用 pH 梯度萃取法难以分离,可用硅胶柱层析法,用石油醚-乙酸乙酯-冰醋酸 (100 : 1 : 0.5) 洗脱。具体流程如下：

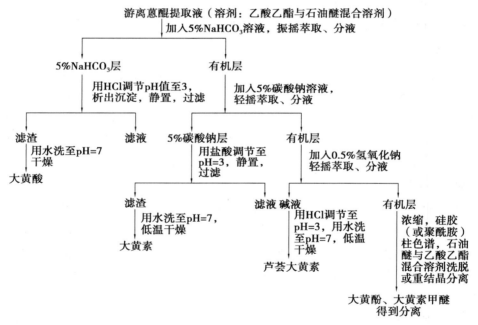

3. 蒽醌类成分的检识

(1) 显色反应

取上述分得的五种游离蒽醌各少许,分别加 3 mL 乙醇充分溶解,每支试管中的溶液再一分为二,即制成 2 份供试液,做下列实验,观察颜色变化,记录。在一组供试液中分别加 1% 氢氧化钠溶液 2 滴,各试液均显示红色 ~ 紫红色。

在另一组供试液中分别加入 0.5% 乙酸镁甲醇溶液 2 滴,大黄素试液呈蓝色 ~ 蓝紫色,其他试液呈橙红色 ~ 红色。

（2）薄层色谱鉴别

样品：自制大黄酸、大黄素、芦荟大黄素、大黄素甲醚、大黄酚，分别用甲醇溶解制成 1% 的样品溶液。

对照品：大黄酸、大黄素、芦荟大黄素、大黄素甲醚、大黄酚 1% 甲醇溶液。

薄层板：硅胶 H-CMC-Na 板。

展开剂：石油醚(30 ~ 60 ℃)-甲酸乙酯-甲酸(15：5：1，上层)。

显色剂：可见光或紫外灯下观察；或喷 0.5% 乙酸镁甲醇液(喷后 90 ℃加热 5 分钟)等显色剂。

【注意事项】

1. 提取的温度不宜过高，最好用水浴加热，温度控制在 80 ~ 90 ℃，以免高温破坏已提取的蒽醌化合物。

2. 提取时间可再长些，含量会高些，否则得率较低。

3. 萃取时间不宜过长，否则乙酸乙酯会水解，特别是在用氢氧化钠萃取时。

【思考题】

1. 在实训中采用 pH 梯度萃取法分离蒽醌，如果出现乳化现象，应该怎样处理?

2. 在实训时须注意哪些安全问题?

实训 9　虎杖中游离蒽醌的提取分离

【实训目的】

1. 掌握虎杖中蒽醌成分的理化性质及提取分离方法。

2. 掌握用 pH 梯度萃取法分离虎杖中蒽醌成分的方法。

3. 掌握羟基蒽醌类化合物的主要检识反应。

【实训原理】

在传统的乙醇提取法的基础上采用超声辅助提取大黄素，在乙醇浓度为 70%、液料比为 1：14，超声时间 8 分钟、超声功率 400 W 的条件下，大黄素的得率可高达到 0.72%。超声辅助提取法明显缩短了实验时间，而且很大程度上提高了大黄素的得率，设备简单，操作方便，易于推广。应用该方法从虎杖中提取分离主要蒽醌类成分大黄素，根据羟基蒽醌化合物酸性强弱不同，采用 pH 梯度萃取法分离。

虎杖所含蒽醌化合物酸性强弱顺序是：大黄酸>大黄素>大黄素甲醚与大黄酚。

【实训材料】

1. 仪器及材料　超声波仪器、试管、试管架、pH 试纸、脱脂纱布、烧杯、量筒、量杯、玻璃棒、圆底烧杯、电热炉、回流装置、萃取装置、研钵。

2.药品　虎杖粗粉、HCl溶液、缓冲溶液、5％Na₂CO₃溶液、5％NaOH溶液、乙酸乙酯、石油醚、NaOH、醋酸镁、乙酸乙酯、大黄素标准品。

【实训内容及步骤】

1.大黄素的提取　取虎杖粗粉20 g,加入70％的乙醇280 mL,在超声功率为400 W的条件下超声提取8分钟,然后回收乙醇,得到虎杖大黄素浸膏。

虎杖中游离蒽醌的提取流程如下:

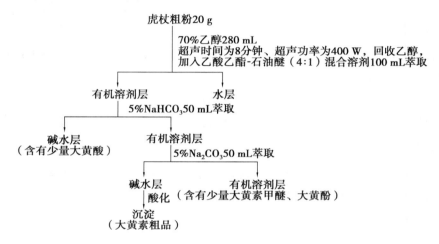

2.大黄素分离　取浸膏全量,用100 mL乙酸乙酯-石油醚(4∶1)的混合溶剂进行萃取,分层。在有机溶剂层中加入5％NaHCO₃溶液50 mL进行萃取,静置后分层,分离碱水层和有机溶剂层。碱水中含有大黄酸;用5％Na₂CO₃溶液50 mL萃取有机溶剂层中,分层后得到碱水层和有机溶剂层。碱水溶液用酸酸化,得到大黄素沉淀的粗品。

3.大黄素检识

(1)显色反应:取上述大黄素粗品少许,分别加3 mL乙醇溶解,将溶液一分为二,制成2份供试液,分别标记为供试液1和供试液2。在供试液1中加1％NaOH溶液2滴,试液显示红色~紫红色。供试液2中加入0.5％乙酸镁乙醇溶液2滴,试液显示蓝色~蓝紫色。

(2)薄层色谱鉴别:将自制大黄素用乙醇溶解制成约1％的样品溶液。

对照品:大黄素乙醇溶液。

薄层板:硅胶G板。

展开剂:石油醚(30~60 ℃)-乙酸乙酯-甲酸(15∶5∶1,上层)。

显色剂:可见光或紫外灯下观察,喷2％NaOH等显色剂。

【注意事项】

1.超声用的玻璃容器不能太薄,以免破裂。

2.药材残渣可再提取1次,以提高得率。

3.萃取时间不宜过长,否则乙酸乙酯会水解。

【思考题】

1. 在大黄素分离过程中是如何应用 pH 梯度萃取分离大黄素的?

2. 萃取过程中加入乙酸乙酯和 $NaHCO_3$,相互之间有影响吗?

实训 10　补骨脂中香豆素的提取分离

【实训目的】

1. 掌握用溶剂法提取呋喃香豆素类化合物的操作技术。

2. 通过补骨脂素和异补骨脂素的分离,熟悉干柱色谱法的操作技术。

3. 掌握香豆素类化合物的鉴定方法。

【实训原理】

补骨脂为豆科植物补骨脂 *Psoralea corylifolia* L. 的干燥成熟果实,具有补肾助阳、温中止泻之功,主治肾虚阳痿、遗精遗尿及腰膝冷痛,小便频数;外用治白癜风。补骨脂中含有数种香豆素和黄酮类成分,主要有补骨脂素、异补骨脂素、补骨脂双氢黄酮(补骨脂甲素)、异补骨脂查耳酮(补骨脂乙素)、补骨脂次素等。

补骨脂中主要成分的物理性质如下:

(1)补骨脂素(psoralen) $C_{11}H_6O_3$,无色针状结晶(乙醇),熔点 189～190 ℃,溶于乙醇、苯、氯仿、丙酮;微溶于水、乙醚和石油醚。

(2)异补骨脂素(isopsoralen) $C_{11}H_6O_3$,无色针状结晶,熔点 137～138 ℃,溶于甲醇、乙醇、丙酮、苯、氯仿;微溶于水、乙醚,难溶于石油醚。

(3)补骨脂双氢黄酮(补骨脂甲素)(*Psoralea dihydroflavone*) $C_{20}H_{20}O_4$,无色结晶,熔点 191～192 ℃,$[\alpha]_D$ 为-29.1°(乙醇)。

(4)异补骨脂查耳酮(补骨脂乙素)(*Isopsoralen chalcone*) $C_{20}H_{20}O_4$,黄色针状结晶,熔点 154～156 ℃。

(5)补骨脂次素(psoralidin)熔点为 292 ℃。

本实验根据补骨脂素和异补骨脂素等在乙醇中溶解度大,利用乙醇从中药补骨脂中提取补骨脂素及异补骨脂素等,并用活性炭吸附脱色,再依据补骨脂素和异补骨脂素的极性差异,利用氧化铝干柱色谱进行分离。

补骨脂素和异补骨脂素的提取流程如下:

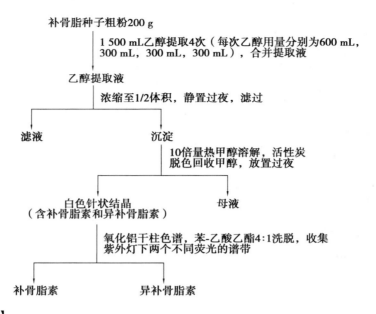

【实训材料】

1. 仪器及材料　回流装置、电热套、三角瓶、分液漏斗、抽滤装置、循环水真空泵、铁架台、漏斗、薄层硅胶色谱板、紫外光灯(254 nm)、色谱柱、滤纸。

2. 药品　补骨脂种子粗粉、乙醇、甲醇、苯、乙酸乙酯、活性炭、中性氧化铝、盐酸羟胺、氢氧化钠、三氯甲烷、石油醚。

【实训内容及步骤】

1. 补骨脂素和异补骨脂素的提取　称取补骨脂粗粉 200 g,用 1 500 mL 的乙醇冷浸提取 4 次(600 mL,300 mL,300 mL,300 mL),过滤,合并滤液,水浴加热,回收乙醇至 700 mL,放置过夜,抽滤,弃去滤液,得浸膏。取浸膏置烧瓶中,加甲醇 50 mL 和适量活性炭,回流 15 min,趁热抽滤。滤液浓缩至小体积,静置,析出晶体。抽滤,得到补骨脂素和异补骨脂素的总提取物。

2. 萃取　把醇提液浓缩至 20 mL 左右。浓缩后的混悬液加蒸馏水至 100 mL,用乙酸乙酯萃取 3 次。

3. 补骨脂素和异补骨脂素的分离　取色谱用中性氧化铝 12 g,装于直径 1.0 cm×28 cm 的干柱用色谱柱中。将补骨脂素精制品 0.2 g 溶于少量甲醇,加入 0.5 g 氧化铝拌匀,60 ℃烘干,加样,以苯-石油醚(4∶1)并每 50 mL 加入 15 滴丙酮为洗脱剂,展层至柱底,置紫外灯下观察,用刀片切取两段蓝色荧光色带,分别用甲醇回流提取,滤过,滤液回收溶剂至小体积,静置析晶,抽滤,分别得到补骨脂素和异补骨脂素结晶。

4. 检识

(1)异羟肟酸铁反应。取试样少许于试管中,加入 7% 盐酸羟胺甲醇溶液 2~3 滴,再加 10% 氢氧化钠甲醇溶液 2~3 滴,于水浴上加热数分钟,冷却后,加 5% 盐酸调节至 pH=3~4,沿壁滴加 10% 三氯化铁 1~2 滴,观察溶液颜色[现象应为 30 s 后出现紫红色(反应阳性)]。

(2)开环闭环试验。取试样少许加稀氢氧化钠溶液 1~2 mL,加热,观察现象,再加稀盐酸试剂数滴,观察所产生现象。

(3)荧光。取试样少许溶于三氯甲烷中,用毛细管点于滤纸上,晾干后在紫外灯下观察荧光。

(4)薄层色谱检识。薄层板:硅胶 G-CMC-Na 板。

试样:补骨脂素乙醇液、异补骨脂素乙醇液。

对照品:补骨脂素对照品乙醇液、异补骨脂素对照品乙醇液。

展开剂:苯-乙酸乙酯(9∶1)、苯-石油醚(4∶1)每 50 mL 含丙酮 15 滴。

显色:紫外灯下 245 nm 下观察荧光。

【注意事项】

1. 原料最好用未炮制过的补骨脂种子,其中补骨脂素和异补骨脂素含量较高。

2. 补骨脂含大量油脂,相关文献报道,用 50% 乙醇或 40% 丙酮提取,方法简便,得率高,亲脂性杂质少,乙醇又较丙酮便宜,故选用 50% 乙醇提取。利用香豆素内酯类的特点,用碱提酸沉法,由于补骨脂中含大量油脂和糖类成分,易发生皂化反应和形成胶状物,难以过滤,得率低。

3. 从补骨脂中提取得到的白色针状物,为补骨脂素和异补骨脂素的混合物,两者含量比随药材的品种、质量不同而不同,由于两者均属于光敏性物质,故临床应用时,不必将两者分开。在进行干柱色谱分离前,应先做薄层色谱检查两者的含量情况。

【思考题】

1. 为什么在乙醇提取浓缩以后,提取液要静置过夜?

2. 简述用柱色谱分离补骨脂素和异补骨脂素的操作细节和注意事项。

实训 11　柴胡中皂苷类化学成分的提取分离

【实训目的】

1. 掌握皂苷成分的提取操作。

2. 掌握皂苷成分的分离操作。

【实训原理】

利用总皂苷易溶于甲醇的性质,用甲醇回流提取,同时可以减少水溶性杂质的溶出。提取液中加少量吡啶,以抑制柴胡皂苷 b 类成分生成。

【实训材料】

1. 仪器及材料　甲醇回流装置、圆底烧瓶、分液漏斗、水浴锅、旋转蒸发仪、真空抽滤机、乙醚回流装置、量筒、烧杯、三角瓶、玻璃棒。

2. 药品　柴胡粗粉、甲醇、吡啶、三氯甲烷、正丁醇、乙醚、纯化水。

【实训内容及步骤】

1. 回流提取 称取适量的柴胡粗粉,装入圆底烧瓶,浸泡一定时间后,于瓶口上安装冷凝管,接通冷凝水,再将烧瓶用水浴加热,回流浸提至规定时间,将回流液滤出后,再添加新溶剂回流,合并各次回流液,用蒸馏法回收溶剂,即得浓缩液。

2. 浓缩 先将要浓缩溶剂的瓶子固定在旋转密封轴上,通过转动调节手轮,将瓶旋转到合适的位置,关闭加料阀,开启转动,调节转速,将甲醇提取液进行旋转蒸发浓缩,通入冷凝水,旋蒸开始,最后倒出浓缩液。

3. 萃取 将甲醇浓缩液加水倒入一个干的封闭良好的菱形分液漏斗中,倒入三氯甲烷进行第一次萃取,将分液漏斗平放,旋转摇动;然后将漏斗向上倾斜约45°,打开活塞放气,关上活塞,重复操作一次;再将分液漏斗放在铁圈上,静置分层。待两层液体完全分开后,缓缓打开下面的活塞,将下层液体从下口放到接收瓶中,上层液体从上口倒入另外一个接收瓶里。将三氯甲烷弃去,水层加入正丁醇进行第二次萃取,重复上述操作,弃去水层,回收正丁醇层,正丁醇层倒出收集。

4. 浓缩 将正丁醇萃取液进行蒸发浓缩,重复上述操作2,回收正丁醇,收集残留物。

5. 回流提取 在正丁醇残留物中加入乙醚,组装仪器开始进行回流提取,提取完成后烧瓶底部不溶物为柴胡总皂苷。

【注意事项】

1. 使用分液漏斗时注意要提前检漏。

2. 回流操作中使用的乙醚为易燃易爆试剂,其中含过氧化物时,在蒸发后将分离得到的残留过氧化物加热到100 ℃以上时会引起强烈爆炸,故使用前应检查乙醚中是否存在过氧化物,若存在,则用5%硫酸亚铁水溶液振摇除去。

3. 甲醇、三氯甲烷等有机溶剂对皮肤、黏膜有刺激性,应避免直接接触。

【思考题】

1. 萃取过程中若出现乳化现象,应如何处理?

2. 回流操作中有哪些注意事项?

实训 12 八角茴香油的提取分离

【实训目的】

1. 学习从八角茴香中提取八角茴香油的基本原理和方法,了解八角油的一般性质。

2. 掌握用索氏提取器提取有机物的原理和方法。

3. 进一步熟悉萃取、蒸馏、升华等基本操作。

【实验原理】

水蒸气蒸馏法的原理是,当水和香精油共存且水足够多时,共沸点常在两者恒沸点和水的沸点之间变化。即当水十分充足时,香精油和水将一起在低于 100 ℃ 的温度下被蒸馏出来。这种分离法既可提高香精油的蒸馏速度,又可保证分离操作时不会因温度过高而引起原料中易变成分分解而影响香精油的得率和质量。本实验是从木兰科植物八角茴香果实中提取八角茴香油,又称大茴香油。其主要成分为大茴香醚,在香精油中占 85% 以上,还有胡椒酚甲醚、黄樟醚、茴香醛、茴香酸等。总挥发油在果实中占 3% ~ 6%,我国茴香油产量占世界产量的80% 左右。

【实训材料】

1. 仪器及材料　挥发油测定器,冷凝管等简易水汽蒸馏装置(冷凝器、蒸馏烧瓶、接收器)、分液漏斗、锥形瓶、水浴锅、阿贝折射仪、载玻片、硅胶薄层、挥发油测定器(测轻油用)。

2. 药品　八角茴香。

【实训内容及步骤】

1. 称取 10 g 八角茴香粉,用滤纸包成圆柱形,放入索氏提取器的抽提筒内。

2. 在烧瓶里加入 80 mL 95% 乙醇,水浴加热回流提取,回流至索氏提取器中提取液几乎没有颜色(8 ~ 15 次),停止加热,自然冷却。

3. 用倾斜法将烧瓶中的提取液转移到烧杯中,并用少量乙醇洗净烧瓶(2 ~ 3 次)。

4. 合并提取液,在水浴上进行浓缩,然后用石油醚洗涤浓缩物 2 ~ 3 次。

5. 用玻璃棒搅拌,再放于水浴锅上蒸干,得到黄棕色膏状物八角茴香油,称重。

6. 检识。

(1)测定产品的折光率,并与文献值对照。

(2)挥发性试验:将少许挥发油蘸于滤纸片上,挥动纸片,观察油迹能否消失(与油脂相比较)。

(3)薄层点滴反应:用毛细管将挥发油乙醇液点于硅胶板上,然后在各点分别加三氯化铁试剂、溴甲酚绿试剂、2,4-二硝基苯肼试剂、香草醛-浓硫酸试剂、碱性高锰酸钾试剂,观察现象,并解释。

(4)薄层层析:将八角茴香油丙酮液点样于硅胶板上,用石油醚-乙酸乙酯(85∶15)展开,晾干后再用石油醚(30 ~ 60 ℃)展开一次。用显色剂显色,可选用下列显色剂显色:1% 香草醛浓硫酸试剂、2% $KMnO_4$ 水溶液、2,4-二硝基苯肼、0.05% 溴甲酚绿乙醇试剂显色。最后对结果作出判断。

(5)测定分离到的大茴香醚的红外光谱,并与标准谱图进行对照分析。

【注意事项】

1. 在馏出液中除了酯和水外,还含有少量未反应的乙醇和乙酸,也含有副产物乙醚。故必须用碱除去其中的酸,并用饱和氯化钙除去未反应的醇。否则会影响酯的得率。

2. 有机层用碳酸钠洗过后,若紧接着就用氯化钙溶液洗涤,有可能产生絮状碳酸钙沉淀,使进一步分离变得困难,故在两步操作间必须用水洗一下。由于乙酸乙酯在水中有一定的溶解度,为了尽可能减少由此而造成的损失,实际上用饱和食盐水来进行水洗。

3.乙酸乙酯与水或乙醇可分别生成共沸混合物。因此,有机层中的乙醇不除净或干燥不够时,会因形成低沸点共沸混合物而影响酯的产率。

【思考题】

1.用索氏提取器提取芳香油须注意哪些问题?

2.挥发油与油脂的染痕试验有何不同?

实训 13   黄连中小檗碱的提取分离与检识

【实训目的】

1.掌握小檗碱提取、分离的基本操作。

2.熟悉小檗碱的检识、精制方法。

【实训原理】

利用小檗碱在碱性条件下离子化程度大,易溶于水,其盐酸盐几乎不溶于水的性质进行提取分离。

【实训材料】

1.试剂及材料　黄连粗粉,石灰乳(新制),纯化水,稀硫酸溶液,浓盐酸,精制食盐、氢氧化钠试液、丙酮、漂白粉、活性炭、浓硝酸、正丁醇-醋酸-水(7∶1∶2)。

2.仪器　天平,广泛 pH 试纸,脱脂纱布,烧杯,不锈钢锅(500 mL),铁架台,玻璃棒,玻璃漏斗、层析滤纸、锥形瓶、试管展开缸、色谱板、紫外灯。

【实训内容及操作】

1.提取

(1)取黄连粗粉 20 g,加入 10 倍量的 0.2% H_2SO_4 溶液浸泡 24 小时,过滤得提取液,用饱和石灰水调节 pH 值至 9,放置 30 分钟,过滤,用浓 HCl 调整滤液 pH 值至 2~3,加入 NaCl 盐析后静置,充分沉淀后过滤得盐酸小檗碱粗品。

(2)将粗品小檗碱用蒸馏水重结晶,即得小檗碱结晶。

黄连中小檗碱的提取流程如下:

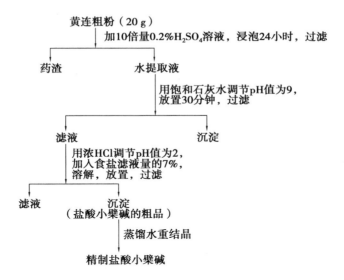

2. 检识

取适量盐酸小檗碱粗品于烧杯中,加适量纯化水,加热使溶解。取盐酸小檗碱对照品适量于试管中,加适量纯化水,得盐酸小檗碱对照品溶液。

①漂白粉试验,分别取对照品溶液和样品溶液各 2~3 mL 于试管中,标记为 1 号和 2 号加稀硫酸 2 mL,温热溶解,各加入漂白粉溶液,观察溶液颜色的变化。

②取盐酸小檗碱 5 mg,加蒸馏水 5 mL,缓慢加热使其溶解,加入 NaOH 试液 2 滴,显红色,溶液放冷后,过滤,滤液加丙酮数滴,即出现浑浊,放置后产生黄色丙酮小檗碱沉淀。

③于盐酸小檗碱的水溶液中(3~4 mL),滴加浓硝酸数滴,产生黄绿色硝酸小檗碱沉淀。

【注意事项】

1. 食盐的作用是盐析,不是加得越多越好,浓度太大,盐酸小檗碱不好结晶。

2. 提取小檗碱过程中,用石灰水调节 pH 值至 9 是为了除去硫酸根,并以沉淀的形式除去,所以要放置 30 分钟,同时使小檗碱游离。

3. 碱性不能太强,否则会破坏小檗碱,使其转换为酮式或醛式,与沉淀一起被除去,从而降低得率。

【思考题】

1. 提取小檗碱的过程中,有哪些因素能使小檗碱的提取效率提高?

2. 分离过程中,小檗碱析出的原理是什么?

综合实训 六味地黄浓缩丸原料药的生产

【实训目的】

1. 能依据药物性质，综合选用提取、分离、干燥等方法，进行生产加工。

2. 以工作任务为导向，强化制药生产情景培养，提高学生原料生产技能。

3. 培养学生的企业意识，增强岗位责任感。

【药品功效】

六味地黄丸在临床上可治疗腰膝酸软、头晕目眩、耳聋耳鸣、盗汗、遗精、消渴、骨蒸潮热、手足心热、舌燥咽痛、牙齿动摇、足跟作痛、小便淋漓、小儿囟门不合、舌红少苔、脉沉细数，具有滋阴补肾的功能，肾阴亏损，头晕耳鸣，腰膝酸软，骨蒸潮热，盗汗遗精，消渴的功能。

【药品方解】

六味地黄丸含熟地黄 120 g、酒萸肉 60 g、牡丹皮 45 g、山药 60 g、茯苓 45 g、泽泻 45 g，共六味。其中熟地黄又名熟地，为玄参科植物地黄的块根经加工炮制而成，含地黄多糖，具有明显的抑瘤活性，还有显著的强心、利尿、保肝、降血糖、抗增生、抗渗出、抗炎、抗真菌、抗放射等作用。酒萸肉为山茱萸科植物山茱萸的干燥成熟果肉，用于眩晕耳鸣、腰膝酸痛、阳痿遗精、遗尿尿频、崩漏带下、大汗虚脱。牡丹皮，为毛茛科植物牡丹干燥根皮，含丹皮酚及其以外的糖苷类成分，有抗炎作用；牡丹酚有镇静、降温、解热、镇痛、解痉等中枢抑制作用及抗动脉粥样硬化、利尿、抗溃疡等作用。酒萸肉为山茱萸的干燥成熟果肉，照酒炖法或酒蒸法炖或蒸至酒吸尽，主要成分为莫诺碱和马钱苷。茯苓的主要成分为落新妇苷。泽泻为泽泻科植物泽泻的干燥块茎，富粉性。山药：双补脾肾，即补肾固精又补脾以助后天生化之源。

【提取原理】

(1)牡丹皮中含有丹皮酚和糖苷，丹皮酚具有挥发性，可用蒸馏法提取。糖苷易溶于水，可用水煎法提取。

牡丹皮 —3倍量水→ 多功能提取罐 —蒸馏8小时→ 过滤 —→ { 药渣（待） 药液（Ⅰ）

(2)山药中富含淀粉，可不用提取，粉碎后直接入药。

(3)熟地黄、酒萸肉、茯苓、泽泻可用水煎提取，提取流程如下：

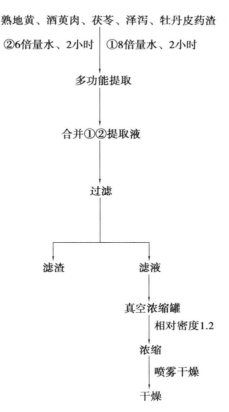

说明:牡丹皮中含丹皮酚,糖苷易溶于水;酒萸肉中含莫诺苷、马钱苷;山药富含淀粉,煎煮时易成糊状造成浓缩困难,可直接入药;熟地、泽泻、茯苓中含有糖苷类、脂肪醇类、有机酸类、萜类,这些成分可溶于水。因此提取分两部分,一部分提取挥发油,一部分用水作溶剂提取有效成分。为了全面提取有效成分,可将提取挥发油后的药渣与其他药合并提取。

【实训材料】

1. 仪器及材料　模拟提取生产线(多功能提取罐、浓缩罐、油浴、蒸汽发生器、冷却器、离心泵、油水分离器、萃取罐、储罐),喷雾干燥器、硅胶 G 薄层板、紫外灯、密度计、量筒、烧杯。

2. 药品　莫诺苷、马钱苷、丹皮酚、甲醇、硫酸、乙醇、四氯甲烷、丙酮、环己烷、乙酸乙酯、三氯化铁、盐酸。

【实训内容及步骤】

1. 挥发性成分提取　取处方全量的牡丹皮饮片,均匀装入多功能提取罐,关闭加料口和卸料阀,打开罐体蒸汽阀门与冷却器连通,打开罐体加热蒸汽阀,通入加热蒸汽。打开冷却器进水阀,开离心泵阀,开冷却器出水阀,蒸馏 8 小时。从出油管排出丹皮酚,密封保存。从卸料口排出药渣,可与其他药物合并提取,再将糖苷提取出来。

2. 煎煮　取处方量的熟地黄、茯苓、泽泻饮片,部分酒萸肉饮片和全量的牡丹皮药渣,均匀装入多功能提取罐,关闭加料口和卸料阀,打开溶剂阀门,注入药物 8 倍量水,关溶剂阀。打开油浴开关加热,打开罐体蒸汽阀门并与冷却器连通,打开冷却器进水阀,开离心泵阀,开冷却出水阀。2 小时后,开离心泵,开排液阀,将提取液打入储罐。开始第二次煎煮操作,第二次可加入药物 6 倍量水,煎煮 2 小时,同样将药液打入储罐与第一次的药液合并。从卸料口排出药渣。

3. 沉降、过滤　储罐内药液经自然沉降后,打入板框压滤机内,过滤,除去药渣和泥沙。

4. 浓缩　过滤后的药液打入浓缩罐,真空浓缩,每半小时从取样口检测浓缩液的热密度,当热密度达到 $1.1 \sim 1.2$ g/cm³ 时,结束浓缩。

5. 干燥　检查连接除湿机和集料桶的管道上的蝶阀是否打开,打开喷雾塔上的风门,关闭喷雾舱门,各连接管道安装正确,打开空气压缩机的出气阀,关掉排空阀,连接空压管。打开电源开机工作。打开除湿机开关,闭合喷雾干燥机的开关,调整空压机出气压力为 0.6 MPa,设置操作参数,设定温度 180 ℃,下限温度为 180 ℃,上限温度 192 ℃,温度介于设定温度和下限温度之间,加热数秒,打开引风机、除湿机、电加热开关,对系统进行预热,待监测进风温度到达设定温度,出风温度达到 $80 \sim 90$ ℃,且温度比较稳定时,打开喷料泵,观察雾化情况以及出风温度,若出风温度高于 90 ℃,则可以调节泵转速,继续观察出风温度,看是否稳定,始终观察出风温度,调节最佳物料流速。经 2 小时后换接料桶,或结束操作。随时作好记录。产品呈棕褐色粉末状。

6. 停车操作　一批物料干燥完成后,打开热水开关加入热水,清洗雾化器、雾化盘、料管、泵等。停蒸汽,关供料泵,关电加热器,关雾化器(调节出风温度,使进料速度为 $15 \sim 20$ m/s,进风温度降到 150 ℃,关雾化器),关闭干燥排风机关送风机(进风温度降到 110 ℃),关闭电源。必要时需清洗设备。

7. 清洗

干洗:用刷子、扫帚、吸尘器等清扫。

湿洗:用 $60 \sim 80$ ℃的热水进行清洗。

酸洗:将硝酸(HNO_3)配成 1% ~ 2% 的溶液,加热温度不超过 95 ℃进行洗涤,然后用水清洗。

碱洗:氢氧化钠(NaOH)配成 0.5% ~ 1% 的溶液,加热到 $60 \sim 80$ ℃进行洗涤,然后用水清洗。

湿洗和化学洗涤后,应将设备和各部件安装好,进行高温消毒,时间 $15 \sim 30$ 分钟。清洗时,不能用氯及其化合物洗涤。空气过滤器的清洗,应按周围环境条件,即空气中含尘量的高低而定,一般含尘量高的 $3 \sim 6$ 周清洗一次,含尘量低的 $6 \sim 8$ 周清洗一次。

8. 成分鉴定

(1)莫诺苷、马钱苷检测。酒萸肉中含莫诺苷、马钱苷,取莫诺苷、马钱苷对照品,加甲醇制成混合溶液,作为对照品溶液。取产品加少量甲醇制成溶液,分别在硅胶 G 薄层板上点样,用四氯甲烷-甲醇(3:1)为展开剂,展开,晾干,喷以 10% 硫酸乙醇溶液,在 105 ℃加热至斑点显色清晰,在紫外光($r = 365$ nm)下检识。供试品色谱中,在与对照品色谱相应的位置上,显示相同颜色的荧光斑点。

(2)丹皮酚检识。取丹皮酸对照品,加丙酮制成每毫升溶液含 1 mg 溶质的溶液,作对照品溶液。取丹皮酚油数滴,加丙酮制成样品溶液,在硅胶 G 薄层板上分别点样,用环己烷-乙酸乙酯(3∶1)为展开剂,展开,晾干,喷以 HCl 酸化的5%三氯化铁乙醇溶液,在105 ℃加热至斑点显色清晰,在相应的位置上显相同颜色。

【注意事项】

1.牡丹皮中的丹皮酚以苷的形式存在,易溶于水,所以提取时间不可太久,否则易水解。提取油后的渣子中含有苷,可重复煎煮,充分利用,提高得率。

2.酒萸肉中含有苷类,煎煮时易分解而失去药效,可以粉碎直接入药。

3.山药富含淀粉,提取时易糊化,致使浓缩困难,所以可以直接粉碎入药。

4.熟地、泽泻、茯苓中的成分易溶于水,可直接水提取。

【思考题】

1.在提取过程中,为什么牡丹皮被利用了两次,试分析说明。

2.在处方中有些药物直接入药,不用提取,这样会降低药效吗? 为什么?

3.在喷雾干燥时,对浸提液的浓度有要求吗? 为什么?

参考文献

[1] 王俊儒. 天然产物提取分离与鉴定技术[M]. 杨陵：西北农林科技大学出版社,2006.

[2] 吴立军. 天然药物化学[M]. 2 版. 北京：人民卫生出版社,2007.

[3] 孔垂华,徐效华. 有机物的分离和结构鉴定[M]. 北京：化学工业出版社,2003.

[4] 王天玲. 天然药物化学基础[M]. 2 版. 北京：人民卫生出版社,2008.

[5] 宋航. 药学色谱技术[M]. 北京：化学工业出版社,2007.

[6] 卢艳花. 中药有效成分提取分离技术[M]. 北京：化学工业出版社,2005.

[7] 杨红,冯维希. 中药化学实用技术[M]. 北京：人民卫生出版社,2009.

[8] 宋小妹,唐志书. 中药化学成分提取分离与制备[M]. 北京：人民卫生出版社,2004.

[9] 常建华,董绮功. 波谱原理及解析[M]. 2 版. 北京：科学出版社,2006.